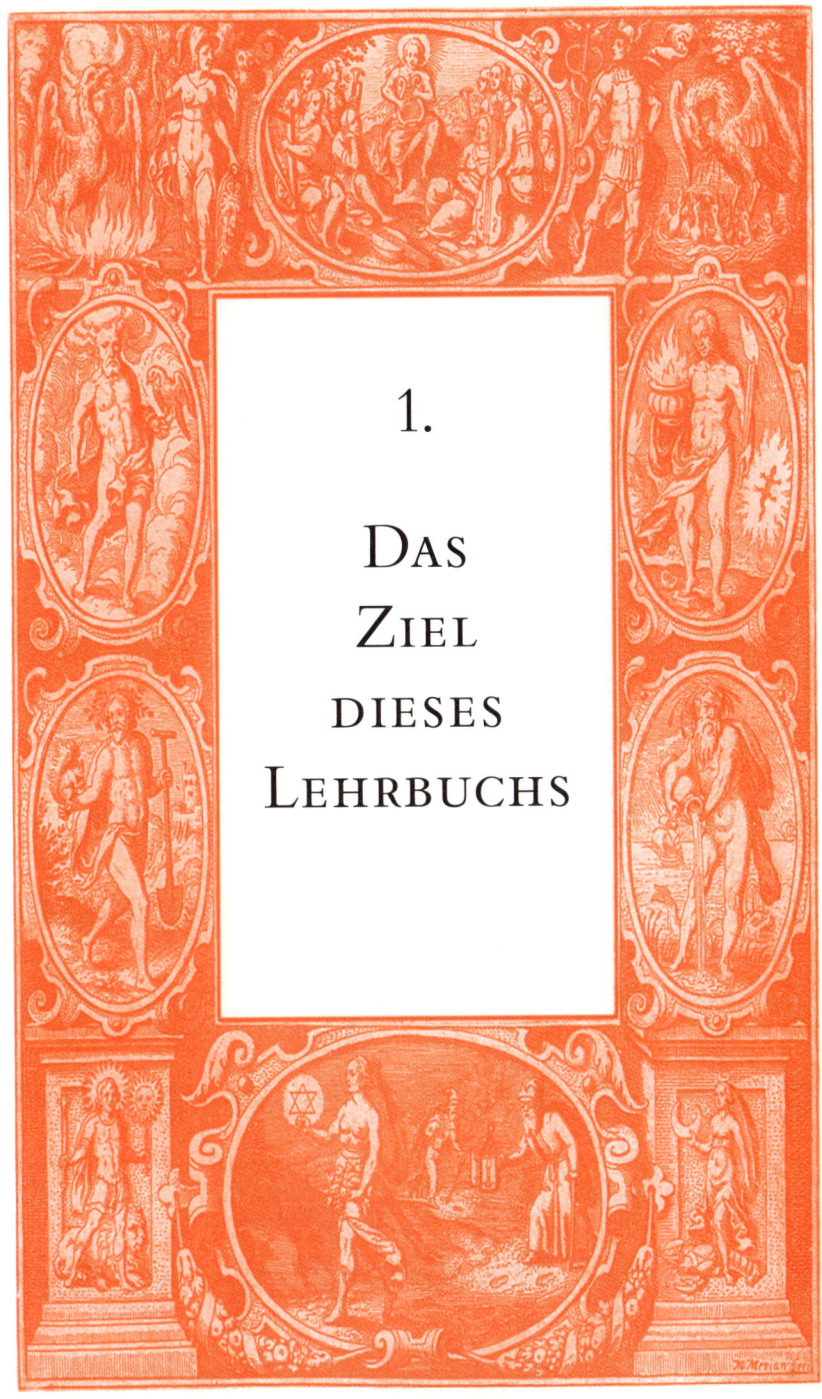

1.

Das
Ziel
dieses
Lehrbuchs

*» Auf der Suche nach Sicherheit in der Diagnostik,
auf der Suche nach einer besonderen Therapie,
auf der Suche nach einem Schlüssel zum Verständnis der Natur und
ihrer Erscheinungen im Menschen
finden wir immer wieder neue Impulse, alte Wahrheiten, neue Zweifel und
manchmal einen neuen Weg.
Die Alchemia medica ist so ein Weg! «*
(Lazzeroni[1])

Die Alchemie strebt nach dem Einklang von Mensch und Natur. Daher ist die Wandlung disharmonischer Krankheit in harmonische Gesundheit seit jeher eines ihrer Bestimmungsziele[2]. Diese therapeutische Seite der Alchemie ist die Alchemia medica.

Der Alchemist Alexander von Bernus (1880–1965) entwickelte in seinem Laboratorium – dem Laboratorium Soluna – ein Arzneimittelsystem der Alchemia medica:
Das Soluna-Arzneimittelsystem besteht aus 28 Heilmitteln – den SOLUNATEN.
Die SOLUNATE sind aufgrund ihrer Heilwirkung, *» wer heilt, hat recht «*, seit 1921 fester Bestandteil der Naturheilkunde[3] (Abb.1).

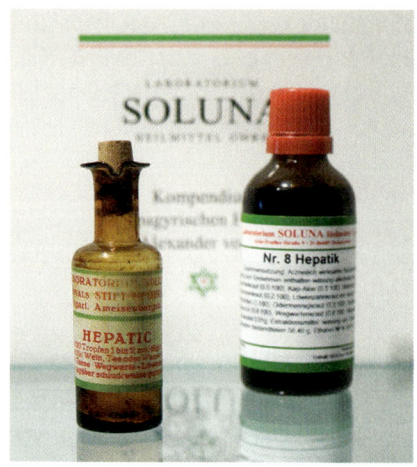

Abb.1: SOLUNAT Nr. 8 Hepatik
„gestern" und „heute"[4]

Der Alchemist Frater Albertus zu den SOLUNATEN:
*» Fortgeschrittene wissenschaftliche Denker der medizinischen und pharma-
zeutischen Welt haben sich um von Bernus geschart und die Erzeugnisse
[die SOLUNATE] seines Laboratoriums geprüft. Er hat nicht spekulative,
sondern wirkliche praktische Resultate erzielt, die den Prüfungen der Wissenschaft standgehalten haben. «*[5]

Mit den SOLUNATEN des Soluna-Heilmittelsystems lebt die alchemistische
Heilmittelherstellung bis heute fort!

Bis zur Französischen Revolution waren die Alchemie und Alchemia medica
naturwissenschaftlich richtungsweisend[6]. Dann jedoch, vor dem Hintergrund
der „neuen" Methoden der Aufklärung, wurden sie für unvernünftig erklärt und
von den sich formierenden „modernen" Naturwissenschaften verdrängt[7].
Wie kann es sein, daß die SOLUNATE und die therapeutischen Erkenntnisse der
Alchemia medica heute mehr denn je nachgefragt und eingesetzt werden,
obwohl die Alchemie vor mehr als 200 Jahren für unvernünftig erklärt wurde?

Der Philosoph Hegel beschreibt den „Gang der Vernunft" als eine Abfolge von
These, Antithese und Synthese: Die bestehende Wahrheit (These) wird durch
neue Erkenntnis (Antithese) korrigiert, was dann zu einer höheren Wahrheit
(Synthese) führt. Die menschliche Vernunft wächst so in einem Lernprozeß
stufenweise fortschreitend und nur die „wirkliche" Vernunft ist zeitlos „über-
lebensfähig".[8]

Gaarder zum Gang der menschlichen Vernunft:
*» Auch die Vernunft (...) ist etwas Dynamisches – ja, ein Prozeß. Und die
„Wahrheit" ist nichts anderes als dieser Prozeß. Es gibt nämlich keine Kriterien
außerhalb des historischen Prozesses, die entscheiden können, was am
wahrsten oder vernünftigsten ist. «*[9]

Irren ist menschlich! Und es ist davon auszugehen, daß einerseits die Vernunft
der „modernen" Naturwissenschaft und Pharmazie teilweise zu Unrecht als
vernünftig anerkannt ist und andererseits die Vernunft der Alchemie und
Alchemia medica teilweise zu Unrecht als unvernünftig abgestempelt wurde!

In diesem Sinn gibt der Physiker Lichtenberg zu bedenken, daß *» es (...) ein großer Unterschied [ist] zwischen etwas noch glauben und es wieder glauben. Noch glauben, daß der Mond auf die Pflanzen wirke, verrät Dummheit und Aberglauben, aber es wieder glauben, zeugt von Philosophie und Nachdenken. «*[10]

In der heutigen Zeit ist die Einsichtnahme in den zeitlosen Gehalt der Alchemie und Alchemia medica nicht einfach:

• Alchemistische Einsicht setzt nach Bernus ein „determiniertes Karma" und dessen „glückliche Auslösung" durch Selbstinitiation oder einen alchemistischen Meister voraus. Damit ist nicht jeder Mensch zur alchemistischen Einsicht berufen![11]

• Der Alchemist kann nur durch eigene geistige Lebenserfahrung klug werden[12]. Dieser geist-sinnliche Forschungsansatz ist uns heute völlig fremd, denn er folgt nicht der heute gelehrten Logik chemisch-physikalischer Formeln[13]!

• Bernus sieht sich mit seinen alchemistischen Schriften in der hermetischen Tradition, dem zur Alchemie Berufenen den Weg zu weisen, den Unberufenen aber vom alchemistischen Geheimnis fernzuhalten[14]. Seine alchemistischen Werke sollen daher nur *» die Anregung und darüber hinaus die Freilegung des Weges für den [nach der Alchemie] Ausschau haltenden «*[15] ermöglichen.[16] Folglich verstreut Bernus die zur Einsicht führenden Stellen in seinen alchemistischen Werken scheinbar wahllos und faßt sich dabei in der Sprache der Alchemie ausgesprochen kurz. Zudem führt er den Leser bewußt ins Leere, indem er Erwartungen an verschiedene Kapitel mit einem Hinweis aus Goethes "Faust I" enttäuscht: *» Das Beste, was du wissen kannst, darfst du den Schülern doch nicht sagen. «*[17]
Hilfestellung gibt Bernus nur, indem er die zur alchemistischen Einsicht notwendige Geisteshaltung aufzeigt[18], verschiedene alchemistische Werke bespricht[19] und zum alchemistischen Studium eine bestimmte Reihenfolge alchemistischer Werke vorschlägt[20].

Dieses Lehrbuch erleichtert dem Leser die alchemistische Einsichtnahme, indem es ihm einen „roten Faden" an die Hand gibt, der ihn systematisch durch das „Labyrinth der Alchemie" führt (Abb. 2). Dabei werden die Grundzüge der Alchemia medica beispielhaft an der Alchemie und Spagyrik nach Bernus vermittelt. Unterstützend werden alle Inhalte durch Gleichnisse, Zitate alchemistischer Philosophen, alchemistische Darstellungen und den direkten Vergleich des alchemistischen mit dem heutigen Weltbild faßbar und einprägsam.

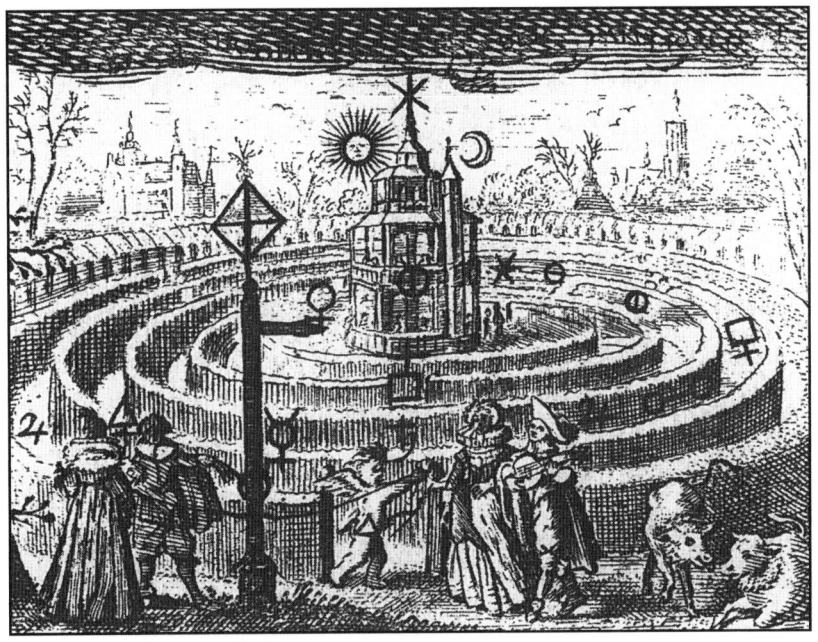

Abb. 2:
Der geflügelte Knabe symbolisiert
den Vermittler „Merkurius" (Kap. 4.4).
Er überreicht den „roten Faden"
durch das „Labyrinth der Alchemie".[21]

Gelangt der Leser zur alchemistischen Einsicht, offenbaren sich ihm einerseits der zeitlos-vernünftige Gehalt der Alchemie und Alchemia medica und andererseits der zeitgeistig-unvernünftige Gehalt der heutigen Naturwissenschaft und Pharmazie!

Dieses Lehrbuch schickt den Leser auf „eine geistige Reise durch den Kosmos". Dabei werden, wie in den alchemistischen Büchern Bernus´ und des von Bernus sehr geschätzten Alchemisten Retschlag[22], die heute gültigen Grenzen der Vernunft überschritten. Deshalb ist einleitend auch an den Leser dieses Buchs die Bitte Retschlags gerichtet: » *Der ernsthafte Leser möge für kurze Zeit die von anderen übernommenen Vorurteile ablegen, die Bürde der bejahenden und verneinenden Begriffe, mit denen ihn eine moderne Erziehung belastete. Wir werden uns dann besser verstehen können.* «[23]

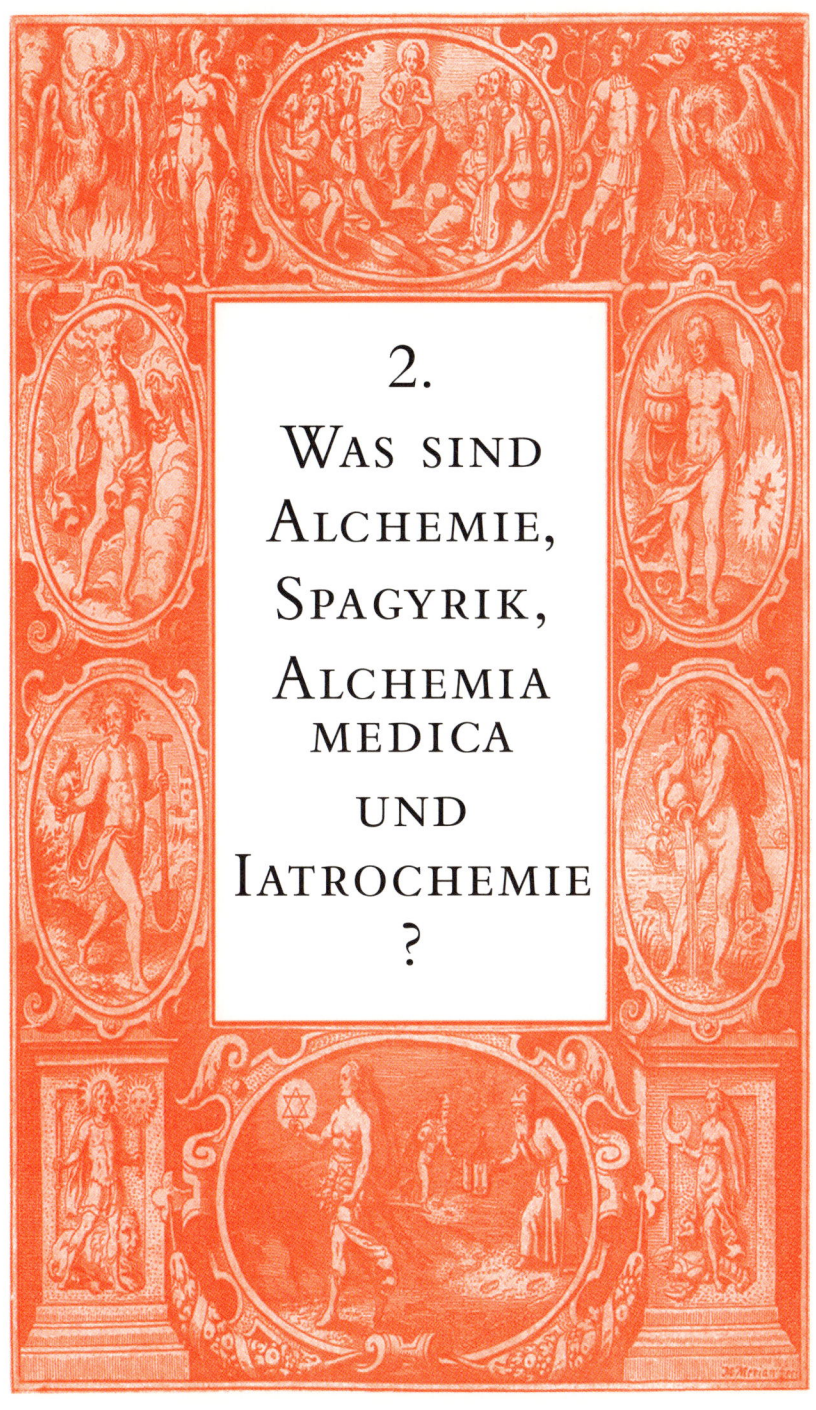

2.

Was sind Alchemie, Spagyrik, Alchemia medica und Iatrochemie?

*» Alchemie, eine völlig andere Denk- und Arbeitsweise als die heutige,
aber in sich nicht minder konsequent, exakt und wissenschaftlich –
nur eben von ganz anderer Seite kommend. «*
(Bernus[24])

Die Natur wird heute v.a. mittels chemisch-physikalischer Analysemethoden erforscht. Dagegen erforscht die Alchemie, „eben von ganz anderer Seite kommend"[25], die Natur in „geistraler"[26] Reflexion.

Wie erwähnt wird der alchemistische Forschungsansatz seit Jahrhunderten nicht mehr gelehrt und der Gehalt des Begriffs „Alchemie" ist nicht mehr geläufig. So entsteht der Widerspruch, daß sich der Kernphysiker und Nobelpreisträger Otto Hahn als Alchemist bezeichnet[27], obwohl die heutige Schulchemie die Alchemie als ihre „primitive Vorstufe" versteht!

Hier zeigen sich bis heute der Glanz und die Faszination des Begriffs „Alchemie", der aber als leere Worthülse willkürlich mit dem gefüllt wird, was vermarktet werden soll!

Was erforscht die Alchemie?

Die Alchemie erforscht das von einer Gottheit bewirkte allumfassende Universum. Dieses Universum ist ein Kosmos, das heißt eine geordnete Gesamtheit mit drei ineinandergreifenden Sphären: Geist ⇆ Seele (Feinstoff) ⇆ Körper (Grobstoff).

> Universum (Weltall):
> *» In der Geheimwissenschaft wird das sichtbare Universum als eine Manifestation der ewigen, unsichtbaren, göttlichen Kraft bezeichnet. Es ist die Substanz Gottes durch seine Gedankenkraft versinnbildlicht und durch seine Willenskraft in Dasein getreten. «*[28]

Geist und Seele bilden den Ätherleib, Seele und Körper die materielle bzw. stoffliche Natur. Der alchemistische Materie- und Stoffbegriff umfasst damit nicht nur das Körperliche, sondern auch das Seelische[29].

Seele:

» Im geheimwissenschaftlichen Sinne als ein halb geistiges Prinzip gedacht, welches den Stoff mit dem Geiste verbindet. Sie ist sowohl mit dem Körper als auch mit dem Geiste in innigster Verbindung und Verschmelzung. «[30]

Der Geist (Ursache) bedingt die stoffliche Natur (Wirkung). Daher nähert sich die Alchemie der stofflichen Natur (Seele, Körper) über den Geist an. Entsprechend bezeichnet Bernus die „geistdurchdrungene" bzw. „geist-kräftige" Natur als „kosmo-physisches Kräftenetz"[31] und die Wissenschaft der Alchemie als „von ganz anderer Seite kommend".

Was ist das Ziel der Alchemie?

Die Alchemie erforscht, „wie die Natur im Schaffen lebt"[32]; sie strebt nach spiritueller bzw. „geistraler" Erfahrung der kosmischen Zusammenhänge. Diese Erfahrung führt zu der Einsicht, daß sich die Natur zu einer im göttlichen Geist, dem Allgeist, vorbestimmten vollkommenen kosmischen Ordnung wandelt. Diesen Wandlungsprozeß versucht der Alchemist in seinem Laboratorium zu initiieren und zu beschleunigen. So sind die SOLUNATE als Naturneuschöpfung zu verstehen, deren wesentliche Heilkräfte im Laboratorium Soluna schrittweise alchemistisch potenziert werden.

Was bewirkt der alchemistische Prozeß?

Der Allgeist ist Initiationspunkt des Kosmos und Träger der vollkommenen kosmischen Ordnung. Die Alchemie versteht ihn als geistiges Licht, aus dem sich die feinstoffliche Sphäre der Seele und weiter die grobstoffliche Sphäre des Körpers verdichten (Abb. 3/ S. 16).

15

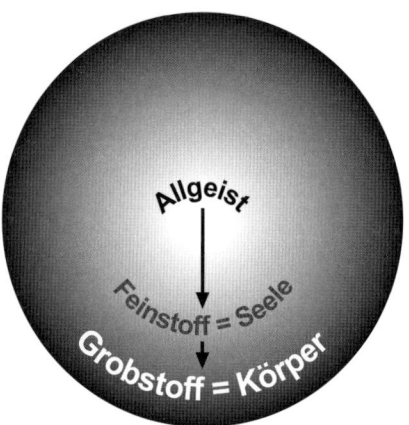

Abb. 3:
Die Sphären des Kosmos

Die beiden stofflichen Sphären bilden die noch unvollkommene Natur, die durch den alchemistischen Verdichtungsprozeß zu ihrem, im kosmischen Allgeist vorbestimmten, vollkommenen Wesen geführt wird.

Der Alchemist studiert den Naturprozeß und nutzt dessen Kräfte, um so selbst die allgeistige Wesenswandlung des Stofflichen zu erwirken. D.h. der göttliche Allgeist ist der eigentliche „Magier des Stofflichen"; der Alchemist ist (nur) dessen „Gehilfe"!

Was bedeutet der Begriff „Spagyrik"?

Die alchemistische Wandlung wird grundsätzlich durch das Prozeßprinzip „Spagyrik" bewirkt:
Der Begriff „Spagyrik" setzt sich aus den beiden griechischen Wörtern „spáein" (trennen) und „ágeirein" (verbinden) zusammen[33]. Dadurch, daß in einem fortlaufenden Rhythmus das „Gute" vom „Schlechten" getrennt und weiter ausschließlich das „Gute" wieder miteinander verbunden wird, erhöht sich die Qualität. Der Begriff „Spagyrik" ist damit Ausdruck der universellen Verbesserungsmethode der kosmischen Ordnung – Spagyrik ist Lernprozeß[34].

Wie funktioniert die Spagyrik?

Die Spagyrik ist ein Kreislauf mit zwei Phasen (Abb. 4):

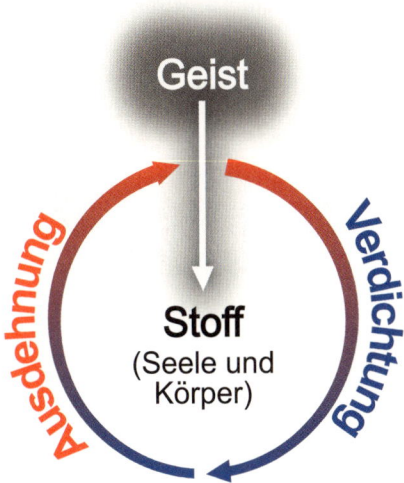

Abb. 4: Die zwei Phasen der Spagyrik

In der Ausdehnungsphase wird die Bindung des Geistigen an das Stoffliche gelockert. Der an den gelockerten bzw. „geschmolzenen" Stoff gebundene Geist wird so vom Allgeist geläutert und damit erhöht. Im Verlauf der Ausdehnungsphase wird gleichsam der „gute" vom „schlechten" Geist getrennt.

In der folgenden Verdichtungsphase wird die Bindung des erhöhten Geistes an das Stoffliche wieder gefestigt. Dabei bewirkt der erhöhte Geist entsprechend seinem Wesen die Ausformung bzw. Aushärtung des Stofflichen zu seiner Signatur – » Wie innen der Geist, so außen der Stoff «. Im Verlauf der Verdichtungsphase bewirkt der „gute" Geist die Transmutation des Stofflichen zum „Guten".

Zum Beispiel zeigt die Naturspagyrik eine tages- und jahreszeitliche Rhythmik: In den Tagesstunden vollzieht sich die tageszeitliche Ausdehnung (Erwärmung, Aktivität) und in den Nachtstunden die tageszeitliche Verdichtung (Abkühlung, Regeneration); in den Frühlings- und Sommermonaten vollzieht sich die jahreszeitliche Ausdehnung (Erwärmung, Aktivität) und in den Herbst- und Wintermonaten die jahreszeitliche Verdichtung (Abkühlung, Regeneration).

Die Funktionsweise der Spagyrik wird durch die Funktionsweise eines Flaschenzugs verbildlicht: Zunächst wird das Seil weiter „oben" gegriffen (Ausdehnungsphase). Dann wird das Seil nach „unten" gezogen und dabei das Stoffliche nach „oben" bewegt (Verdichtungsphase). Dieser Vorgang (Zyklus) ist mehrmals zu wiederholen, um nach „oben" zur allgeistigen Qualität zu gelangen.

Abbildung 5 verbildlicht die stufenweise Erhöhung durch die Spagyrik:

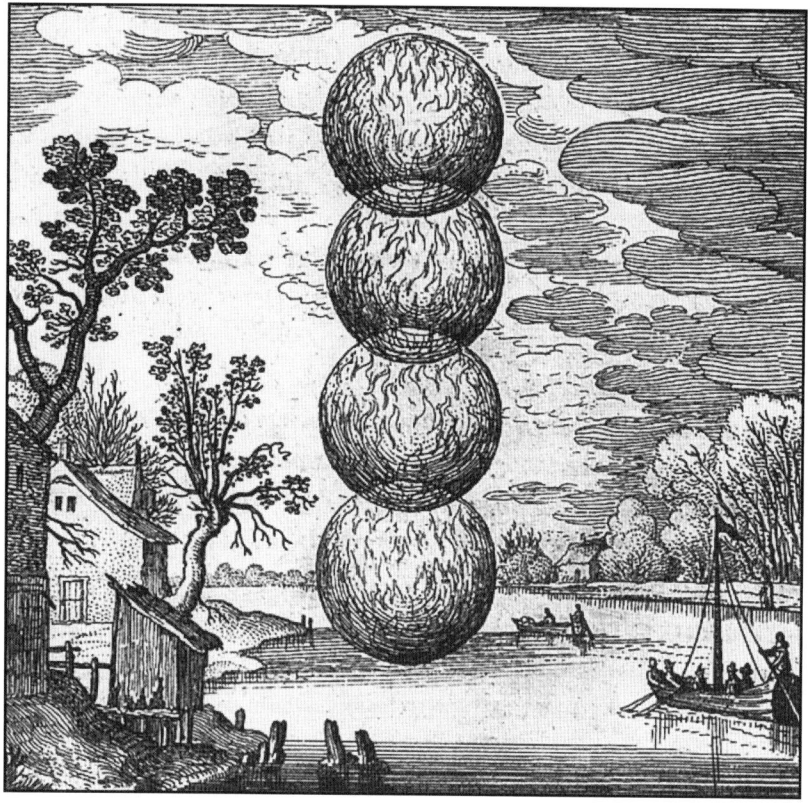

Abb. 5: Der spagyrische Prozeß als „Lebensleiter"[35]

Mit jedem Folgezyklus kann die Natur der Dinge eine nächsthöhere Stufe auf der „Lebensleiter" erreichen. Das stoffliche „Wachstum" (Wirkung) ist an das geistige Wachstum (Ursache) gebunden. Metapher des stofflichen Werdens ist der

„Baum des Lebens", dessen Wachstum mit der „Erleuchtung" des Daseins einhergeht (links in Abb. 5). Das Feuer ist Sinnbild der stofflichen Ausdehnung und das Kondenswasser ist Sinnbild der stofflichen Verdichtung. Der Alchemist hat den spagyrischen Naturprozeß zum Vorbild und „steuert auf diesen zu".

Die Alchemie aller Naturen funktioniert nach dem spagyrischen Prozeßprinzip: Wie der Naturschöpfer die spagyrische Entwicklung des Stofflichen (Universum, Mensch, Tier, Pflanze, Metall, Mineral, usw.) initiiert hat, so will gleichsam der Alchemist in seinem Laboratorium die spagyrische Entwicklung des Stofflichen (Metall, Mineral, Heilmittel, usw.) initiieren und beschleunigen.

Welcher Zusammenhang besteht zwischen der Spagyrik und der Alchemie?

Die Alchemie ist spagyrische Kunst. Deshalb verwenden Bernus und Paracelsus die Begriffe „Alchemie" und „Spagyrik" synonym[36]: *» Darum so lern Alchimian, die sonst Spagyria heißt, die lehret das Falsch scheiden vom Gerechten (Paracelsus). «*[37] Entsprechend Bernus: *» Das ist die Alchymie, die zeitlose, uralte, die stufenweise aufwärts führt in der Erkenntnis durch kosmische Weiten bis zum Ursprung und zum Baum des Lebens «.*[38]

Was bedeutet der Begriff „Alchemia medica"?

Die Alchemia medica ist die Alchemie bzw. Spagyrik der ganzheitlichen, d.h. Geist – Seele – Körper umfassenden, Heilung des Menschen. Wie aus zahlreichen handschriftlichen Eintragungen Bernus' in seinen alchemo-medizinischen Schriften seiner bedeutenden alchemistischen Arbeitsbibliothek hervorgeht, war die Alchemia medica sein Forschungsschwerpunkt[39].

Die Natur des Menschen ist an die tages- und jahreszeitliche Spagyrik gebunden. Nur in diesem Lebensrhythmus kann Krankheit in Gesundheit gewandelt werden: Die Heilung des Menschen als spagyrischer Prozeß der Alchemia medica. Auch die Herstellung der SOLUNATE ist ein spagyrischer Prozeß der Alchemia medica: Die SOLUNATE werden im spagyrischen Rhythmus ihrer Herstellung fortlaufend alchemistisch potenziert bzw. veredelt bzw. „geheilt".

Der Arzt und Alchemist Paracelsus hat den Begriff „Spagyrik" in den alchemo-medizinischen Sprachgebrauch eingeführt[40]. Deshalb wird der Begriff „Spagyrik" im weiteren Sinn auch als Sammelbegriff mittelalterlicher Verfahren zur Herstellung von Arzneimitteln verwendet[41].

Was bedeutet der Begriff „Iatrochemie"?

Die Iatrochemie ist die Arzneimittelherstellung des 16. und 17. Jahrhunderts. Die Iatrochemiker waren wie Paracelsus Ärzte, die im eigenen Laboratorium für ihre Patienten Arzneimittel herstellten[42]. Zur Extraktion der den Naturstoffen innewohnenden Heilkräfte nutzten sie alchemistische Operationen. Entsprechend bezeichnet Bernus die Iatrochemie als „Neben- und Begleiterscheinung der eigentlichen Alchemie"[43].

Im Gegensatz zur alchemistischen Kunst der Heilmittelherstellung wird mit der iatrochemischen Heilmittelherstellung i.d.R. nicht das spagyrische Ziel der Intensivierung der Heilkräfte verfolgt. Deshalb sind rein iatrochemische Prozesse i.d.R. nicht als spagyrischer Kreislauf konzipiert.

Bernus berücksichtigte bei der Entwicklung der SOLUNATE neben den Erkenntnissen der esoterischen Alchemia medica v.a. auch die Erkenntnisse der exoterischen Iatrochemie[44]. Damit hat er seine esoterische Erfahrung auf den exoterischen Prüfstand gestellt. Dank dieser ganzheitlichen Methodik gelang ihm mit der Entwicklung der SOLUNATE ein im Kern zeitlos-vernünftiges Arzneimittelsystem!

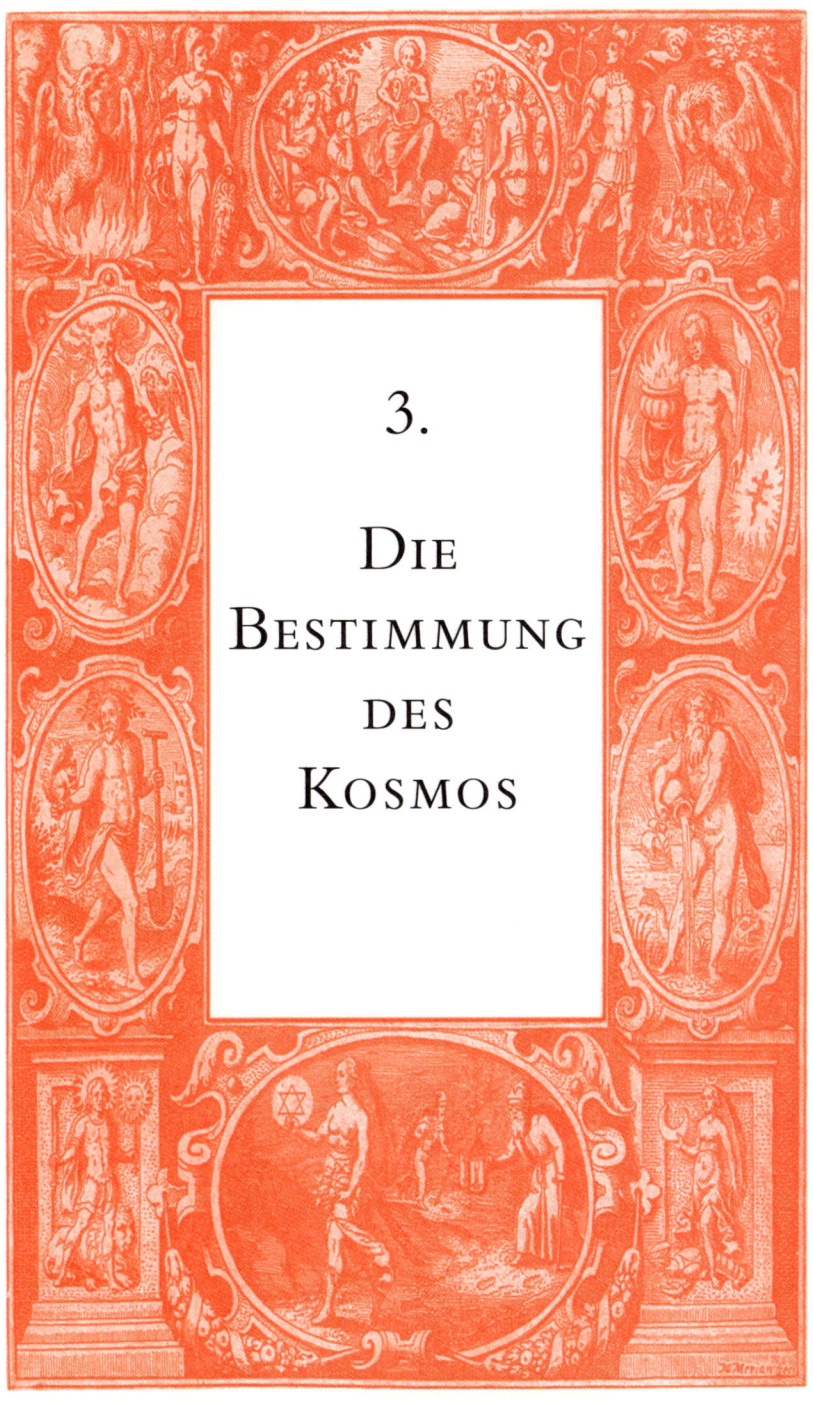

3.

Die Bestimmung des Kosmos

» Das Licht ist in das Salz verzaubert;
es gilt, das Licht wieder aus dem Salz zu erlösen, denn:
Das Salz ist ein gut Ding, sprach der Mund dessen,
der das Licht der Welt ist. «
(Bernus[45])

Das Gold wird seit Jahrtausenden vom Menschen ausgeschmolzen[46]. Viele alte Kulturen wie auch die Alchemie sehen in ihm die Signatur des Göttlichen:

Gold

zeigt geringe chemische Reaktivität (z.B. Korrosion) –
Zeichen der göttlichen Unwandelbarkeit und Wahrheit.

Gold

kommt in gediegener Form sehr selten vor –
Zeichen der göttlichen Wertschätzung.

Gold

ist von hohem relativem Gewicht und dennoch leicht zu formen –
Zeichen der göttlichen Gewichtung und
göttlichen Ausformung des Stofflichen (Signaturbildung).

Gold

trägt den strahlenden Glanz und die Farbe der Sonne –
Zeichen des göttlichen Lichts.

Die Alchemie versteht unter dem Begriff „Gold" nicht nur die phänomeno-logische Erscheinung des Metalls, sondern v.a. die abstrakte Eigenschaft „göttlicher Vollkommenheit ⊙". Diese abstrakte Sichtweise läßt das Gold auf den drei Daseinsebenen erkennen:

Das „geistige Gold"
ist das allgeistige Licht (Naturalchemie).

Das „seelische Gold"
ist die Liebe, Dankbarkeit, Demut, Barmherzigkeit und
Zufriedenheit (Seelenalchemie).

Das „körperliche Gold"
ist nicht nur das Goldmetall (Metallalchemie), sondern auch die Gesundheit des Menschen und die vollkommen veredelte Arznei (Alchemia medica).

Allgemein ist es die Bestimmung der Alchemie, den Kosmos zu „vergeistigen", damit dieser zu seiner im göttlichen Allgeist vorbestimmten vollkommenen bzw. „goldenen" Form ⊙ gelangen kann.

3.1 Die Kunst Gottes – Die Alchemie im Schmelztiegel der Natur

» Das Leben:
Alchymistisch eine Funktion des Weltgeistes. «
(Geßmann[47])

Der Mensch erfährt sein „inneres" geistig-seelisches Wesen über sein subjektives Ich-Bewußtsein. Diese Erfahrung (Ursache) bestimmt sein „äußeres" Handeln (Wirkung). Seine „Äußerung" ist damit Signatur seines „Inneren".

Für einen Außenstehenden ist das individuelle Wesen eines anderen Menschen nicht direkt einsichtig. Nur wenn die Äußerung des Betrachteten vom Betrachter geistig-seelisch reflektiert wird, kann der Betrachter auf das innere Wesen des Betrachteten schließen (Signaturenlehre).

Analog dazu die alchemistische Betrachtung des Universums: Gelingt dem Alchemisten die geistig-seelische Reflexion des „äußeren" Universums, offenbart sich ihm das „innere" Wesen des Naturschöpfers. Entsprechend begreift er das Universum als „Äußerung" (Wirkung) des „Inneren" einer göttlich-übergeordneten Wesenskraft (Ursache).

So gelangt die alchemistische Philosophie, im Gegensatz zur christlichen Theologie, zur Erkenntnis eines unpersonalen göttlichen Naturschöpfers[48].

Die Göttliche Wesenskraft – der Allgeist – durchdringt, formt und evolutioniert den Naturstoff im Verlauf des spagyrischen Lebensrhythmus. Diesen Vorgang beschreibt das folgende Gleichnis (Abb. 6):

Die „flüchtige" Taube symbolisiert die allgeistige, der solare Mann die seelische und die lunare Frau die körperliche Sphäre. Das geistige Prinzip formt und erhöht die solar-männliche Sphäre der Seele und bringt diese damit zur Neugeburt. Die neugeborene geistig-seelische Sphäre wird in die lunar-weibliche Sphäre getragen und bringt so ihr erhöhtes Wesen durch die Neugeburt des Körpers zum Ausdruck.

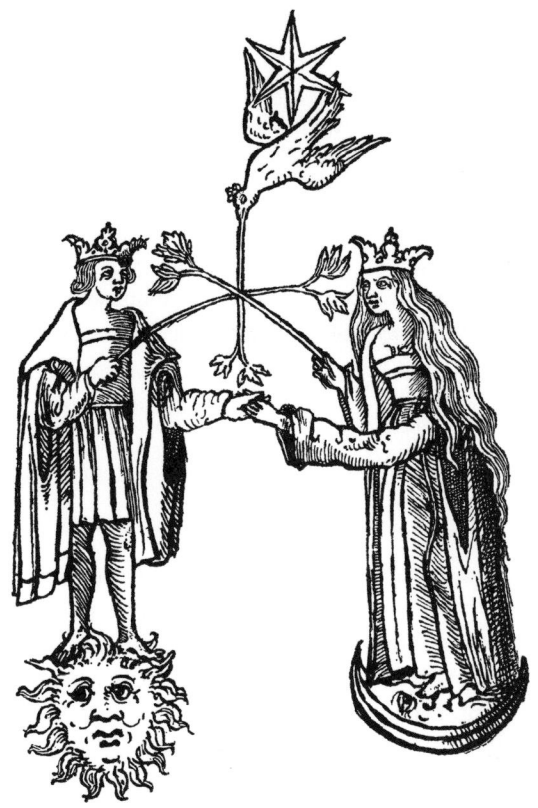

Abb. 6:
Die Spagyrik als Hochzeit von
König und Königin[49]

Zur weiteren Erhöhung müssen die Seele bzw. das Männliche und der Körper
bzw. das Weibliche wieder formbar werden, indem sie in den ihnen übergeordneten Sphären aufgehen (Tod bzw. Auflösung des Körpers und der Seele).
Damit gibt der Körper die Seele und die Seele den Geist frei (Abb. 7/ S. 26). Nur
in diesem ungefestigt-chaotischen Zustand können das Seelische allgeistige und
das Körperliche seelische Erhöhung erfahren (spagyrische Ausdehnung) und
nur durch die anschließende Festigung zur Überwindung dieses chaotischen
Zustands können die Seele und weiter der Körper zur „erhöhten" Neugeburt
gelangen (spagyrische Verdichtung) ...

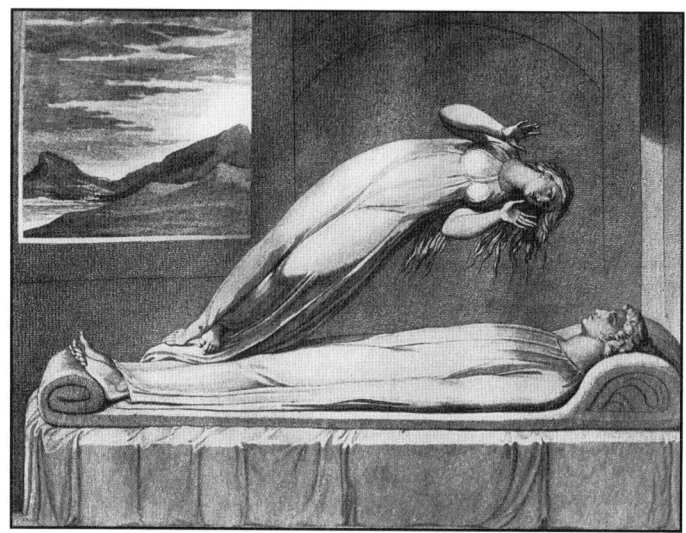

Abb. 7: Die Loslösung des Geistig-Seelischen aus dem Körper[50]

Dieses Gleichnis beschreibt den Naturkreislauf bzw. die Spagyrik als pulsierenden Lebensrhythmus zwischen Tod und Wiedergeburt: Während der diesseitigen Lebenszeiten gelangt der Körper nach dem Vorbild des Geistig-Seelischen zur Ausprägung und zur geistigen Läuterung – *» aber der Baum der Erkenntnis steht diesseits des Baums des Lebens « (Bernus)*[51] – und im Verlauf der jenseitigen Lebenszeiten – *» der Tod als andere Seite des Lebens « (Bernus)*[52] – gelangt das Geistig-Seelische zur allgeistigen Erhöhung.

Das „ungeoffenbarte Licht"[53] ist Metapher des Allgeists. Noch heute sind mit nachfolgenden Begriffen und Redewendungen geistige Wesenskräfte ange-sprochen: „Hellsichtig sein", „Lichtgestalt", „in das Licht gehen", „hell im Kopf sein", „jemandem geht ein Licht auf" usw.

Plotin zum Schaffen der Natur:
» Früge man die Natur (...) warum sie ihre Werke hervorbringt, so würde sie, falls sie sich überhaupt zu einer Antwort herbeiließe, folgendermaßen sprechen:

Besser wäre es gewesen, keine Frage zu stellen (das heißt, nicht gedanklich nach-zuforschen), sondern schweigend zu lernen, so wie ich selber schweige; denn ich pflege nicht zu reden (im Unterschied zum Geiste, der sich in Worten offen-bart). Das aber sollst du lernen, daß alles, was wird, Gegenstand meiner schwei-genden Schau ist, einer Schau, die mir ursprünglich eigen ist, denn ich entstamme ja selbst einer Schau (nämlich der Schau der Allseele, die den Allgeist betrachtet, so wie dieser das unendliche eine schaut); ich liebe das Schauen, und das, was in mir schaut, erzeugt zugleich den Gegenstand seiner Schau. So zeichnen die Mathematiker aus ihrer geistigen Schau heraus Figuren. Ich aber zeichne nichts; ich betrachte nur, und die Formen der stofflichen Welt entstehen, als gingen sie aus mir hervor. «[54]

Der Teil des allgeistigen Lichts, der die Stoffnatur durchdringt, ist das „Licht der Natur". Die Spagyrik setzt sich so lange fort, bis die Stoffnatur vom allgeistigen Licht vollständig, d.h. ohne Widerstand und Schatten, durchflutet wird. In diesem Moment ist der Kosmos vollkommen vergeistigt und das „Licht der Natur" entspricht dem „Licht des Allgeists".

» Naturlicht: In der Alchemie jene feinstofflichen Ausstrahlungen aller Körper, aus welchen deren geistige Natur erkennbar ist. Nach Ansicht der hermetischen Philosophie ist jeder Himmelskörper von einer feinen, ätherischen, nur dem hellsehenden Auge sichtbaren Essenz umgeben, welche alle physischen, seeli-schen und geistigen Einflüsse und Ausstrahlungen aufnimmt und aufbewahrt, dieselben aber auch wie ein Spiegel zurückwerfen kann. (...) Demjenigen, der durch übersinnliche Wahrnehmungsfähigkeiten im Naturlichte zu schauen ver-mag, sind deshalb nach Anschauung der Eingeweihten Vergangenheit, Gegen-wart und Zukunft erkennbar. «[55]

Synonym zum Begriff „allgeistiges Licht" ist der Begriff „kosmische Strahlung". Im alchemistischen Sinn läßt sich die „kosmische Strahlung", wie auch das „allgeistige Licht", nur geistral erfahren, nicht aber physikalisch messen[56].

Der Allgeist ist der Quell der kosmischen Lebensform und -energie. In seiner Ver-dichtung kristallisiert die lebendige Stoffnatur, das Leben als verdichtetes Licht.

Der Alchemist Maack zum Kräftebegriff der Chemie und Alchemie:

» Die höhere Alchemie besteht nicht nach Art der gewöhnlichen Chemie in einer Trennung und Zusammensetzung von Substanzen, in welchen kein Leben in Tätigkeit ist, sondern sie handelt mit lebendigen Kräften. Der Chemiker, welcher zweierlei Formen der Materie zu einer neuen Form verbindet oder eine zusammengesetzte Substanz in ihre Bestandteile trennt, betreibt Chemie; der Gärtner, welcher die Bedingungen herstellt, unter denen sich eine Pflanze in seinem Treibhause schneller entwickelt, als es in der Natur ohne solche Hilfe möglich wäre, ist ein Alchemist. Die Chemie befaßt sich mit den Lebenserscheinungen, die Alchemie mit der Lebenskraft selbst. Die Chemie behandelt die Körper, welche der Ausdruck des Lebens in der Natur sind; die Alchemie benützt diese Lebenskraft, um solche Formen und Bilder durch die Natur hervorbringen zu lassen. Die Chemie bewegt sich auf der physischen Ebene, die höhere Alchemie auf der nächsthöheren Stufe des Lebens; die höchste Alchemie bezieht sich auf die geistige Veredelung des Menschen und bedarf dazu einer geistigen Kraft. Wer die geistige Kraft nicht kennt, der kann dieselbe auch nicht ausüben, und wer das allen Lebenserscheinungen zugrunde liegende Lebensprinzip nicht kennt, der wird auch nicht begreifen, was unter der Lebenschemie oder Alchemie zu verstehen ist. «[57]

Lavoisier brachte im Jahre 1799 das „Prinzip der Massenerhaltung" zur allgemeinen Anerkennung. Nach diesem Prinzip bleibt die Masse bei chemischen Prozessen stets unverändert. Dieses Prinzip steht im krassen Widerspruch zum alchemistischen Verständnis „Stoff als verdichtetes Licht"!

Etwa 100 Jahre später wurde durch Albert Einstein das „Dogma der Massenerhaltung" vom „Dogma der Äquivalenz von Masse und Energie" abgelöst. Nach diesem Prinzip sind Masse und Energie zwei Zustandsformen derselben „Sache" und als solche ineinander wandelbar.

» $E=mc^2$. Masse, so die Aussage dieser Gleichung, ist nichts anderes als eine Form von Energie – und zwar eine extrem dicht gepackte. Ein einziges Kilogramm, ganz gleich ob aus Wasser, Sand oder Stein, würde, vollkommen in Energie gewandelt, ausreichen, um einen Ozeandampfer wie die „Titanic" 75 Jahre mit voller Kraft fahren zu lassen. «[58]

Zum „Prinzip der Äquivalenz von Masse und Energie" folgende Beispiele:
• Mittels Teilchenbeschleuniger können Teilchen mit Geschwindigkeiten nahe der Lichtgeschwindigkeit aufeinander geschossen und zur Kollision gebracht

werden. Die hohen kinetischen Energien werden dabei in neue und meßbare Teilchen gewandelt.

• Durch energiefreisetzende Kernfusionsprozesse verliert die Sonne pro Sekunde etwa 4,2 Millionen Tonnen Masse.

• Ein etwa 80 kg schwerer Mensch besteht nur aus etwa 0,8 kg Teilchen; die restliche Masse ist dynamische Energie, zum Teilchenzusammenhalt.[59]

Süssenguth im Jahre 1938 zur Unvernunft des „Prinzips der Massenerhaltung":
» Der Glaube an die Waage hat die Chemie vermutlich um ihre beste Erkenntnis gebracht, nämlich um ein klares Verständnis des chemischen Vorgangs. Bei allen stofflichen Vorgängen, bei denen sich energetische Erscheinungen bemerkbar machen (das sind alle außer den echten katalytischen), sei das Entstehung von Wärme, elektrischer Energie oder Strahlungen aller Art (Licht oder was immer), erfolgt diese Energie-Entstehung auf Kosten der Materie. Der Chemiker ist ja kein erschaffender Gott, der Wärme, Licht, Elektrizität durch seine Handlungen erschafft, sondern diese entstehen aus transmutierter Materie, die vorher weder mit Wärme, noch mit Licht, noch mit Elektrizität angefüllt oder behaftet war. (...) Umgekehrt wird ganz allgemein Energie in Materie transmutiert bei Prozessen, die ihrem Ablaufen der Zuführung von Wärme, Elektrizität, Licht bedürfen, um überhaupt möglich zu sein. (...)
Der Chemiker mit seiner Flucht in winzigste Portionen „vertuscht" den „Fehler", aber er beseitigt ihn nicht. Er verschleiert mit seinem Arbeiten mit Milligrammen und mit Bruchteilen solcher die Aspekte auf die wichtigsten Naturerscheinungen. (...) Durchdenken wir die Sachverhalte, so ergibt sich, daß jeder chemische Vorgang, bei welchem Wärme oder eine andere Energieart entsteht oder verbraucht wird, ein alchemistischer ist, ob die analytische Chemie, der ja auch gegenüber den Geschehnissen der Strahlungschemie kein Nachweis gelingt, dies bestätigen kann oder nicht. «[60]

Das „Prinzip der Äquivalenz von Masse und Energie" hat die chemisch-physikalische Lehrmeinung der alchemistischen, „Stoff als verdichtetes Licht", wieder näher gebracht. Die Erscheinung natürlicher Lebensenergie bleibt aber bis heute unberücksichtigt. Entsprechend spricht Bernus von einer *» trotz Quantenmechanik und Relativitätstheorie noch immer geist-entfremdeten Naturwissenschaft der Gegenwart «*[61].

Die Farbe ist Indikator der Lebensenergie. „Farblosigkeit" ist Hinweis auf eine geschwächte Lebensenergie. Kann der lebendige Resonanzkörper nicht mehr genügend Lebensenergie zur Lebensrhythmisierung aufnehmen, verliert er seine Farbe und stirbt von innen her ab.

Das „Prinzip der Schwingung" konkretisiert den alchemistischen Energiebegriff. Nach diesem Prinzip ist die allgeistige Schwingung unendlich schnell und damit unendlich stark.

> Blavatsky zum Prinzip der Schwingung:
> *» Wir können die Welt als aus einer einzigen Ursubstanz bestehend betrachten, welche in verschiedenartigen Schwingungen sich befindet, und die Verschiedenartigkeit dieser Schwingungen ist Grundlage aller Formenbildungen und Kraftäußerungen, sei es im Reich der sichtbaren Materie, auf einer höheren für uns unsichtbaren Ebene oder im Reiche der Intelligenz; aber über allen diesen Erscheinungen steht die Ursache, der alle Dinge ihre Entstehung ursprünglich verdanken. «*[62]

Der Kosmos zeigt sieben verschiedene Schwingungsqualitäten (Kap. 4.2.1). Diese können mit Tonarten verglichen werden, die auf verschiedenen Tonstufen (Sphären des Stofflichen) spielbar sind. Im übertragenen Sinn wandelt die Spagyrik die auf den verschiedenen Tonstufen gespielten Tonarten zum Einklang der vollkommenen Schwingung ⊙.

3.2 Die Göttliche Kunst

» Denn weit, weit muß der wandern,
Über fremdes Reich und Meer,
Der den alten Bergen nachgeht,
Wo der Stein der Weisen wär. «
(Bernus[63])

Der Allgeist erscheint uns unbedingt-objektiv und damit zeitlos-vollkommen. Das Gleichnis von Essig und Wein verdeutlicht seine Wirkweise: Wird Essig in Wein gegeben, wandelt sich der Wein zu Essig.
Die Alchemie bezeichnet Stoffe, die einen anderen Stoff durchdringen und dabei sich selbst gleichmachen bzw. assimilieren, als Magisterium (Meisterstück). Der Allgeist ist das höchste Magisterium.

> Paracelsus zum Wirken Gottes in der Natur und im Alchemisten:
> *» So ist die lebendige Natur ein Alchemist, aus dessen Laboratorium Veilchen und Rosen, Lilien und dann Herbstblumen hervorgehen, und so wirkt auch der Himmel im Menschen. Wenn in ihm nicht täglich neu wachsende Blüten aufgehen, so ist er nicht zum Leben, sondern zum Tode bereit. «[64]*

Im Gegensatz zum Allgeist erkennen wir unseren Geist als bedingt-subjektiv und damit zeitgeistig-unvollkommen. Wir sind damit, wie auch jeder andere Kosmos, unvollkommener Träger des Allgeists.

Die Seele des Alchemisten ist Initiationspunkt der „göttlichen Kunst". Sie soll sich unter dem Einfluß des Allgeistes zum Träger desselben wandeln.[65] Gelingt dies, ist der Seelenstoff zum inneren Seelenauge transmutiert, das, sinnbildlich wie ein Bergkristall, vom allgeistigen Licht ohne Schatten ausgeleuchtet wird. Marino Lazzeroni beschreibt die Funktion der Seelenwanderung mit den Worten: *» Sol – Öffne die Augen und Du siehst das Licht. Luna – Schließe die Augen und das Licht ist in Dir. «*

Dem hellsichtigen Alchemisten ist „das Licht der Lichter" aufgegangen und er „sieht im Naturlicht"[66]. Damit ist er für das seelische Gold der Liebe und Zufriedenheit empfänglich und nimmt aktiv am Allgeist und dessen Werk Anteil[67].

In diesem Sinn lehrt Antoine de Saint-Exupéry im „Kleinen Prinzen": *» Man sieht nur mit dem Herzen gut. Das Wesentliche ist für die Augen unsichtbar. «*[68]

Newton über die Aufgabe der Wissenschaft:
» Was erfüllt die von Materie fast leeren Räume, und woher kommt es, daß Sonne und Planeten einander anziehen, ohne daß eine dichte Materie sich zwischen ihnen befindet? Woher kommt es, daß die Natur nichts vergebens thut, und woher rührt all die Ordnung und Schönheit der Welt? ... Was hindert die Fixsterne daran, daß sie nicht aufeinander fallen? Wie wurden die Körper der Thiere so kunstvoll ersonnen und zu welchem Zwecke dienen ihre einzelnen Theile? Wurde das Auge hergestellt ohne Fertigkeit in der Optik und das Ohr ohne die Wissenschaft vom Schall? (..). Und da dies Alles so wohl eingerichtet ist, wird es nicht aus den Naturerscheinungen offenbar, daß es ein unkörperliches, lebendiges, intelligentes und allgegenwärtiges Wesen geben muß, welches im unendlichen Raume, gleichsam seinem Empfindungsorgane, alle Dinge in ihrem Innersten durchschaut und sie in unmittelbarer Gegenwart völlig begreift. (...) Der höchste Gott ist ein unendliches, ewiges und durchaus vollkommenes Wesen (...) Er ist ewig und unendlich, allmächtig und allwissend, d.h., er währt von Ewigkeit zu Ewigkeit, von Unendlichkeit zu Unendlichkeit, er regiert alles, er kennt alles, was ist oder sein kann (...) er ist weder die Dauer noch der Raum, aber er währt fort und ist gegenwärtig (...) er existiert stets und überall (...) so kann man nicht behaupten, daß derjenige, welcher der Herr und Verfertiger aller Dinge ist, nie und nirgends existiere ... Er ist überall gegenwärtig, und zwar nicht nur virtuell, sondern auch substantiell, denn man kann nicht wirken, wenn man nicht ist. Es ist klar, daß der höchste Gott nothwendig existiere (...) überall und zu jeder Zeit (...) Man sagt allegorisch: Gott sieht, hört, redet, lacht, liebt, haßt (...) weil alles dasjenige, was man von Gott sagt, von irgend einer Vergleichung mit menschlichen Dingen entnommen ist. Diese Vergleichungen (...) geben indessen doch eine schwache Vorstellung von ihm. Dies hatte ich von Gott zu sagen, dessen Werke zu untersuchen die Aufgabe der Naturlehre ist. «[69]

Abbildung 8 zeigt allegorisch den Vorgang der Seelenwanderung: Der Alchemist überquert eine Brücke, die ihn vom vertrauten „Gebäude" der körperlichen in die ihm noch unvertraute Sphäre der geistig-seelischen Wahrnehmung führt. Sein Seelenauge ist noch fast geschlossen und wie ein Blinder ertastet er mit dicker Brille die Spuren der lunaren Natur. Die gesammelten Eindrücke formen seine Seele Schritt für Schritt und machen sie für das geistige Licht der Natur immer durchlässiger, bis sie sich zum Seelenauge, den für das Licht der Natur vollkommen durchlässigen Seelenstoff, gewandelt hat. Der dann zur geistralen Reflexion befähigte Alchemist hat geistige Einsicht in den Kosmos (Selbsterkenntnis).

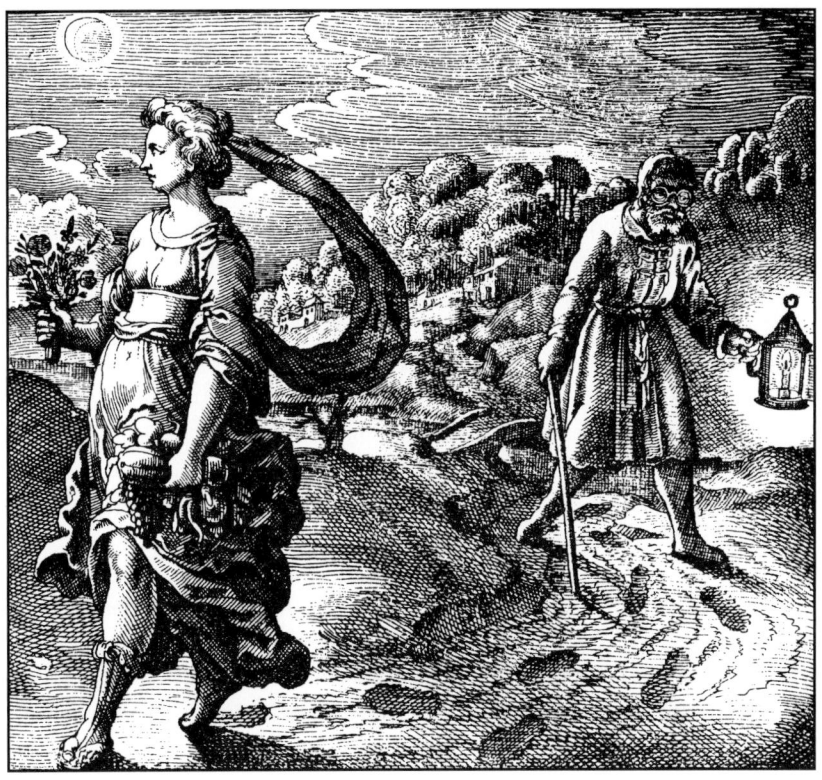

Abb. 8: Der Alchemist ertastet die Spuren
der lunaren Natur.[70]

Zeit- und kulturübergreifend hat jede Naturphilosophie zur selben Geisteinsicht geführt[71]. Entsprechend bezeichnet Burckhardt die Alchemie als » *eine recht tief verwurzelte Möglichkeit des Geistes und der Seele* «[72].

Auch die Bestimmung der Seele wird mit dem Gleichnis der „Wandlung von Blei in Gold" angesprochen. Der exoterisch Außenstehende (z.B. der klassische Chemiker) kann in diesem Gleichnis nur die phänomenologische Wandlung von Blei in Gold erkennen. Die primäre Bestimmung der Alchemie bleibt damit von ihm unerkannt.

☉☉

Wie das Universum, so bildet auch der Mensch mit Geist, Seele und Körper einen Kosmos. Grundsätzlich sind alle alchemistischen Gesetze in jedem Kosmos und auf jeder kosmischen Sphäre gleichermaßen gültig – *» wie im Großen, so im Kleinen «*.

Die Seelenalchemie gewährt dem Alchemisten Einsicht in das Wirken des Allgeists, der „Magia naturalis". Diese Einsicht ermöglicht es ihm, in seinem Laboratorium die Magia naturalis zur Wandlung des Stofflichen zu dirigieren. Die Seelenalchemie ist daher „Conditio sine qua non" der Laboralchemie.

Bernus zum Zusammenhang von Seelen- und Laboralchemie:
» Denn Alchymie, die wahre Alchymie, ist Einweihungs-Erlebnis, und das von dem Adepten im Laboratorium Gezeitigte ist nur Begleiterscheinung, ist die kosmo-physische Entsprechung. Das eine wie das andere, beides sind reale Vorgänge; der erste spielt sich ab im Schmelztiegel der Seele, der zweite im Schmelztiegel des alchymistischen Laboratoriums. «[73]

» Gewiß steht die Transmutations-Idee im Mittelpunkt des alchymistischen Einweihungsweges, doch nicht die Verwandlung der Metalle, sondern der innere mystische Transmutationsprozeß, wovon die äußere chemisch-physikalische Metallverwandlung nur die innerhalb des Materiellen sichtbar und real gewordene Erscheinungsform ist. – Das ist es, was die wirklichen Adepten meinen, wenn sie sagen: Nur dem gelingt der Stein der Weisen, der ihn zuerst gemacht hat in sich selber. «[74]

Entsprechend beschreibt Lipidus die alchemistische Arbeit: *» Der Mensch [kann] keinen Baum machen (...), er kann einen aus dem Samen wachsen lassen – aber zuerst muß dieser Samen gefunden und in der rechten Weise, an einem Platz unter Bedingungen gepflanzt werden, die den Anforderungen der Natur entsprechen. «*[75] Dazu ein paar Beispiele:
• Der Bauer erfährt die Spagyrik der Jahreszeiten und nutzt diese zum Feldanbau.
• Der Psychologe versucht Einsicht in das Seelenleben seiner Patienten zu erhalten, um anschließend die „Spagyrik zur psychischen Heilung" zu initiieren.
• Der Laboralchemist beschleunigt mittels alchemistischer Operationen die Spagyrik zur Veredelung des Stofflichen. So werden im Laboratorium Soluna die wesentlichen Heilkräfte der SOLUNATE fortwährend spagyrisch intensiviert.

34

Die Alchemie zeigt sich als „spagyrische Kunst" zur Wandlung des Stofflichen auf allen Seinsebenen: *» Solve et coagula, et habebis magisterium (Löse und binde, und du wirst das Meisterwerk haben). «*[76]

Abbildung 9 zeigt den bodenständigen Alchemisten (Mikrokosmos), wie er mit seiner geistigen Sphäre (dem Seelenauge) in die geistige Sphäre des Universums (Makrokosmos) eintaucht und dabei die kosmischen Geistgesetze erfährt. Im stofflichen Dasein symbolisiert die Sonne den solar-seelischen und der Mond den lunar-körperlichen Stoff. Der Lebensbaum symbolisiert den spagyrischen Fortschritt.

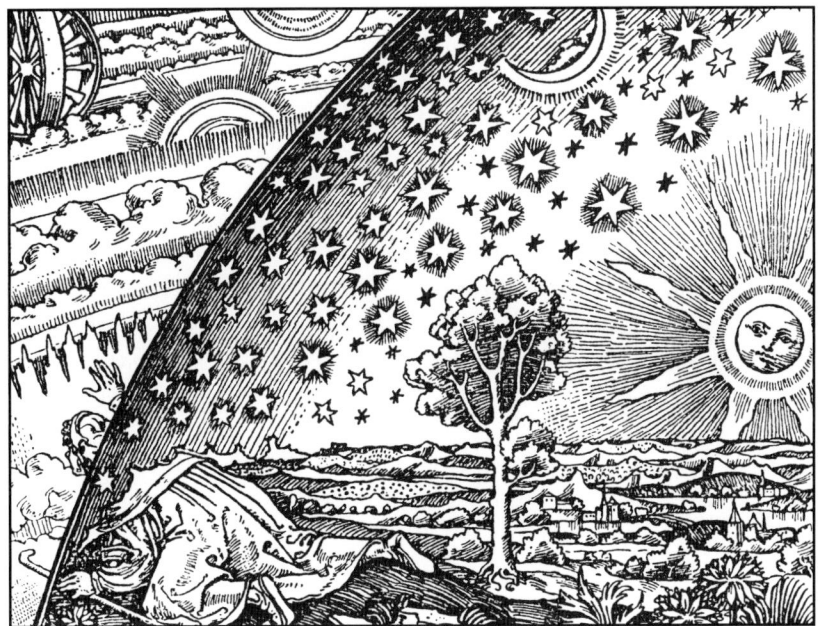

Abb. 9: Der Alchemist als „Grenzgänger" zwischen den Sphären[77]

Der „wahre" Alchemist ist „Grenzwissenschaftler" zwischen den Sphären. Durch den Nachvollzug seiner geistigen Eingebungen (Seelenalchemie) auf stofflicher Ebene (Laboralchemie) wird seine subjektiv-geistrale Erfahrung fortlaufend zur „wahren" Erkenntnis objektiviert[78]. Nur diese „objekt-geistrale Erkenntnis" (Bernus)[79] gewährt Einsicht in die „kosmischen Realitäten" (Bernus)[80].

> Michael Ende zum alchemistischen Grenzgang zwischen den Welten:
> *» Es gibt Menschen die kommen nie nach Phantasien und es gibt Menschen, die können es, aber sie bleiben für immer dort. Und dann gibt es noch einige, die gehen nach Phantasien und kehren wieder zurück. Und sie machen beide Welten gesund. «*[81]

Das folgende Ideogramm (Abb. 10) verdeutlicht den spagyrischen Lernprozeß:

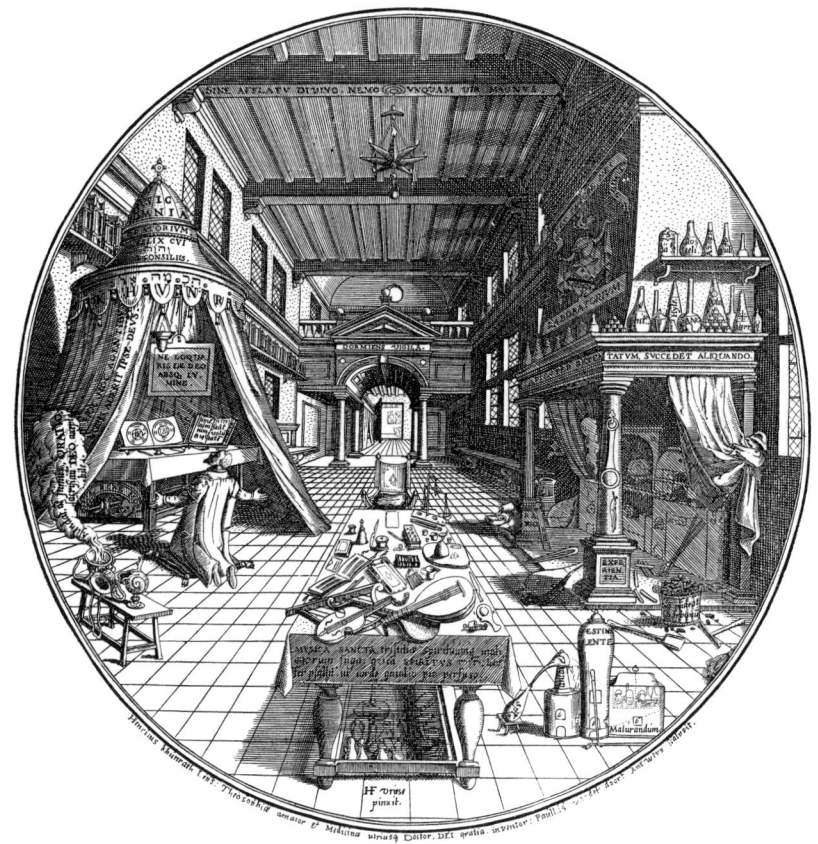

Abb. 10:
Die Alchemie als spagyrischer Weg
in die geistige Vollkommenheit ☉[82]

Der Deckenleuchter leuchtet als Licht der Natur. Der Alchemist betet in seinem „hellen" Gebetszelt (Seelenalchemie), dem Ort seiner geistigen Erleuchtung. Gegenüber dem Gebetszelt steht das „dunkle" Laboratorium (Laboralchemie). Der mittige Arbeitstisch symbolisiert die harmonische Verbindung von solar-heller Seelen- und lunar-dunkler Laboralchemie zum spagyrischen Erkennt-nisprozeß[83]. Der spagyrische Erkenntnisprozeß führt das Dasein strahlenförmig, über einen langen Gang, zu einem hell erleuchteten Tor, dem Tor zur allgeisti-gen Mitte ☉.

Öffnet der Alchemist dieses Tor, wird er vom allgeistigen Licht vollkommen durchflutet und erfährt die alchemistische Einweihung. So führt die Alchemie den Menschen nicht „hinter", sondern „in das Licht" (Abb. 11).

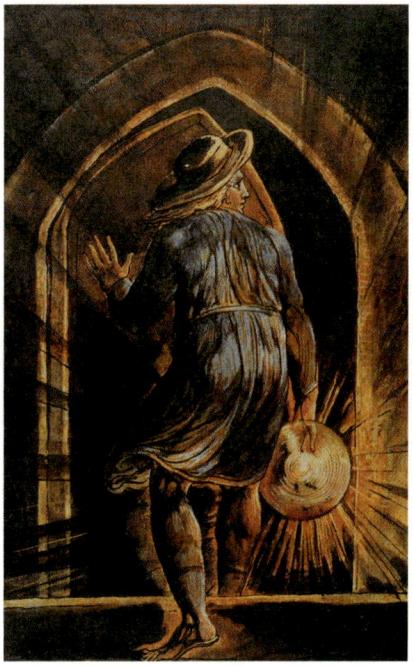

Abb. 11:
Das Tor zur Einweihung[84]

Die Seelenalchemie hat relativ zur Laboralchemie solaren, d.h. männlich-formen-den Ursachencharakter und die Laboralchemie hat relativ zur Seelenalchemie lunaren, d.h. „empfangend-gebärenden" Wirkungscharakter. Beide sind wie Mann

und Frau aneinander gebunden und gehen spagyrisch „Hand in Hand"[85].
So gesehen ist das Soluna-Heilmittelsystem (Laboralchemie) die lunar-stoff-
liche Ausprägung der solar-geistigen Einweihung Bernus' (Seelenalchemie).

Nur wenn der Alchemist in geistiger Verbindung zur Natur steht und damit das
„geistige Band" zur Natur trägt, kann er der Natur folgen, im „Buch der Natur"
lesen[86], die Natur der Dinge veredeln und neue Wesensnaturen, wie z.b. die
SOLUNATE, hervorbringen. Die alten Meister empfehlen daher der Natur
demütig zu folgen (Abb. 8/ S. 33) und sie die Arbeit, wie der Bauer, selbst tun zu
lassen[87]. Denn nur dem Diener des allerhöchsten Schöpfers ist das „Geschenk
des Himmels" beschieden[88]. Folglich kennt der „wahre" Alchemist *» nicht
das trotzige Selbstbewußtsein, das, voll Stolz auf die eigene Kraft, der höheren
Macht gegenübertritt: „Ich bin's, bin Faust, bin deinesgleichen" «*[89].

> Bernus zum Wesen „wahrer" Alchemie:
> *» Aber für den wahren Alchymisten war und ist das Heilen- und Sichverjüngenkön-
> nen so wenig Ziel und Endzweck wie das Goldmachen oder richtiger das Überfüh-
> ren eines geringeren Metalles in ein edles. Der Lapis philosophorum ist vielmehr das
> zeitlich-irdische vollkommenste Geschenk, das demjenigen, der den Einweihungsweg
> des Alchemisten in dem Lichte der Natur gegangen ist, von einer ganz bestimmten
> Stufe an gewissermaßen als eine reife Frucht mit in den Schoß fällt. Hingegen alle,
> die bloß des Lebenselixiers oder des Goldmachens wegen sich an das Große Werk
> begaben, sind bis zuletzt gewöhnliche Chymisten und Irrfahrer geblieben, die zeit-
> lebens mit verbundenen Augen in dem Nebel-Umkreis des hermetischen Tempels
> tappten. Denn für kaum einen zweiten gilt das Wort des Christus: Sammelt euch
> vorab Schätze in den Himmeln, so wird euch alles andere von selbst zufallen, so un-
> eingeschränkt und in so hohem Maße wie gerade für den Alchymisten. «*[90]

Wird das „geistige Band" zur Natur aus der Hand gelegt, schließt sich das „Buch
der Natur" und der Mensch verliert seine geistige Orientierung in der Natur, in
sich selbst und in seinem Laboratorium. Seine Erkenntnis wird sich langfristig
gegen die Natur der Dinge und damit auch gegen seine eigene Natur richten.

Wie dargelegt führt nur die spagyrische Verbindung von Seelen- und Laboralchemie zur unbedingt-objektiven und damit zeitlos-vollkommenen Erkenntnis. Daher beschäftigten sich die Alchemisten Bernus (1880–1965), Frater Albertus (1911–1984), Lazzeroni (1937–1996) und Junius (1929–2004) gleichermaßen und gleichzeitig mit der Seelen- und Laboralchemie.

Dagegen betrachtet der Schweizer Psychologe C. G. Jung (1875–1961) die Laboralchemie als vergeblich, weshalb er die Ergänzung von Seelen- und Laboralchemie nicht anerkennt[91]. Jung beschränkt daher seine Forschung auf eine einseitig esoterische Ausdeutung geistig-seelischer Sinnbilder. Entsprechend hart, ausführlich und unnachgiebig urteilt Bernus über Jung.

> Die Kritik Bernus´ an C. G. Jung:
>
> *» Über die metaphysische Seite der Alchymie als Seelenvorgang und Initiationserlebnis ist in dem 1944 erschienenen Buch „Psychologie und Alchemie" von Professor C. G. Jung an Hand der alchymistischen Symbolik sehr Bedeutsames und für die Seelenforschung Aufschlussreiches erstmalig ausgesagt. (...) Derjenige aber, der das Buch mit der Erwartung in die Hand nimmt, Jung werde auf dem Wege seiner Tiefenforschung in die Alchymie auch zu der Erkenntnis ihrer Realität im Sinne der Entsprechungen gelangt sein und die Möglichkeit einer Transmutation nicht nur im Schmelztiegel der Seele, sondern auch in der Stoffwelt anerkennen, wird die enttäuschende Erfahrung machen, daß auch C. G. Jung an diesem Punkt versagt und innerhalb der zeitbedingten Vorurteile stehengeblieben ist. Es ist befremdlich und spricht nicht für den Witterungssinn des Schweizer Seelenforschers, daß er nicht hellhörig genug ist, um aus der wahrhaftigen Sprache der hermetischen Meister das Unverbrüchliche und Überzeugende herauszuhören, wo sie von der Ausführbarkeit des großen Werkes, dessen Verwirklichung sie selbst vollbrachten, reden. Oder ist C. G. Jung gleichfalls der landläufigen Meinung, es habe sich dabei nur um Legierungen gehandelt und die kindlichen und primitiven Meister seien Opfer einer Selbsttäuschung gewesen? Man muß zu diesem letzteren Schluß kommen, wenn man in dem Jungschen Buche liest: ... „und zudem ist es über jeden Zweifel hinaus sicher, daß niemals eine wirkliche Tinktur oder ein künstliches Gold in all den vielen Jahrhunderten, wo man ernstlich laboriert hat, hergestellt wurde. Was also – darf man billigerweise fragen – hat die alten Alchimisten veranlasst, unentwegt weiterzulaborieren oder – wie sie sagten – zu „operieren" und weiter Traktate über die „göttliche" Kunst zu schreiben, wo doch ihr ganzes Unterfangen von eindrucksvollster Hoffnungslosigkeit war?"* –

Ihr Unterfangen war durchaus von keiner „eindrucksvollen Hoffnungslosig-
keit". Zu dieser Einsicht wird man in nicht allzu ferner Zeit noch kommen.
» Daran erkenn ich den gelehrten Herrn:
Was ihr nicht tastet, steht euch meilenfern;
Was ihr nicht fasst, das fehlt euch ganz und gar!
Was ihr nicht rechnet, glaubt ihr, sei nicht wahr;
Was ihr nicht wägt, hat für euch kein Gewicht,
Was ihr nicht münzt, das, meint ihr, gelte nicht. «
(Goethe, Faust II)
Dieses ausnahmslose Überhören und Darüberweggehen aller neuzeitlichen
Wissenschaftler und Historiographen, die das Thema Alchymie mehr stofflich
oder mehr geschichtlich sich zur Aufgabe gestellt haben, über jenen wesent-
lichsten metaphysischen, kosmogenetischen Zentralaspekt als Ausgangspunkt
des alchymistischen Weltverhaltens wie jeder theoretischen und praktischen
alchymistischen Auswirkung überhaupt, muß zwangläufig in gerader Folge zur
Negierung aller noch so eindeutig beglaubigter Transmutationsergebnisse durch
die hermetischen Meister führen, zumal die Selbsteinschätzung unserer heutigen
Wissenschaft, der diese Kunst versagt ist, den Adepten einen solchen Vorrang
immer strittig machen wird. Von C. G. Jung jedoch, der um diesen kosmo-
genetischen Zentralaspekt weiß, hätte man allerdings erwartet, daß er zu
einem positiveren Ergebnis hätte kommen müssen: Wie oben, so unten – rein
erlebnismäßig. «[92]

Den Gegenpol zur einseitigen Seelenalchemie bildet eine einseitige Laboralchemie, die der dem materiellen Macht- und Goldrausch verfallenen Alchemisten.
Ihr Seelenwesen ist von Geiz, Eigensucht, Hochmut und Selbsttäuschung
zerfressen und entbehrt damit jeglichen seelischen Goldes[93], der Voraussetzung
zur Bereitung des „körperlichen Goldes".

Bernus über die „einseitigen" Laboralchemisten:
» Die anderen aber bildeten das Gros der Alchymisten, die mehr oder minder
rechtschaffend und eifrig das verführerische Ziel verfolgten und es gemeinhin
darum nicht erreichten, weil sie es nur in der Retorte suchten. «[94]

Diese, von Bernus als „Kohlebrenner" bezeichneten Alchemisten, haben einen
langen Schatten auf das „wahre" Wesen der Alchemie geworfen.

3.2.1 Die Alchemie im Schmelztiegel der Seele

» Für Paracelsus ist Philosophie Naturwissenschaft im höheren Sinne.
Der wahre Philosoph ist ein Naturwissenschaftler,
der neben der ponderablen auch die imponderable Natur erkennt und
zu handhaben versteht. «
(Selawry[95])

Was sind der Ursprung und das Ziel des Daseins? Wer bin ich? Was sind der
Sinn und Zweck dieses Erdenlebens? Das philosophische „In-Frage-Stellen"
bildet den Initiationspunkt der alchemistischen Individuation[96] und lenkt den
„Scheinwerfer der Erkenntnis":

Jeder einzelne Mensch reflektiert die Natur der Dinge in seiner individuellen Seele
und gelangt so zu einer subjektiven Erkenntnis. Aber auch die Naturbetrachtung
der Gattung Mensch ist individuell und führt zu einer gattungsspezifisch-subjektiven
Naturerkenntnis. D.h., *» in diesem Sinne gibt es keinerlei Kenntnis der Welt, die als*
rein „objektiv" außerhalb der Sphäre des menschlichen Subjekts stünde «[97].
Es muß aber in jeder ich- als auch gattungsgebundenen Erkenntnis ein objektiver
und damit zeitlos-unbedingter Kern liegen. Ansonsten bestünde keine Brücke zwischen Objekt und Subjekt und zwischen dem Ich und Du[98]. Dieser unbedingte Wahr-
heitskern, *» dieses Unbedingte und Unwandelbare, das jeglicher Erkenntnis ihren*
mehr oder weniger verhüllten Gehalt an Wahrheit verleiht, ja, ohne das sie in gar
keiner Weise Erkenntnis wäre, ist der reine Geist, der Intellekt, der als das Erken-
nende und das Erkennbare schlechthin in allen Wesen ungeteilt gegenwärtig ist «[99].

Die Alchemie erforscht jenen zeitlos-objektiven Kern, den „reinen" Geist. Dazu
werden die Naturphänomene geistral reflektiert, bis sich der gemeinsame Nenner
der kosmischen Bestimmung (Kap. 3), Struktur (Kap. 4) und Spagyrik (Kap. 5)
in abstrakten Urbildern herauskristallisiert:

• Das Gold, die Liebe und die Gesundheit sind phänomenologisch grundverschiedene Phänomene. Abstrakt betrachtet sind sie aber jeweils Ausdruck
derselben kosmisch-vorbestimmten „Vollkommenheit".

• Das Gold, das Johanniskraut und das Herz sind phänomenologisch grundverschiedene Phänomene. Abstrakt betrachtet sind sie aber jeweils Ausdruck
desselben kosmischen Strukturelements „Sonne".

• Die Wandlung der feinstofflichen Seele und die Wandlung des grobstofflichen Körpers sind phänomenologisch grundverschiedene Prozesse; abstrakt betrachtet sind sie aber jeweils Ausdruck des spagyrischen Prozeßprinzips.

Die abstrakt-geistige Reflexion der Phänomene „Mensch" und „Universum" zeigt beide als Kosmos. Damit gelangt die Alchemie zu der Einsicht, daß *» das Weltall – der Makrokosmos – und der Mensch – der Mikrokosmos – einander spiegelbildlich entsprechen; was in einem ist, das muß auch im anderen irgendwie enthalten sein «*[100] (Abb. 12).

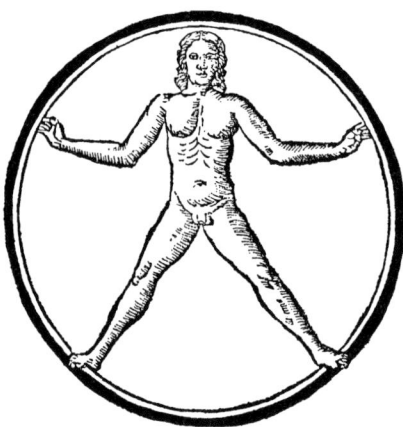

Abb. 12: Der Mensch als Kosmos[101]

Ein Gleichnis zur spagyrischen Selbsterkenntnis:
» Die vollkommenste Schau, die der Mensch erlangen kann, ist einfach, in dem Sinne, daß ihr innerer Reichtum keine unterscheidenden Kennzeichnungen zulässt. Auf diese höchste Schau weist ein hermetischer Text syrischer Sprache hin (...).
, ...Der Spiegel war so gemacht, daß kein Mensch sich darin stofflich sehen konnte, denn sobald er sich vom Spiegel abwandte, verlor er sein eigenes Bild aus dem Gedächtnis. Der Spiegel stellt den göttlichen Geist dar. Wenn die Seele sich darin schaut, entdeckt sie die Schande, die in ihr ist, und wirft sie von sich (...) Gereinigt, ahmt sie den Heiligen Geist nach und nimmt ihn zum Vorbild; sie wird selber Geist; sie erlangt die Ruhe und kehrt ständig zu diesem höheren Zustand zurück, in dem man (Gott) erkennt und von Ihm erkannt wird. Alsdann, schattenlos geworden, befreit sie sich von ihren eigenen Fesseln und von denen, die sie mit dem Körper gemein hat (...) Was sagt das Wort der Philosophen? –

Erkenne dich selbst! Damit weist es auf den geistigen und erkenntnishaften Spiegel hin. Was ist aber dieser Spiegel, wenn nicht der göttliche und ursprüngliche Geist? Wenn ein Mensch sich darin betrachtet und sieht, wendet er sich ab von allem, was den Namen von Göttern und Dämonen trägt, und wird, indem er sich mit dem Heiligen Geist verbindet, zum vollkommenen Menschen. Er sieht Gott in sich selber.' «[102]

⊙⊙

Hat sich das innere Seelenauge des Alchemisten geöffnet, ist er zur abstrakten Naturbetrachtung und Selbsterkenntnis befähigt und für den „Seelischen Stein der Weisen", das seelische Gold von Liebe und Zufriedenheit, empfänglich. Er hat sich damit zum alchemistischen Adepten gewandelt, der den „Schlüssel zum alchemistischen Werk" in Händen hält (Abb. 13).

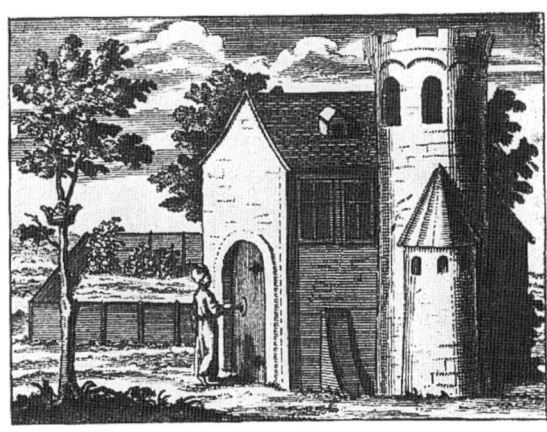

Der Schlüssel, der aufschließt . . .

Abb. 13:
Die Selbsterkenntnis:
„der Schlüssel, der aufschließt"[103]

» Adept: Einer, der den ‚Stein der Weisen' hergestellt hat oder doch das Rezept zu seiner Bereitung besitzen soll. In weiterer Bedeutung eine Person, welche sämtliche Geheimnisse der Natur kennt und beherrscht. «[104]

43

Bernus zur alchemistischen Einweihung und Selbsterkenntnis:

» Derjenige (...), der durch das (...) ,erkenne dich selbst' den Zugang zu dieser
Wissenschaft gefunden hat, ist auch uneingeschränkt ihr Hüter und Verwalter:
Jenes (...) ,erkenne dich selbst' bedeutet: den Makrokosmos in dem Mikrokosmos
finden – in der Sprache des Paracelsus: in dem Gestirn der Kleinen Welt (sich
selbst) das Gestirn der Großen Welt betrachten (geistige Astrologie). – So ist der
Mensch das Maß der Dinge, oder, wie Leonardo es als Künstler formuliert:
Der Mensch ist das Modell der Welt.« [105]

Abbildung 14 zeigt den Adepten allegorisch als androgynes (männlich-weibli-
ches) Wesen, dessen subjektiv-männlicher Wesenspol mit seinem subjektiv-
weiblichen Wesenspol zu seinem objektiv-vollkommenen Wesen verschmolzen
ist (Überwindung der Polarität des Daseins – Kap. 4.1). Damit durchflutet das
allgeistige Licht seine Seele vollständig (goldener Strahlenkranz um beide
Häupter) und beflügelt ihn, in den Hauptfarben des alchemistischen Werks,
zu seiner erhöhten Position neben dem Baum des Lebens.
In der rechten Hand trägt der Adept die Spiegelung des Daseins im Zeichen der
Vollkommenheit ⊙. In der linken Hand hält er das „philosophische Ei", das
Symbol der Einsicht in das spagyrische Werden.

Die Mystik hat mit der Seelenalchemie die „Erfahrung einer Gotteswahrneh-
mung"[106] gemein und wird deshalb oftmals mit der Seelenalchemie gleichgesetzt[107].

Der Freund Bernus, Rainer-Maria Rilke,
zur mystischen Gotteserfahrung:

» Denn nur dem Einsamen wird offenbart,
und vielen Einsamen der gleichen Art
wird mehr gegeben als dem schmalen Einen.
Denn jedem wird ein andrer Gott erscheinen,
bis sie erkennen, nah am Weinen,
daß durch ihr meilenweites Meinen,
durch ihr Vernehmen und Verneinen
verschieden nur in hundert Seinen
ein Gott wie eine Welle geht. « [108]

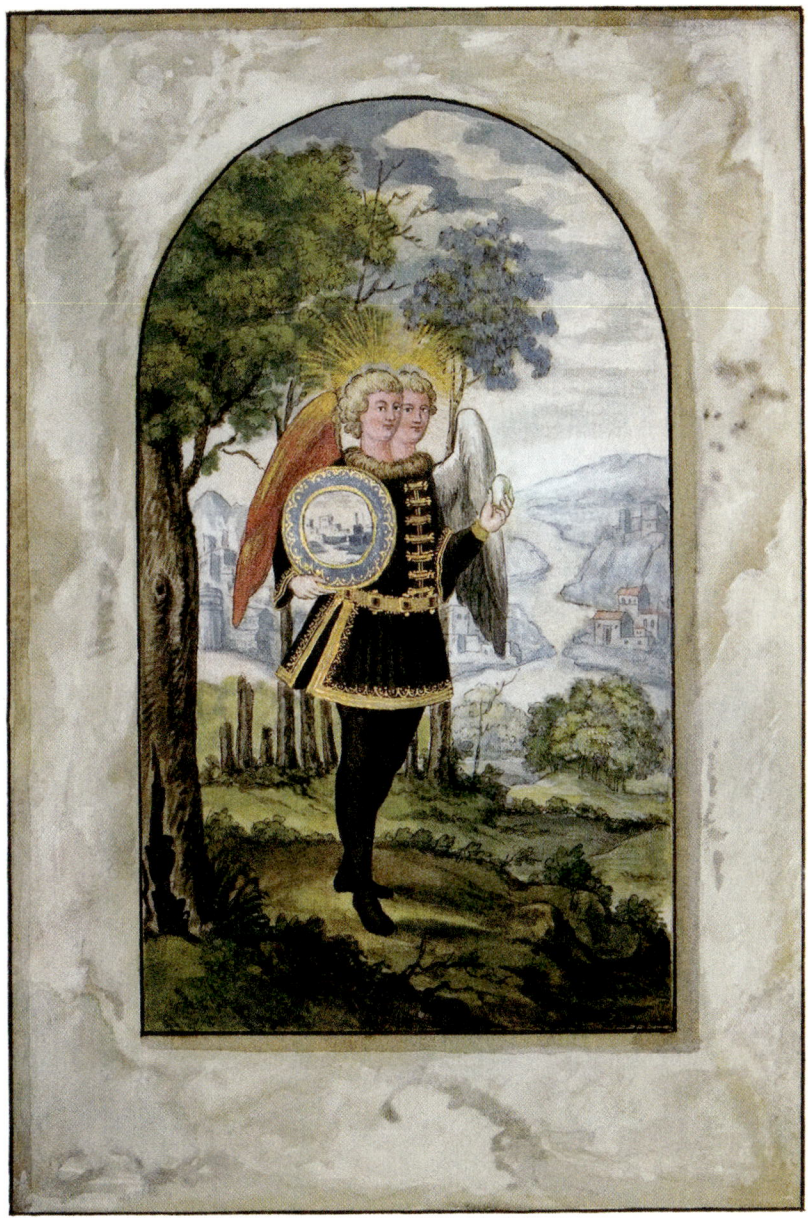

Abb. 14: Der Androgyn als Allegorie des vollbrachten Seelenwerks[109]

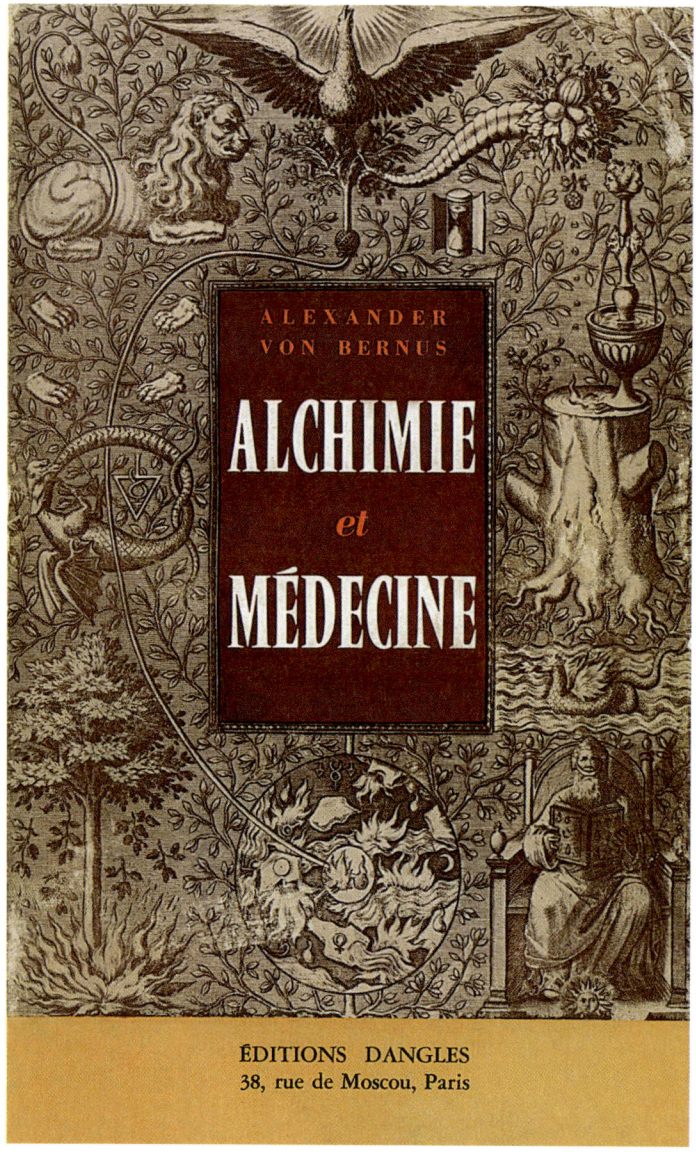

Abb. 15:
Das esoterische Titelbild der französischen Ausgabe
eines alchemistischen Werks Bernus'[110]

Allerdings unterscheidet sich die Mystik von der Seelenalchemie in ihrer Bestimmung: Während die Mystik die geistige Einung des Individuums mit Gott anstrebt[111], soll die Seelenalchemie (nur) zur Einsicht in den allgeistigen Kosmos führen; d.h. die Grenze zwischen den geistigen Wesen „Gott" und „Mensch" soll nicht aufgelöst werden. In diesem Sinn bezeichnet Bernus die Alchemie als „tief esoterische, geistlebendige Naturerkenntnis" und „transzendente Teleologie"[112], welche die individuelle Seele in ihrem unsterblichen Lebensrhythmus des karmischen Daseins, ihrer Geistbiographie, zu ihrem individuellen Mythos führt[113].

Die Seelenalchemie ist an sich keine Religion. Vielmehr ist der von ihr vorgegebene Weg der Selbsterkenntnis *» ein besonderer Zugang zum ewigen Sinne der allgemeinen Heilsbotschaft «*[114].

Da die Natur des Menschen letztendlich nur so gesund sein kann wie ihr Geist, ist die Seelenalchemie bedeutender Bestandteil der Alchemia medica: Der Geist, der die Seele zu ihrem Gold der Liebe, Freude, Hoffnung, Glaube, Demut und Zufriedenheit führt, ist höchste Medizin; der Geist aber, der die Seele zu Bosheit, Haß, Furcht, Neid, Zorn, Unglauben und Unfrieden führt, ist höchstes Gift.

Der Alchemist Bernus war auch Poet und der Alchemist Junius war auch Meister des indischen Sitar. Sicher hatten beide dadurch Zugang zu einer für sie „heilenden" geistigen Welt (Abb. 10/ S. 36).

3.2.2 Die Alchemie im Schmelztiegel des alchemistischen Laboratoriums

„ Wie sich Verdienst und Glück verketten,
Das fällt den Toren niemals ein.
Wenn sie den Stein der Weisen hätten,
Der Weise mangelte dem Stein. "
(Bernus[115])

Im „Schmelztiegel der Seele" soll der Seelenstoff (Seelenalchemie) und im „Schmelztiegel des alchemistischen Laboratoriums" soll der Körperstoff (Laboralchemie) zum Träger des allgeistigen Lichts gewandelt werden (Abb. 16). Gelingt das „Große Werk" im Körperlichen, ist der körperliche Stein der Weisen, der Lapis philosophorum (kurz Lapis), bereitet.

Der Lapis soll die Eigenschaft haben, bei Berührung seine göttliche Schwingung zu übertragen und damit die natürliche Ausformung bzw. Evolution der berührten Natur anzustoßen, zu beschleunigen und zu vollenden. Mit ihm kann der Alchemist die Natur dirigieren und ihr quasi „vorweg eilen", um wie das göttliche Wesen selbst beispielsweise Blei in Gold und unheilbare Krankheit in Gesundheit zu wandeln.

Mit dem Lapis hält der Alchemist das allgeistige Licht, das höchste alchemistische Magisterium, in Händen. Der Lapis macht so den Alchemisten zum „Gott in sich selbst"[116]. In diesem Machtgedanken wurzelt die dem Geist der Alchemie widersprechende Gier nach materiellem Reichtum, die viele „falsche" Alchemisten ins Unglück gestürzt hat.

> Bernus zum Unverständnis der wahren Bestimmung der Alchemie:
> *» Es ist eine durchaus einseitige, grundfalsche, nur durch die anatomisierende, abstrakte Mentalität der Gegenwart bedingte Handhabung dieses so weltweiten Stoffgebietes, wenn man in allen neuzeitlichen Schriften (der letzten achtzig Jahre etwa), ob sie mehr den historischen, mehr den rein stofflichen Blickpunkt des Themas Alchymie behandeln, immer wieder auf den Ausgangsirrtum stößt, Beginn und Ende des alchymistischen Bestrebens sei die Überführung der unedlen Metalle gradweise über das vollkommenere Silber in den königlichen Stand des reinen Goldes durch Vermittelung des Steins der Weisen – Lapis*

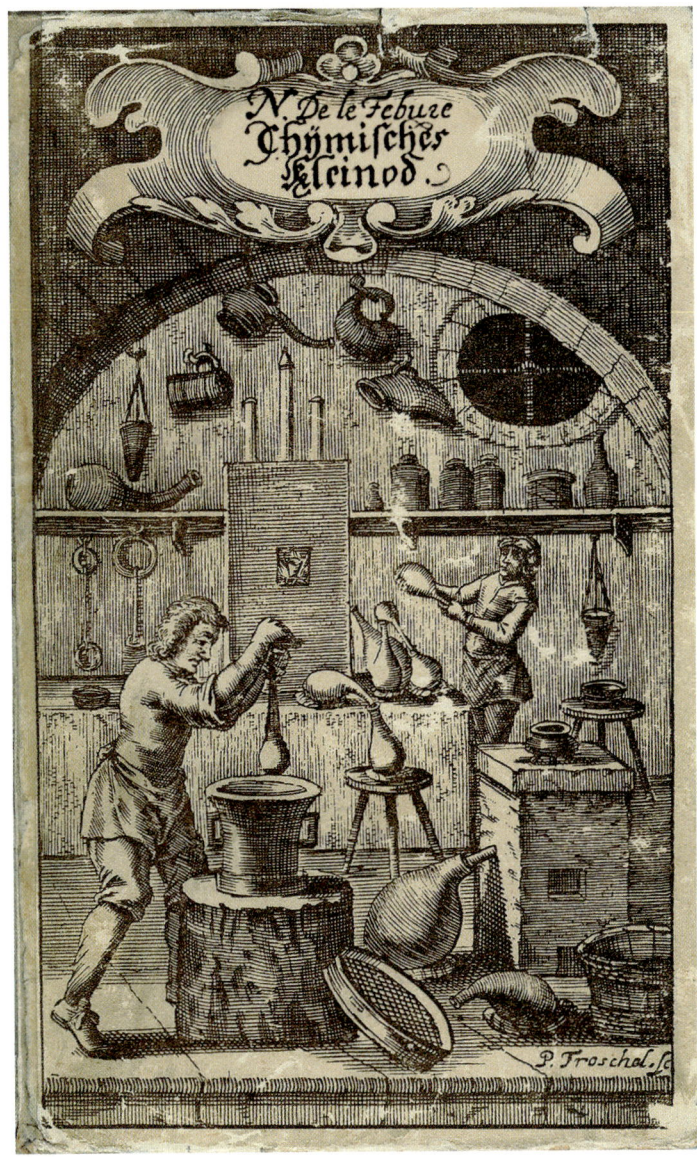

Abb. 16:
Eine von Bernus bevorzugte Darstellung
zur alchemistischen Laborarbeit[117]

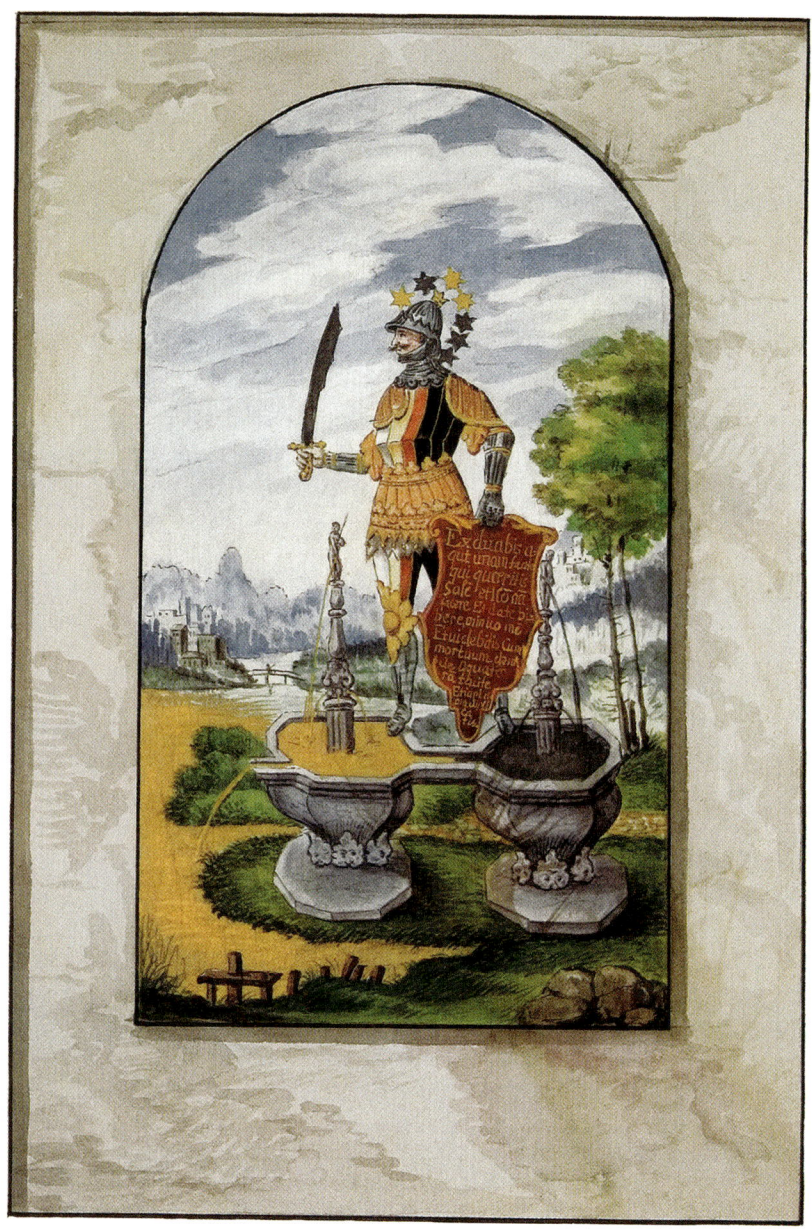

Abb. 17:
Das Große Werk der Laboralchemie[118]

philosophorum – der jedoch nicht nur die Macht besitzt, alle Metalle zu verwandeln, sondern auf Grund des gleichen, ihm innewohnenden regenerierenden Prinzips als Lebenselixier zu wirken, alle Krankheiten zu heilen und das menschliche Leben weit über das ihm sonst von der Natur gesetzte Maß hinauszuführen und im königlichen Stand der Jugend zu erhalten –: Nieversiegendes Gold und nieversiegende Jugend: was bedarf es mehr zu irdischer Glückseligkeit? Aber der Baum der Erkenntnis steht diesseits des Baums des Lebens – und Alle, die ihn eines irdischen Zieles wegen suchen, haben sich daran von je den Tod gegessen (...) Irdisch ist aber auch der Drang „zu sein wie Gott", und der Adept weiß wohl, von woher die vier Ströme Edens fließen.«[119]

Abbildung 17 verbildlicht das große Werk der Laboralchemie. Der als Ritter dargestellte Alchemist trägt vor dem Baum des Lebens die Farben der verschiedenen Stufen des „Großen Werks". In seinen Händen trägt er das Schwert, das Symbol des Lapis, mit dem er die Wandlung von Blei in Gold erwirkt.

Bernus hat sich lange Zeit mit der Bereitung des Lapis beschäftigt. Er war der festen Überzeugung, daß „das Große Werk der Alchemie" ganz wenigen der „höchsten Adepten der Jahrtausende" gelungen ist. Folglich kommt er zu dem Schluß: *» Die von den Meistern und Adepten überlieferten Transmutationsberichte sind begründet und beruhen auf Wahrheit.*«[120]

Aus heutiger Sicht ist die Bereitung des Lapis, sowie die durch ihn bewirkte Transmutation, unmöglich[121]. Allerdings ist die natürliche Wandlung bzw. das „Werden" der chemischen Elemente durch die Spagyrik schlüssig und wird auch in der heutigen alchemistischen Literatur nicht ausgeschlossen[122].

51

3.2.2.1 Die Iatrochemie

Der Lapis ist in seiner Funktion als „Universalarznei" auch das „Allheilmittel" der Alchemia medica. Dazu bemerkt Bernus: *» Wohl waren die großen Alchymisten zunächst auch große Ärzte, so vor allem Paracelsus und von Helmont, weil letzteres aus erstem in gerader Folge sich ergibt; denn der Stein der Weisen ist ja auch Lebenselixier und höchste Medizin. «*[123]

Wie Bernus betont beruhen die außerordentlichen Heilerfolge der mittelalterlichen Iatrochemiker auf einer seit Jahrhunderten überlieferten fein- und grobstofflichen Naturerfahrung[124]. Heute dagegen basiert die Arzneimittelfindung ausschließlich auf der Erforschung grobstofflicher Wirkprinzipien.

Das Interesse der Iatrochemie galt nicht, und darin unterscheidet sie sich von der alchemo-medizinischen Heilmittelherstellung, der spagyrischen Intensivierung der naturstofflichen Heilkräfte. Sie verfolgte (nur) das Ziel, diese Heilkräfte mittels alchemistischer Operationen in Arzneiform zu bringen. Nach Bernus waren deshalb die wenigsten Iatrochemiker auch Adepten.[125]

Bernus macht ein Beispiel zur iatrochemischen Arbeitsweise:
» Sie [die Iatrochemiker] wußten nicht, daß Weinsteinsalz, sal tartari, kohlensaures Kalium ist und die chemische Formel K_2CO_3 hat, gereinigte Pottasche, die ebenso durch Verdampfen und Veraschen entfetteter Schafwolle wie durch Veraschung und Auslaugung jeder beliebigen Pflanze gewonnen werden kann; stets ist es dieselbe Formel. Das wußten die Iatrochemiker zwar nicht, dafür verstanden sie das Weinsteinsalz zu verflüchtigen und über den Helm zu führen und Nieren- und Gallensteinleiden mit dem so erhaltenen Präparat von Grund aus zu heilen und ebenso die Gicht, kurzum die in dem Organismus abgelagerten harnsauren Salze aufzulösen und zu beseitigen. Sie wußten nicht, daß das durch Glühen von Weinstein bereitete sal tartari, Pottasche, dieselbe Formel hat wie etwa die durch Veraschung und Auslaugung von Eichenholzrinde oder irgendeiner anderen Pflanze (Rosmarin, Wermut usw.) gewonnene Pottasche, doch wußten sie, daß das Salz aus den Blättern und der Frucht der Eiche wirksam ist gegen das „Blutharnen", das Salz aus Rosmarin „das Herz stärkt und gute Däuung gibt", das Wermutsalz „die Kolik vertreibt, den Schweiß und den Harn fördert, gut ist für langwierige Fieber und das Böse im Magen verzehrt" usw. (nach Basilius Valentinus). – Man sieht, die verschiedenen Pflanzensalze haben nach Basilius Valentinus und den Iatrochemikern denselben Wirkungskreis wie die organischen Bestandteile der ganzen Pflanzen, wiewohl die chemische Formel der Pottasche, aus welcher Pflanze sie auch immer herrührt, ein und dieselbe ist.

Also trotz der gleichen Formel differieren die verschiedenen Pflanzensalze in ihrer physiologischen Wirkung je nach dem Wirkungskreis der betreffenden Pflanze selbst. Diese Feststellung der Iatrochemiker ist richtig, und zahlreiche von mir selbst mit Sensitiven vorgenommenen Versuche haben sie bestätigt. «[126]

Für Bernus leistet die Iatrochemie die Wesenserkenntnis der naturstofflichen Materia medica. Die Erkenntnisse der nach-iatrochemischen Forschung erachtet er deshalb als unwesentlich und damit relativ unbedeutend.

Bernus begründet, inwiefern die iatrochemischen Erkenntnisse bis heute die Grundlage der Arzneipflanzenkunde und -pharmakopöe bilden:

» Noch einen letzten Rest von jener Art, die Welt zu sehen und an ihre Geheimnisse heranzukommen, besaßen jene großen Iatrochemiker und Ärzte, und darum war ihr Wissen ein so tief in der Natur verwurzeltes und dem unseren so wesenfremdes. Und doch – oder vielleicht gerade darum – kann man sich ihnen vorbehaltlos anvertrauen. Man muß sich stets dabei vor Augen halten: sie fußten mit ihren Erfahrungen auf einer Überlieferung vieler Jahrhunderte. Man braucht sich nur mit einiger Sachkenntnis in den alten Kräuterbüchern umzusehen, etwa dem Tabernaemontan von 1664, so wird man finden, daß unsere ganzen neuzeitlichen Kräuterbücher wissenschaftlicher Fundierung auf ihnen fußen. Der Vergleich zwischen den Ausführungen über irgendeine willkürlich herausgegriffene Heilpflanze aus dem Tabernaemontan und dem umfangreichsten, wissenschaftlich bestfundierten, 1938 erschienenen Lehrbuch der biologischen Heilmittel von Dr. med. Georg Madaus, Abteilung Heilpflanzen, macht dieses deutlich. Über den Wirkkreis von Chelidonium majus, Schöllkraut, steht im Tabernaemontan als wesentlichstes: „Innerlicher Gebrauch: Das Schellkraut führt aus der geelen Gallen beyde durch den Stulgang und den Harn (auf alle weis gebrauchet... Schellkrautwurzel gesäubert und mit Anissamen in weissem Wein gesotten und darvon ettliche Tage morgens und abends jedes Mal ein Mackelbecherlein voll warm getrucken, treibet aus die Geelsucht und eröffnet die Verstopfung der Leber ... Schellwurz gepülvert und ein Quintlein mit einem Tränklein Weinessig verrieben und getruncken, ist eine besondere gewisse Hülff, die Verstopfung des Miltzes zu eröffnen..." Und bei Madaus: „Chelidonium ist ein bevorzugtes Mittel bei Leber- und Gallenstörungen. Es wird demnach verordnet bei Leberschwellung, nicht hämatogen oder durch Gallenverschluß bedingtem Ikterus (bei einem hämatogen bedingten Ikterus beobachtete Kleine, Wuppertal, keinen Erfolg), Cholelithiasis (bei Gallensteinkolik ist ein Wechsel mit Berberis besonders angezeigt), Gallengrieß bei biliösem Kopfschmerz, Hypochondrie und

bei Gastropathien (Gastritis, Enteritis, Diarrhöe, Dyspepsie), Milzschwellung und Asthma auf hepatogener Basis (...)"

Dieses eine Vergleichsbeispiel für viele mag genügen. Es wird gefragt: Ist die modern-exakte Forschung sehr viel weiter, mag sie auch heute wissen, daß die Schöllkrautwurzel u. a. die Alkaloide Chelerythrin, Chelidonin, α-, β- und γ-Hocochelidonin, Protopin und Sanguinarin, ferner den Farbstoff Chelidoxanthin enthält? Nichtsdestoweniger, sie fußt auf den Erfahrungen und Kenntnissen der alten und natürlichen Heilkräuterbücher. «[127]

Bei dem Iatrochemiker und Alchemisten Paracelsus fand Bernus Herstellungsanweisungen für Heilmittel, die auf dem spagyrischen Prozeßprinzip basieren. Vor deren Hintergrund entwickelt Bernus den spagyrischen Herstellungskreislauf der SOLUNATE:

Im Laboratorium Soluna werden in der iatrochemischen Tradition heilwirksame Metalle, Mineralien und Heilpflanzen zur Wesenseinheit der SOLUNATE vereint, deren Wirkkräfte im Rhythmus ihrer Spagyrik immer weiter intensiviert werden. In diesem Sinn bemerkt Paracelsus: *» Denn sie (die Natur) bringt nichts an den Tag, das für sich selbst vollendet wäre, sondern der Mensch muß es vollenden. Diese Vollendung heißt Alchimia. «*[128]

3.2.2.2 Der Iatrochemiker und Alchemist Paracelsus

Bernus verehrt Paracelsus und erkennt in ihm sowohl einen der bedeutendesten Iatrochemiker als auch einen „Adepten von hohen Graden" (Abb. 18)[129].

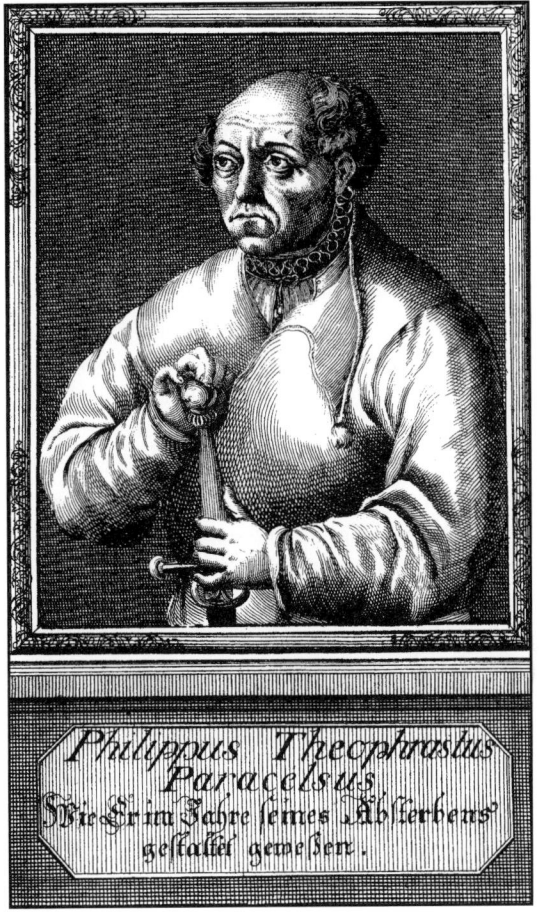

Abb. 18:
Der Alchemist und
Iatrochemiker Paracelsus[130]

Bernus sieht in der „paracelsischen Doppelschau" von alchemistischer und der sich in der Zeit des Paracelsus auftuenden modern-naturwissenschaftlichen Methodik den Schlüssel zur „wahrlich" vernünftigen Arznei.

Bernus enthusiastisch über Paracelsus und dessen „Doppelschau":

» Das gerade ist das Wundervolle und Einmalige bei Paracelsus, daß er, der an dem Übergang des Mittelalters in die Neuzeit steht, die Sendung hatte, beides scheinbar Gegensätzliche in seinem Werk und Leben zu verwirklichen: sowohl die Meisterschaft der tausendjährigen und noch viel älteren Alchymie noch einmal für die Mit- und Nachwelt in die Schaubarkeit zu stellen als auch gleichzeitig als erster Weg und Richtung einem neuen, nur sehr langsam und allmählich sich bewußt werdenden Forschungswillen aufzuzeigen. Von diesem Punkt aus führt die Brücke hin zur heutigen Naturwissenschaft, die ihn – von ihrem Standpunkt aus zwar willkürlich, jedoch nicht ganz mit Unrecht – für sich in Anspruch nimmt, so einseitig dies auch von einer höheren Warte aus gesehen sein mag. In Wirklichkeit liegen die Dinge sehr viel komplizierter und viel tiefer, nämlich so: Aus Schau und Einsicht wußte Paracelsus, daß eine völlig neue Zeit im Anzug sei, eine Zeit, in welcher alle bislang gültigen und maßgebenden Werte umgewertet würden, und daß die uralte, noch aus Mysterienwissen überkommene Tradition nun endgültig im Sterben liege, weil ein von Grund aus anderes Weltverhalten sich im Abendlande vorbereite, bedingt durch das Gesetz des Menschheitsganges. Und Paracelsus sah und wußte auch durch Einweihung (...), daß die bis dahin noch, wenn auch nur mehr für wenige zugänglichen okkulten Schulungswege in ein bis zwei Jahrhunderten vielleicht schon nicht mehr gangbar sein würden, um wie vordem auf ihnen zu den tiefen und verborgenen Naturgeheimnissen zu kommen, mit denen es ja auch die wahre Alchymie zu tun hat, oder – um es in der Sprachweise des Paracelsus auszudrücken – in dem Lichte der Natur schauen zu können. (...) Weil Paracelsus das Sichvorbereiten eines völlig neu und anders orientierten Zeitalters erlebte und andererseits doch das lebendige Vermächtnis aus der Vergangenheit noch ganz besaß, so stellt er noch einmal dieses Erbe hin im esoterisch-alchymistischen Teile seines Werkes, damit es die dazu Berufenen einer näheren und ferneren Zukunft übernähmen und nach dem Stande ihrer jeweiligen Erkenntnisstufe sich zu eigen machen könnten. «[131]

Nach der Zeit des Paracelsus hat die Alchemie ihre wissenschaftliche Leitfunktion an die Wissenschaft des „neuen Forschungswillens" abgegeben. Damit ist das ganzheitliche und „lebendige" Wissen der Iatrochemie und Alchemia medica mehr und mehr in Vergessenheit geraten[132].

Etwa 400 Jahre nach Paracelsus hat Bernus, unter Beachtung der modernwissenschaftlichen Arbeitsmethoden seiner Zeit, mit seinem Soluna-Arzneimittelsystem die Spagyrik und Alchemia medica des Paracelsus in die Neuzeit übertragen[133].

3.3 Das Leben des Alexander von Bernus

» Alexander von Bernus war Alchemist,

was immer er tat. «

(Mitterer[134])

Nach der alchemistischen Philosophie entwickelt sich, im spagyrischen Lebensrhythmus von Tod und Wiedergeburt, die Geistbiographie des Menschen.

Bernus zur „Geistbiographie":

» Ein jedes einzelne, noch so belanglos nebenhin gelebte Leben [hat] gleichfalls seinen Mythos (...), da jede einzelne Individualität in ihrer stets wiederkehrenden Verkörperung, aus dem Übersinnlichen kommend, ihr karmisch bedingtes Schicksal auslebt, um wiederum dahin zurückzukehren, und folglich ihre überzeitliche, ihre Geistbiographie besitzt. «[135]

Die nachfolgende Biographie Bernus´ spiegelt daher nur einen diesseitigen Lebensabschnitt seiner Geistbiographie wider.

Die frühen Jahre

Geboren wurde Bernus am 6. Februar 1880 in Äschau bei Lindau als Sohn des bayerischen Majors August Grashey und seiner Frau Johanna. Bald wurde er vom kinderlosen Bruder der Mutter, Friedrich Alexander von Bernus, und seiner Frau Helene adoptiert (Abb. 19/ S. 58).

Die ersten vier Lebensjahre wuchs Bernus in Manchester auf; vermutlich der Grund für seine spätere leidenschaftliche Hinneigung zu den englischen Romantikern.

Schon als Kind war Bernus für das Jenseits sensibel. In dieser frühen Bewusstheit schreibt er als Achtjähriger:

» Ich weiß es, daß die Toten leben,

Ich spüre, daß sie um uns sind.

Wenn sie die langen Klostergänge hinziehen, ists wie kühler Wind.

Ich weiß es, daß die Toten leben,

Und doch sind sie alle dafür blind. «[136]

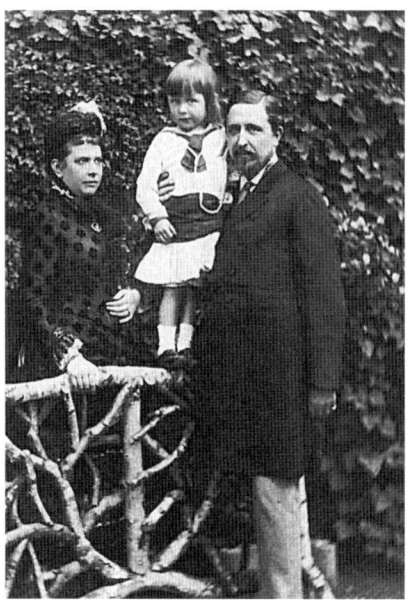

Abb. 19: Der junge Alexander
mit seinen Adoptiveltern[137]

Das Stift Neuburg

Nach der Zeit in England zog die Familie Bernus auf Stift Neuburg am Neckar
bei Heidelberg (Abb. 20).

1130 vom Benediktinerkloster Lorsch gegründet, beherbergte das Stift bis in
die Mitte des 16. Jahrhunderts verschiedene Klosterkonvente. Nachdem es
zwischenzeitlich der Kurpfalz und den Jesuiten gehörte, ging es in Privatbesitz
über, bis es 1865 die Freiherren von Bernus von der verwandten Familie
Schlosser erbten.

Schon zur Zeit des Rates Friedrich Schlosser war das Stift in der zweiten Hälfte
des 19. Jahrhunderts Treffpunkt von Persönlichkeiten des Geisteslebens, Dichtern
und Malern. So war beispielsweise Goethes Suleika, Marianne von Willemer,

alljährlich zu Gast. Anziehungspunkt war auch die umfangreiche Bibliothek mit Handschriften z.B. von Leibniz, Hölderlin und Kleist.

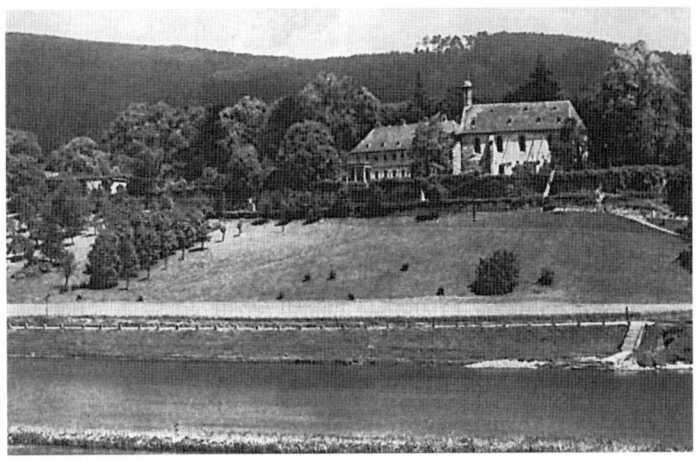

Abb. 20:
Das Stift Neuburg um 1900[138]

Die spezifische Schwingung im Umfeld des Stifts war der esoterischen Entwicklung des jungen Bernus wahrscheinlich sehr förderlich. Dazu schreibt Bernus:
» Einmal wachte ich wieder auf nachts, als es draußen gerade eins schlug. Im Hause schien noch alles auf zu sein. Ich hörte hin und her gehen über uns im Stockwerk, das im Winter meine Großmutter bewohnte. Türen gingen. Dann wieder liefen hastige Schritte auf und ab die große Treppe. Draußen im Vestibül wurde gesprochen. Ein Lichtstrahl fiel von dorther durch den Türspalt in mein Zimmer. Das ganze riesenhafte Haus war voll von ungewohnten und verirrenden Geräuschen, die sich steigerten. Das aber war es nicht allein: Etwas lag in der Luft, fast bis zum Greifen ... ein Unbekanntes, ein Geschehen, das sich ansagte ... Ich lag im Bett und atmete Beklemmung. Da – plötzlich unvermittelt Stille, absolute Stille, so daß ich meinen eigenen Herzschlag hörte. Das dauerte vielleicht Sekunden, vielleicht auch länger. Doch dann – dann kam es: von draußen von der Straße her: Musik, Choräle, ein Gesang wie Engelchöre; erst langsam näherkommend und dann wieder sich entfernend: Töne, wie ich sie niemals wieder hörte, so überirdische und aus anderen Sphären. Unmöglich, sie mir später zurückzurufen. Nach vielen Jahren aber, vor den musikmachenden Engeln Fra Angelicos im Kloster von San Marco,

wurde mir die Herkunft der in jener Nacht gehörten überweltlich hergewehten Töne zur Gewißheit, und ich erzählte meinem Vater, mit dem ich damals meine erste größere Reise durch Italien machte, zum ersten Male mein Kindheitserlebnis, das ich gehabt hatte in der Todesnacht meiner Großmutter. – Mein Vater war sichtlich bewegt. Er sah mich eine Zeitlang nachdenklich und schweigend an; dann sagte er: Ich rede ungern über solche Dinge und ich hätte nie zu Dir davon gesprochen, wenn Du mir Dein Erlebnis nicht erzählt hättest, jetzt eben. Du hast es nicht allein gehabt: wir alle hörten den Choral, nicht Du nur. Der Augenblick, den Du als plötzlich eingetretene Stille wahrnahmst, war der, in welchem Deine Großmutter die Augen schloß für immer. Da war das Ab- und Zugehen nicht mehr nötig. Auf einmal hörten wir Musik und Chorgesang auf der Straße, genau wie Du ihn mir geschildert. Auch ich habe niemals zuvor und niemals später so ganz überirdisch singen hören. Wir traten lautlos ans Fenster. Ich schob den Vorhang weg und öffnete. Es war ganz finster. Straßen waren damals kaum beleuchtet; doch soviel sah man über den Vorgarten, daß auf der Straße ein schemenhafter Zug auftauchte. Und vor dem Zug her wehte die Musik und der Choral zu uns herüber. Wir alle standen wie im Bann, bis er vorbei war. Das Allerunbegreiflichste dabei war aber, daß man nichts von den Schritten hörte, denn nach den Stimmen zu urteilen, waren es mindestens fünfzig bis hundert Menschen – wenn es Menschen waren ... Menschen, die lebten, setzte er hinzu nach einer Pause. – Ich fragte ihn, ob er tags darauf sich nicht erkundigt habe, was für ein Zug um diese Zeit nachts durch die Heidelberger Hauptstraße gezogen sei –. Natürlich sei dieses geschehen, gleich morgens. Auch bei der Polizei habe er nachgefragt, ob dort von einem nächtlichen Zug durch die Stadt etwas bekannt sei. Nichts. – Niemand wußte etwas. Aber das Seltsamste war: es hatte in der ganzen Nachbarschaft auch niemand die Musik gehört, noch den Choral vernommen. Nur die in jener Nacht im Sterbehaus Anwesenden, die Angehörigen sowohl als auch die Dienerschaft und die Gesellschafterin waren Zeugen des geheimnisvollen Vorgangs gewesen. «[139]

Auch unter Alexander von Bernus, der das Stift 1908 erbte, blieb Stift Neuburg stets kultureller Anziehungspunkt. Ein Ausschnitt aus Klaus Manns Autobiografie gewährt Einblick in das damalige Leben auf Stift Neuburg:

» Besonders hatte es mir eine malerische alte Baulichkeit angetan, etwas außerhalb der Stadt, am Neckar gelegen – Stift Neuburg, ein früheres Dominikanerkloster, jetzt im Besitz des Dichters Alexander von Bernus. War der Baron nicht mit meinen Eltern vor Jahren recht gut bekannt gewesen? Man könnte bei

ihm anfragen, ob er gesonnen sei, mich als Pensionär bei sich aufzunehmen. Ich dachte es mir anregend und gemütlich, ein paar Monate in so kurioser Umgebung zu verbringen. Übrigens traf es sich so, daß mein Freund Uto, der bald nach mir die Odenwaldschule verlassen hatte, in einer kleinen Stadt, nicht weit von Heidelberg, zu Hause war (...)

Baron von Bernus, dessen Gewohnheit es durchaus nicht war, fremde junge Leute als „paying guests" bei sich aufzunehmen, mag sich über das Anliegen meines Vaters etwas gewundert haben. Er willigte aber ein – aus Gefälligkeit, und vielleicht auch, weil es ihn interessierte, die Bekanntschaft des grillenhaften Knaben zu machen, der es sich in den Kopf gesetzt hatte, am klösterlichen Leben des Schlosses teilzunehmen.

Es war ein wunderlicher Kreis, in dessen Mitte ich nun mit heiterer Zwanglosigkeit aufgenommen wurde. Der Baron selbst entsprach in Aussehen und Haltung durchaus dem Bilde, das die volkstümlich-romantische Phantasie sich vom Poeten macht. Seine Miene, von der Fülle des seidig-lockeren Haares wirkungsvoll gerahmt, war von blasser Milde, beinah priesterlich, dabei aber nicht ohne eine gewisse sinnliche Energie. Er hatte seine Laufbahn als literarischer Bohémien begonnen, um sich aber bald tieferen Studien und Abenteuern zuzuwenden. Aus dem verspielten Ästheten wurde ein Mystiker, aus dem Mystiker ein professioneller Adept und Künder der okkulten Sphäre. Nach kurzer Lehrzeit bei verschiedenen esoterischen Gruppen schloß er sich der Anthroposophischen Gesellschaft an, deren Gründer und Leiter, Dr. Rudolf Steiner, dem Hause Bernus auch persönlich nahestand. Der „große Eingeweihte" mag als Lehrer und Redner faszinierend gewesen sein; nur daß ihm leider die Gabe fehlte, seine Einsichten und Orakel in halbwegs gefälliger Form zu Papier zu bringen. Der Baron, obwohl sonst von wählerischem Geschmack und übrigens seinerseits nicht ohne echt poetische Gabe, schien jedoch an der Dürftigkeit der Steinerschen Prosa keinen Anstoß zu nehmen. Ein nicht unerheblicher Teil seiner Zeit und seiner Energie war der Auslegung und Propagierung des anthroposophischen Evangeliums gewidmet; in den verbleibenden Stunden beschäftigte sich der Schloßherr von Stift Neuburg mit Alchemie, Astrologie und der Herstellung von allerlei heilsamen Pulvern und Tinkturen nach Rezepten des Paracelsus. Während das Suchen nach dem Stein der Weisen zunächst nur Kosten verursachte, erwiesen sich die magischen Pillen schon jetzt als Goldquelle, weshalb der Baron sich denn auch auf diese Branche der Geheimwissenschaft besonders konzentrierte. In der Hexenküche ging die Arbeit immer flink von der Hand, zumal dort die Baronin dem Gemahl mit kundigem Rat assistierte. «[140]

1926 mußte Bernus das Stift Neuburg aufgeben, da die hohen Unterhaltskosten auf Dauer nicht aufzubringen waren. Durch den Verkauf an die Benediktinerabtei Beuron gelangte das Stift Neuburg wieder in die Hände des Ordens zurück, der es im 12. Jahrhundert erbaut hatte.

Die Schwabinger Zeit

Seinen Neigungen folgend entschied sich Bernus gegen seinen Vater, der sich für Alexander eine diplomatische Laufbahn gewünscht hatte. 1902 ging Bernus nach München, um dort bis zum Sommersemester 1905 deutsche Literatur des Mittelalters und der Romantik zu studieren. Vielseitig interessiert besuchte er auch Vorlesungen über das Drama des 19. Jahrhunderts, die französische Literatur des 17. Jahrhunderts, Psychologie, Wirtschaftsgeschichte, Logik sowie lateinische und deutsche Paläographie.[141]

Im Alter von 22 Jahren übernahm Bernus die Leitung der Zeitschrift „Die Freistatt". Das Blatt mit dem Untertitel „Kritische Wochenschrift für Politik, Literatur und Kunst" bot dem neuen Kunst- und Lebensstil der jungen Generation ein Forum, das Bernus selbst zur Veröffentlichung seiner Gedichte nutzte. Neben Themen zur Literatur und Kunst wurden auch politische Fragen behandelt. Bedeutende Mitarbeiter waren u.a. Karl Wolfskehl, Stefan Zweig und Hermann Hesse.[142]

In seiner Münchner Wohnung in der Karl-Theodor-Straße trafen sich zahlreiche Persönlichkeiten des Schwabinger Kulturlebens. Dabei pflegte Bernus die Freundschaften zu Stefan Zweig, Hermann Hesse und Thomas Mann (Abb. 21).

Zur geistigen Individuation dürfen keine dogmatischen Grenzen gesetzt werden. Entsprechend hatte Bernus eine Abneigung gegen regelmäßige Zusammenkünfte geschlossener Gesellschaften. Hier hält er es streng, wie Paracelsus es fordert: *» Sei keinem anderen Knecht, wenn du dein eigener Herr sein kannst. «*[143] Gänzlich mied er die gesellschaftlichen Treffen um eine schillernde Persönlichkeit im München des beginnenden 20. Jahrhunderts: Stefan George, den exzentrischen Dichter, der es sich zum Ziel setzte, eine neue mythische Welt erstehen zu lassen. Zu ihm stand Bernus in kritischer Distanz.

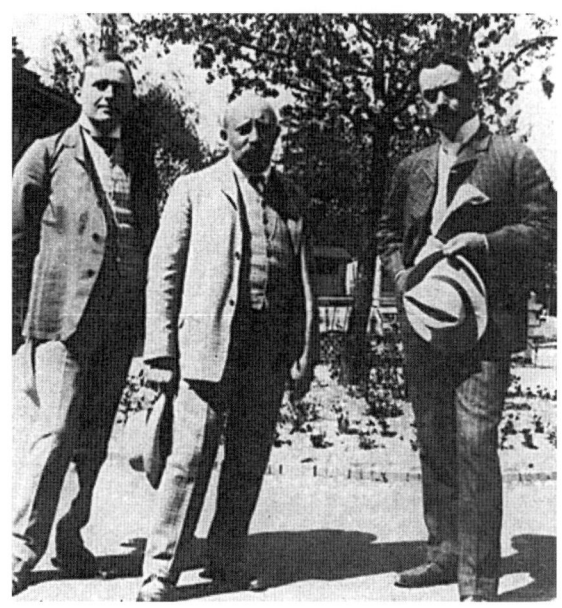

Abb. 21:
Von links nach rechts: Bernus,
Samuel Fischer und Thomas Mann (1906)[144]

Bernus schreibt rückblickend über den Kreis um Stefan George:
*» Ich selbst habe niemals dem Stefan-George-Kreis angehört und von Anfang an
gegen jede Besitzergreifung mich bewußt immun gemacht. Die blinde abgöttische
Verehrung und dieses förmlich demütige Aufsehen der ihm Zugetanen zum
Meister war etwas, das meinem ganzen Wesen widersprach, und ich habe es nie
begriffen, daß Karl Wolfskehl, der selbst ein Dichter von so hohen Graden war,
so völlig in dem Bann Stefan Georges stehen konnte. «*[145]

Im Jahre 1907 eröffnete Bernus ein Schattentheater (Abb. 22/ S. 64). Was ihn am
Schattenspielen faszinierte, erläuterte er im Augustheft der „Neuen Rundschau":
*» Allein das Eigentümliche und tief Ergreifende des Schattenspiels liegt ganz wo
anders, ganz im Seelischen. Es spiegelt am reinsten die entmaterialisierte Welt
der wachen Träume, die feinste Linie zwischen Sein und Schein, es ist im
eigentlichsten Sinn romantisch. Und also trägt es stets auch einen leisen Zug
von Ironie, die still und geistig ist, oft bloß als Folge einer typischen Gebärde,
doch von dem marionettenhaft Grotesken ist der Schatten, das Körperlose. «*[146]

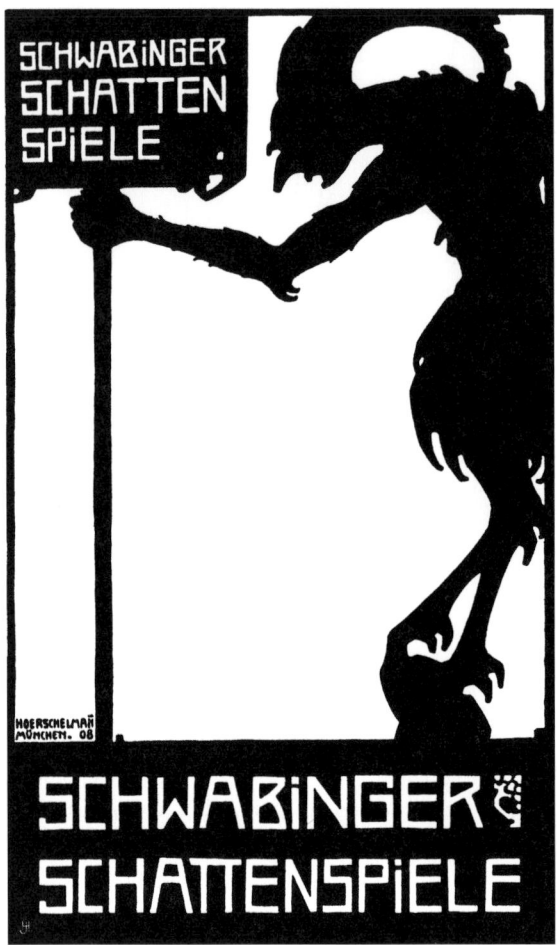

Abb. 22: Ein Programmtitel der
„Schwabinger Schattenspiele" (1908)[147]

Mit der Schließung der Schattenspiele endete 1912 seine bewegte Schwabinger
Zeit. In den nächsten 18 Jahren wurde sein Hauptwohnsitz wieder Stift Neuburg.
Viele seiner Münchner Freunde folgten zur eigenen künstlerischen Entfaltung,
zum „Stöbern" in der Bibliothek oder zur angeregten Entspannung seiner
Einladung auf das Stift.

Die Freundschaft mit Rudolf Steiner

Bernus begegnete Steiner zum ersten Mal 1910 in München. Die gegenseitige Sympathie der beiden entwickelte sich zu einer tiefen und beidseitig anregenden Freundschaft bis zum Tod von Steiner im Jahre 1925.[148] Wie sehr Bernus sich dem Begründer der Anthroposophie anvertraute, zeigt ein Brief Bernus´ an Melchior Lechner:

» Ich habe eine unbedingte Verehrung für ihn gewonnen wie für keinen zweiten, der heute lebt (...). Dieser Mann trägt in sich eine so rührende und tiefe Liebe und Güte, daß man ihm jedes Opfer bringen möchte. Und dann ist er tatsächlich einer der ganz wenigen jetzt lebenden großen Seher. «[149]

Bernus will die Logen-Vorträge innerhalb der Anthroposophischen Gesellschaft hören. Um Zugang zu deren sogenannten „Klassenstunden" zu erhalten tritt er, entgegen seiner grundsätzlichen Abneigung gegen Mitgliedschaften, in die Anthroposophische Gesellschaft ein.[150]

Steiner lehnte das großzügige Angebot Bernus' ab, das Zentrum der Anthroposophischen Gesellschaft, das spätere „Goetheanum", auf dem Gelände von Stift Neuburg zu bauen.[151]

1916 veröffentlichte Bernus erstmalig die Zeitschrift „Das Reich". Mit dieser nicht-anthroposophischen Zeitschrift wollte er die anthroposophische Bewegung einem breiten Publikum nahe bringen. Sein Bestreben war es, eine Brücke zwischen der Wissenschaft im Sinne Steiners einerseits und der modernen Naturwissenschaft und Technik andererseits zu bauen.
Die Mischung aus dichterisch-künstlerischen und philosophisch-geisteswissenschaftlichen Beiträgen überzeugte auch Steiner, den Bernus vor Erscheinen des ersten Heftes nicht in seine Pläne eingeweiht hatte. Steiner dankte herzlich und lieferte selbst zahlreiche Artikel (vgl. Abb. 23/ S. 66).[152]

Auch wenn sich Bernus und Steiner geistig nahe standen, mit der Rosenkreuzer-Literatur und den Überlieferungen der Alchemisten gemeinsame Quellen benutzten und beide an der Arbeit des anderen tiefes Interesse hatten, gingen sie letztendlich unterschiedliche Wege: Steiner erweiterte und wandelte die überlieferten Lehren in seine anthroposophische Naturkunde. Sein Ziel war eine umfassende Bewußtseinsschulung des Menschen mit Impulsen in Medizin, Landwirtschaft, Pädagogik, Architektur, Kunst und Philosophie.

Bernus blieb dagegen den alchemistischen und iatrochemischen Quellen treu und entwickelte vor deren Hintergrund das Soluna-Arzneimittelsystem.[153]

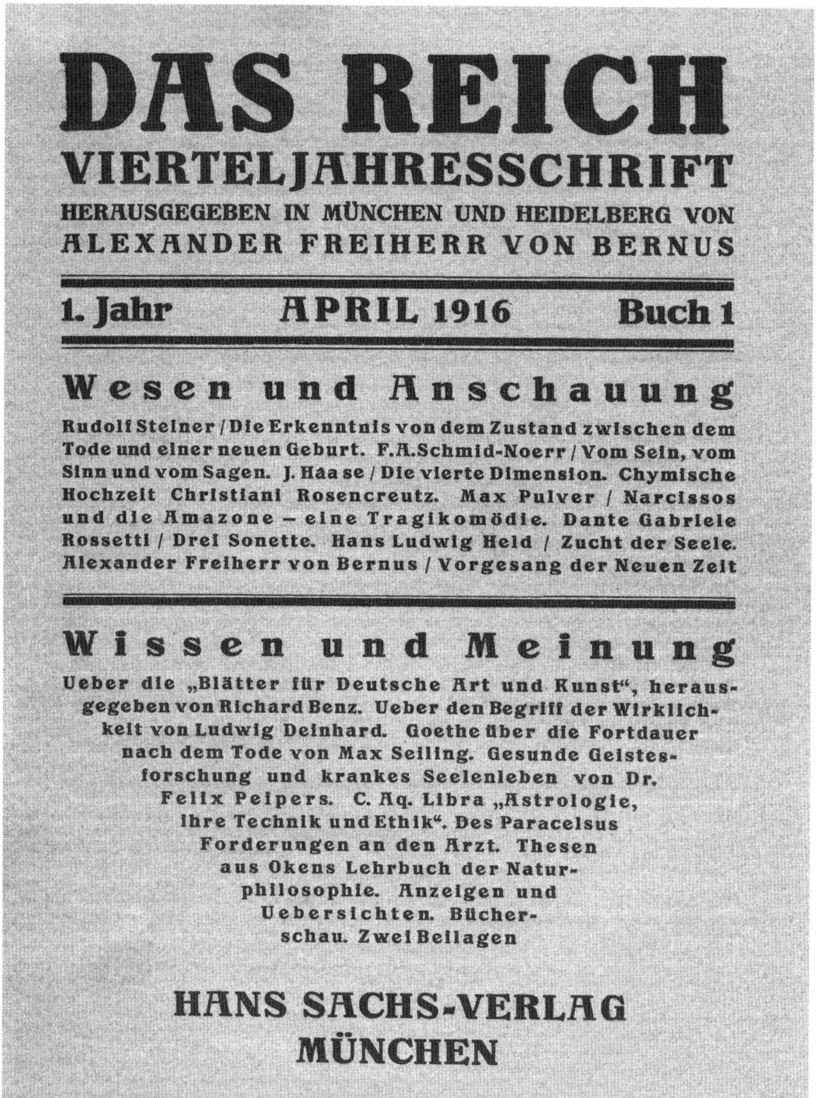

DAS REICH
VIERTELJAHRESSCHRIFT
HERAUSGEGEBEN IN MÜNCHEN UND HEIDELBERG VON
ALEXANDER FREIHERR VON BERNUS

1. Jahr   APRIL 1916   Buch 1

Wesen und Anschauung

Rudolf Steiner / Die Erkenntnis von dem Zustand zwischen dem Tode und einer neuen Geburt. F.A.Schmid-Noerr / Vom Sein, vom Sinn und vom Sagen. J. Haase / Die vierte Dimension. Chymische Hochzeit Christiani Rosencreutz. Max Pulver / Narcissos und die Amazone – eine Tragikomödie. Dante Gabriele Rossetti / Drei Sonette. Hans Ludwig Held / Zucht der Seele. Alexander Freiherr von Bernus / Vorgesang der Neuen Zeit

Wissen und Meinung

Ueber die „Blätter für Deutsche Art und Kunst", herausgegeben von Richard Benz. Ueber den Begriff der Wirklichkeit von Ludwig Deinhard. Goethe über die Fortdauer nach dem Tode von Max Seiling. Gesunde Geistesforschung und krankes Seelenleben von Dr. Felix Peipers. C. Aq. Libra „Astrologie, ihre Technik und Ethik". Des Paracelsus Forderungen an den Arzt. Thesen aus Okens Lehrbuch der Naturphilosophie. Anzeigen und Uebersichten. Bücherschau. Zwei Beilagen

HANS SACHS-VERLAG
MÜNCHEN

Abb. 23: Ein Titelbild der Zeitschrift
„Das Reich" (April 1916)[154]

Das Laboratorium Soluna

Was nun lenkte das Interesse Bernus' auf die Alchemie? Dazu schildert Bernus ein prägendes Erlebnis aus seiner Kindheit:

» *Eines Tages nun war die alte Zigeunerin wieder auf den Gutshof gekommen, und zwar gerade in dem Augenblick, als einer der Knechte sich am Arme verletzt hatte (...) Da trat die eben in den Hof gekommene Zigeunerin herzu, murmelte in einem fort etwas, indem sie ihre runzlichbraunen Hände beide auf die Wunde legte: der Schmerz schien nachzulassen und das Blut gestand. Dann ging sie murmelnd vor das Hoftor, wobei ich ihr neugierig-beklommen folgte. Aus dem feuchten Straßengraben riß sie einige Kräuterbüschel und kehrte mit diesen in den Hof zurück. Dort zog sie sie im Brunnen durch das Wasser und legte sie dem Knechte dann auf die Wunde, mit der Weisung, sie alle Stunden zu erneuern, die gebrauchten aber zu vergraben. „Siehst du", sagte sie zu mir, der ich dabeistand und jeden ihrer Handgriffe gebannt verfolgte, „siehst du", sagte sie, mir das Kraut hinhaltend, „auf jedem Blatt den roten Fleck? Das sind Blutstropfen. Darum heilt das Kraut auch jede Wunde". Dann plötzlich griff sie meine Hand, drehte sie um, sah ein paar Augenblicke hinein, beugte sich zu mir herunter und ich höre noch jedes ihrer Worte: „Du wirst einmal viel von Gewächsen wissen und von Steinen!" Das war meine erste Begegnung mit den Naturgeheimnissen. *«[155]

Bernus fühlte sich immer stark der Romantik mit ihrem esoterischen Bemühen, die verlorene Einheit der Welt wiederherzustellen, verbunden. Die Sehnsucht nach einer ganzheitlichen Denk- und Lebensweise machte ihn für die Alchemie empfänglich:

» *Melchior Lechter, der Illustrator der George-Bände, war sehr viel bei mir [Bernus] auf Stift Neuburg zu Besuch. Lechter war Theosoph, was sich eigentlich mit dem George-Kreis im Grunde stieß. Ich ging einmal mit Lechter, das war im Jahr 1909, im Wald spazieren und erzählte von meinen inneren Erlebnissen, die ich hatte, ausgehend von Mystik, von gewissen Rückerinnerungen an frühere Leben, die mir plötzlich auftauchten schon als Kind, und wußte aber eigentlich nichts von Theosophie, von Blavatsky und der ganzen theosophischen Welt, die damals gerade so im Werden war. Da blieb der Lechter mit seiner sonoren Stimme stehen und sagte: „Na, hören Sie mal, Sie sind ja von Hause aus Theosoph, lesen Sie die Blavatsky". Und er ging nachmittags in die Stadt und brachte mir die Theosophie von Blavatsky (...). Das war eigentlich der Anfang meines Werkes zu diesem ganzen okkulten, theosophischen Gebiet, und von da kam ich dann zur Astrologie, zur Alchymie und zur esoterischen Medizin, der mittelalterlichen Medizin, und dann habe ich das meiste aus dem Paracelsus natürlich.* «[156]

In den Jahren 1912–14 studierte Bernus Medizin, Chemie, Botanik und Physik. Bereits im Jahre 1914 hatte Bernus auf Stift Neuburg ein alchemistisches Versuchslaboratorium eingerichtet. Noch im gleichen Jahr nahm er den in praktischer Alchemie bewanderten Conrad Johann Glückselig zu sich, um mit ihm die ersten Heilmittel herzustellen.[157]

Aus der Korrespondenz und den häufigen Aufenthalten Steiners auf Stift Neuburg geht hervor, daß Steiner die Entstehung des Laboratoriums Bernus' mit regem Interesse begleitete.[158] So berichtet Bernus im Jahre 1914 an Steiner, daß die hergestellten Heilmittel von außerordentlicher Wirkung seien. Das habe er durch deren Anwendung an sich selbst erfahren:

» Es wäre viel Neues, was ich Ihnen vortragen und worüber ich mit Ihnen sprechen und Sie um Rat fragen möchte: schon seit längerer Zeit zog es mich zu den Alchemisten, vor allem Paracelsus und zur Herstellung seiner Arcana, ohne mir zu verhehlen, wie schwer es sein würde, hierbei praktisch zu einem Ziel zu gelangen. Jedenfalls wollte ich diesen Sommer einiges versuchen. Denn zweifellos ist doch, daß angesichts der Ohnmacht der heutigen Medizin mit Paracelsischen Remedien unendlich viel zu helfen wäre. «[159]

Nach sieben Jahren alchemistischer Versuchs- und Vorarbeit gründete Bernus im Jahr 1921 auf Stift Neuburg sein pharmazeutisch-spagyrisches Laboratorium, das spätere Laboratorium Soluna[160].

Klaus Mann beschreibt die frühe alchemistische Arbeit Bernus' auf Stift Neuburg:

» Das Haus Bernus stand in enger Beziehung zu Rudolf Steiner; trotzdem waren der Baron und Frau Imogen [nach der Scheidung von Adelheid Bernus' zweite Frau] natürlich mehr als durchschnittliche Anthroposophen. Bildungsreichtum und Phantasie, das Poetische, das in ihnen mächtig war, bewahrten sie davor, jemals in den dünkelhaften Sektenton zu verfallen. Sie blieben wirkliche Mystiker, während sie Anhänger einer bestimmten und festgelegten Geheimlehre waren. Sie beschäftigten sich auch mit der rational nicht faßlichen Verwandlung des abgenutzten Wortes in die dichterische Formel, während sie sich um die Trans-

formation des geheimen Metalles in Gold bemühten. Bernus, der Rezepte des Paracelsus hütete, stellte Heilmittel her, von denen außer ihm keiner mehr wußte; ich habe nie daran gezweifelt, daß sie wirksam waren. Die Baronin verstand sich in Astrologie. Der Baron Bernus war eine weiche und dabei bis zur Grausamkeit starke Persönlichkeit. Sein helles, zerwühltes, zugleich zerstreutes und träumerisch konzentriertes Antlitz war wirklich das eines Dichters und mystischen Naturheilkundigen. «[161]

Das Laboratorium Bernus befand sich bis zum Jahre 1927, also auch noch ein Jahr nach dem Verkauf des Stifts, auf Stift Neuburg im unteren Stockwerk der Kapelle (Abb. 24).

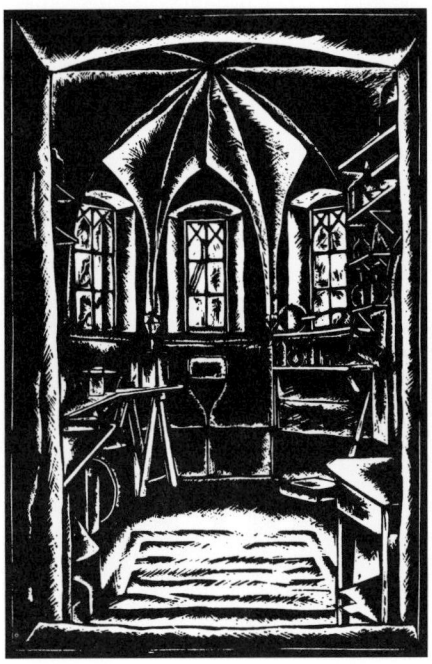

Abb. 24: Das Laboratorium Bernus
auf Stift Neuburg (bei Heidelberg)[162]

Später wurde das Laboratorium zusammen mit dem Wohnsitz nach Stuttgart auf den Ameisenberg verlegt. Sebastian Paquet ist in Stuttgart Zeuge der alchemistischen Arbeit Bernus´:

» Damals in der Großstadt lag das Laboratorium ein paar Schritte vom Wohnhaus entfernt in einem eigenen Haus um zwei Ecken. Einige Gänge der Herstellung allerdings, die ständig beaufsichtigt waren, liefen in einem Laboratorium im Untergeschoß des Wohnhauses. Bis in die späte Nacht wanderte der Dichter immer wieder für kurz oder lang von seinem Schreibtisch aus dem Kreis der Gäste zu seinen Gängen im Untergeschoß. Das Herauf- und Herabsteigen, vom Murmeln sich bildender Verse begleitet, schien das ganze Haus in klangvolle Schwingungen zu versetzen. Aus dem Klingen einer Zauberweise heraus schritt er dann ... und trug sein Elixier unbekümmert über die Straße ins andere Haus. «[163]

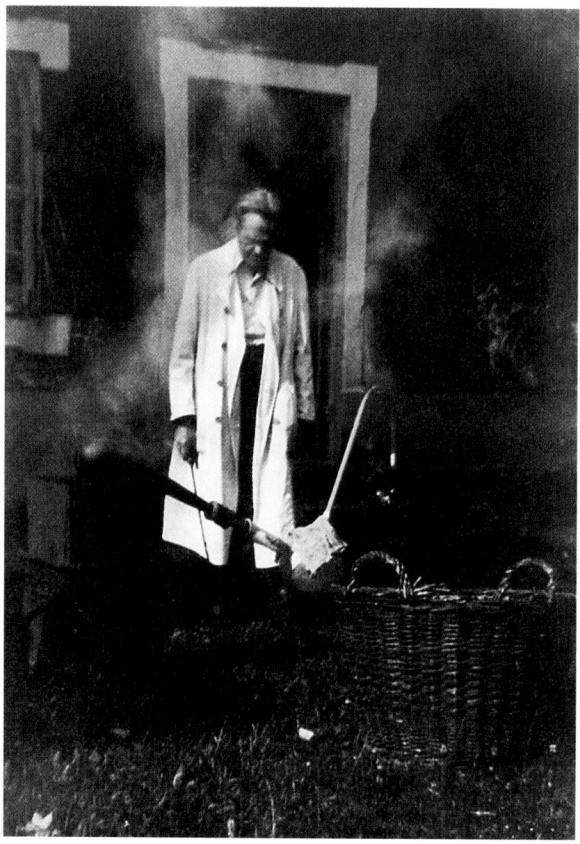

Abb. 25: Bernus „im Dunst"
der Laboralchemie[164]

Im Frühjahr 1939 errichtete Bernus auf Schloß Donaumünster (nahe Donauwörth), das er im Jahre 1924 erworben hatte, eine Zweigstelle seines Laboratoriums. Als in der Nacht vom 7. auf den 8. Oktober 1943 sein Stuttgarter Anwesen bei dem Bombenangriff völlig zerstört wurde, machte Bernus Donaumünster zu seinem Wohnsitz.[165]

In den Folgejahren vollendete Bernus die Entwicklung des Soluna-Arzneimittelsystems (Abb. 25) und machte sich weiterhin seiner Neigung entsprechend ans literarische Werk, indem er verschiedene Werke englischer Lyriker wie Keats, Swinburne, Rossetti, Shelley und Blake übersetzte.[166]

Bernus zu seinem ständigen Suchen und seiner pulsierenden Kreativität:

» Das Auf-der-Suche-sein und vom Gefundenen immer wieder zum nächsten Weiterziehen; das unentwegte Ziehen und Ziehen hat nichts mit schlechtem Gewissen zu tun, sondern ausschließlich mit der ewigen Unrast, die vielleicht unser bestes Teil ist. Ob dieses nun die Unruhe zu Gott oder die Unruhe zur Welt ist: auf die Unruhe kommt es an. Die meisten, die sie überhaupt je besessen haben oder besitzen, besitzen sie in ein paar Jugendjahren, und wenn die vorüber sind, ist die Unruhe dahin. Dann werden sie zu Bürgern. Der Bürger ist der Mensch ohne Unruhe. Das ist es ja, was die Klassik letzten Endes langweilig macht und den Romantiker immer fluktuierend erhält, daß die Klassik die Madonna ohne Hintergrund malt. Aber auf den Hintergrund kommt es an, immer auf den Hintergrund. «[167]

Kurz nach seinem 70. Geburtstag schrieb Bernus voller Tatendrang:

» Ich habe diesen Tag [den 70. Geburtstag] mit recht gemischten Gefühlen begangen, denn der Gedanke, das biblische Alter erreicht zu haben, ist nicht eben ein erhebender, auch wenn man sich noch so jung fühlt. Immerhin hoffe ich, daß die Alchimie noch etwas nachhilft, denn ich bin noch lange nicht fertig. Im Grunde steht man immer vor einem neuen Anfang. «[168]

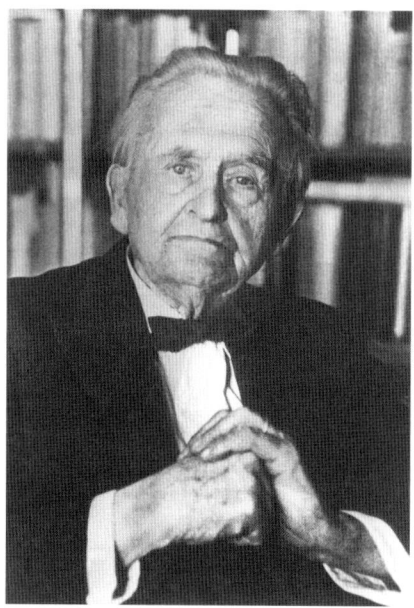

Abb. 26:
Bernus vor seiner
alchemistischen Bibliothek[169]

Am 6. März 1965 starb Alexander von Bernus 85-jährig. Er wurde auf eigenen
Wunsch in Donauwörth begraben.
Bernus über den Tod:

>> *Nur das ist Tod: Erst aus der Zwischensphäre*
Auf sich zurückzusehen, im eignen Haus
Umherzugehen als obs ein Andrer wäre,
Den Keiner merkt – und dann den Flug hinaus,
Den großen Flug hinauszutun in Weiten,
In Sternenweiten, um an Götterhand
Nach hellen einverseelten Weltgezeiten
Als Seele wieder gläubig einzugleiten
In einen Körper, den sie vorempfand. <<
(Bernus[170])

72

Die Biographie Bernus´ zeigt sein ganzes Leben als alchemistischen Individuationsprozeß, der ihn zur Meisterschaft in der Seelen- und Laboralchemie geführt hat: Gebunden an seine ungeheuere Schaffenskraft, hat sich seine geistige Größe in etwa 160 literarischen Titeln (esoterische Seelenalchemie – Kap. 5.1) und dem Soluna-Arzneimittelsystem (exoterische Laboralchemie – Kap. 5.3) niedergeschlagen.[171]

Vor dem Hintergrund seines Heilmittelsystems *» wurde Bernus schon zu Lebzeiten von J. Palaiseul, H. Hunwald, R. A. B. Oosterhuis und anderen Autoren mit Beifall bedacht, und auch nach seinem Tode brach seine Ruhmesgeschichte unter Arkanpharmazeuten, Außenseiternmedizinern und Hermetikern keineswegs ab, stilisierte man Bernus zum „Prinzen der neuzeitlichen deutschen Alchemisten" und zum großen deutschen Paracelsisten, ja erhob man ihn zum „gran maitre" der besten „école européenne en spagyrie" und es versteht sich, daß sich Bernus in Darlegungen zur „Spagyrik heute" einen festen Platz erobert hat «*[172].

Mit der Herstellung der SOLUNATE im Laboratorium Bernus´ legt die spagyrische Kunst der alchemistischen Heilmittelstellung ihr letztes praktisches Zeugnis ab. Dazu bemerkt Sladek:

» Als einziges Laboratorium der Welt, in dem in unserem Jahrhundert alchemomedizinische Medikamente hergestellt werden, wirkt das Laboratorium Soluna heute wie ein Fossil aus einer Zeit, da man für Gott, den Menschen und die Natur ganz andere, für uns unverständliche, für eine kommende Zeit vielleicht nur in Vergessenheit geratene Maßstäbe hatte. Manches was sich heute als geistige Modeströmung zeigt, könnte auch wieder Maßstab für eine Zeit werden, in der die von Novalis angekündigte Physica sacra als eine neualte Natur- und Kosmoserkenntnis gilt. Dann würden unsere heutigen Urteile als einseitig und beschränkt wieder korrigiert und unsere Achtung von den aus der Vergangenheit überkommenen Werten wieder gestärkt. Kommt es zu einer derartigen Veränderung der Ansichten, wird sicher auch der Alchemie ein besserer Platz eingeräumt werden. «[173]

3.4 Die Zielvorstellung der Alchemie im Vergleich mit der des heutigen Materialismus

» Und bei der weitestgehenden Anerkennung
gegenüber allen praktischen Ergebnissen der modernen Wissenschaft und Technik
seit dem Anbruch unseres Zeitalters in einer Schnelligkeit der Aufeinanderfolge,
die den Blick darauf fast schwindeln macht, ist festzustellen,
daß der geistig-seelische Stand der gegenwärtigen Menschheit
in dem gleichen Ausmaße gesunken ist,
wie der der äußeren Errungenschaften in die Höhe schnellte. «
(Bernus[174])

Der Alchemist hält das geistige Band zur Natur. Als demütiger Diener fühlt er sich in der Natur und damit auch in seiner eigenen beheimatet und findet in ihr geistigen Halt. Seine experimentelle Forschung genügt der von der Natur gezeigten Moral, die ein generationenübergreifend-nachhaltiges Handeln vorgibt.

Durch ihr ganzheitliches Natur- und Menschenbild erfüllt die Alchemie sowohl die spirituell-religiösen als auch die körperlich-naturwissenschaftlichen Bedürfnisse des Menschen. Dadurch eröffnet die „wahre" Alchemie die Chance zur wahrlichen Lebensqualität.

Im Zeitalter der Aufklärung entwickelte sich der feste Wille, durch technische Innovation dem materiellen Elend der Menschen entgegenzuwirken. In dieser Zeit wurde das ganzheitliche Weltbild der Alchemie von einem einseitig den Körper fokussierenden Weltbild abgelöst.[175] Der materiell-körperliche Aspekt in der Betrachtung aller Daseinsfragen wurde bestimmend, und die geistig-seelische Individuation wurde von einer rein körperlich-materiellen Individuation abgelöst. Die Folgen sind weitreichend:

• Zur körperlich-materiellen Findung wurde das geistige Band zur Natur durchtrennt. Damit hat sich der Mensch von der Natur und damit von seiner eigenen isoliert. In seiner Welt der Körper kann er sich nur wenig beheimatet fühlen und nur wenig aufleben. Seine experimentelle Forschung erfolgt „geistfrei" und ohne der Naturmoral zu genügen.

• Der materialistisch veranlagte Mensch neigt dazu, ausschließlich seine körperliche Lebenszeit als Zeitfenster seines Daseins zu betrachten. Dabei hat ihm der Naturkörper, nach dem Eigennutzaxiom (jeder ist sich selbst am nächsten),

als „Steinbruch" zu dienen. Entsprechend werden neue Technologien generations-
orientiert, und damit nicht nachhaltig, nach dem Motto „nach mir die Sintflut",
eingesetzt; die heutigen Technologien sind zwar so „umweltschonend" wie noch
nie, aber in ihrer gesamten Anwendung hat sich die Geschwindigkeit der welt-
weiten Entropie vervielfacht.

• Heute sucht der Mensch sein Seelenheil – die „wahre" Natur des Menschen
läßt sich nicht unterdrücken – in verschiedenen Religionen oder einer einseitigen
Esoterik, die jeweils das Monopol auf die geistig-seelische Wirklichkeit bean-
spruchen. Die modernen Naturwissenschaften hüten dagegen ihr Monopol auf
die körperliche Wirklichkeit. Religion und Naturwissenschaft haben sich heute
arrangiert: Die Naturwissenschaft läßt die Religion gewähren und im Gegenzug
verzichtet die Religion auf die Durchsetzung ihrer Moral in Forschung und
Technik.

Im heutigen Materialismus ist die Lebensqualität der Lebensquantität gewichen.
Dieser Wandel ist mit einer geistig-seelischen Verarmung des Menschen ein-
hergegangen. Entsprechend bemerkt Bernus: » *Tatsache ist es jedenfalls, daß im
Verhältnis, wie die Technik fortschritt, sich die intimeren menschlichen Sinnes-
fähigkeiten schrittweise zurückentwickelt haben und daß für uns heute nicht
von einem Weitersein als Werturteil, sondern nur von einem Woandersstehen
die Rede sein kann* «[176].

Es ist klar, daß das heutige „Woandersstehen" das Dasein der Menschheit auf
einen relativen Augenblick im Universum reduzieren wird. Es soll hier nicht
die Frage diskutiert werden, wann und wodurch sich der Mensch seine Lebens-
grundlage entziehen soll, denn die ganzheitlich-generationenübergreifende
Zielvorstellung der Alchemie und die körperlich-generationsorientierte Zielvorstellung des Materialismus sind Alternativen. Die Frage ist vielmehr, mit
welcher Alternative der Mensch in seinem Jetzt am besten lebt?
Und diese Frage beantwortet die Alchemie mit klaren Worten: Ein primär
gelebter Materialismus führt im Jetzt nicht zum seelischen Gold von Liebe und
Zufriedenheit, sondern nur für einige wenige zum körperlichen Gold von
materiellem Reichtum. In diesem Sinn wandte sich der Alchemist Fulcanelli
nach dem Ersten Weltkrieg an alle Philosophen, Gebildeten, Wissenschaftler
und Interessierten:
» *Haben Sie jemals über die fatalen Folgen, die sich aus einem unbegrenzten
Fortschritt ergeben, nachgedacht?*

Schon wegen der Vielfalt der wissenschaftlichen Errungenschaften kann der Mensch nur noch mit Hilfe von Energie (...) in einer ungesunden Umgebung leben. Er hat die Maschinerie geschaffen, die seine Kräfte verhundertfacht (...) aber er ist ihr Sklave und ihr Opfer geworden: Ihr Sklave im Frieden, ihr Opfer im Krieg (...) die undurchsichtigen Körper sind für seine Augen durchsichtig geworden(...) aber was weiß er über seine Herkunft, sein Wesen, seine Bestimmung?
Schließlich sagen wir nicht Neues, wenn wir feststellen, die meisten Erfindungen, zunächst zum Guten der Menschheit gedacht, wurden schnell zu ihrer Vernichtung angewandt. Die Instrumente für den Frieden wurden zu Kriegsmaschinen und wir kennen die Rolle der Wissenschaft dabei (...) Der Mensch, der in dieser kriminellen Weise weitermacht, zieht die göttliche Gerechtigkeit auf sich und wird von ihr verurteilt werden. (...) Man muß die Wahrheit mit einem schlichten Herzen suchen; man wird sie in der Natur finden; man darf sie nur guten Menschen sagen. Durch Missachtung (...) dieser Regeln hat die Exoterik die Existenz der Menschheit zerrüttet.« [177]

Der moderne Geist läßt Fulcanellis Argumente nicht gelten und verbreitet den falschen Glauben, daß wenigstens die Zufriedenheit durch die weitere Intensivierung des „technischen Körperkults" zum Greifen nahe ist. Sollte der technische „Fortschritt" aber doch unseren Lebensraum zerstören, steht der „modern-göttliche" Ingenieur dem Menschen auch weiterhin zur Seite: Es wird nämlich geprüft, ob der Mensch nicht auch auf andere Planeten, beispielsweise den Mars, umsiedeln kann. Eine wirklich faszinierende Idee der Technik. Aber auch eine, die technische Realisation einmal angenommen, nur wenig geistreiche Idee! Denn welcher Mensch möchte sein Leben auf dem Mars verbringen? Die Wenigsten. Und zwar deshalb, weil mit dem Mars, wie die Astrologie lehrt, nur einem Teil der menschlichen Natur entsprochen wird!

In welche Richtung wird sich nach Bernus' Überzeugung der Menschheitsgang entwickeln?

Nach Bernus gewähren Alchemie, Astrologie und Mythos Einsicht in die ewig wahre Vernunft des Kosmos. Heute dominiert aber eine „geist- und seelenlose Denk- und Schulungsweise"[178], welche die Alchemie zur geist- und seelenlosen „Physik-Chemie", die Astrologie zur geist- und seelenlosen Astronomie und den Mythos zur geist- und seelenlosen Historie gemacht haben.[179] Physik-Chemie, Astronomie und Historie sind für Bernus Ausdruck einer nur zeitgeistigen, vom Stand der jeweiligen Forschungsresultate abhängigen und damit unvollkommenen „Spiegelungs-Wirklichkeit" bzw. „Maja-Realität"[180]: *» Die Welt der Natur besteht aus mannigfachen Formen, die in einem einzigen Spiegel widerscheinen; nein doch: sie ist eine einzige Form, die sich in vielen Spiegeln spiegelt. Das hier ausgedrückte Paradoxon ist der Schlüssel zum geistigen Sinn der Erscheinungen. «*[181]

Burckhardt definiert das subjektivierende Element „Maja" als *» die göttliche Kunst, die den Wesen ihre vielfachen Formen verleiht und sie eben dadurch ihrem einen, unendlichen Urgrund entfremdet «*[182]. Die modernen Naturwissenschaften folgen Maja, wodurch sich deren Fokus immer weiter weg von der geistigen Mitte hin zur Vielfalt der Phänomene verschiebt.

Bernus strebt mit seiner Alchemie eindeutig weg von der Vielfalt der phänomenologischen Subjektivierung und hin zur abstrakten Objektivierung der geistigen Mitte. Gelingt die vollständig-objektive Einsicht in den Geist des Kosmos, ist nach Bernus die Bereitung des Lapis möglich. Heute ist aber kein Adept bekannt, der den Lapis bereiten kann. Gerade deshalb ist auch die Alchemie nicht vom spagyrischen Lernprozeß befreit. D.h. sie sollte die Erkenntnisse der modernen Naturwissenschaft prüfen und diese in ihre Vernunft integrieren. Im Gegenzug sollte die moderne Naturwissenschaft ihre Teildisziplinen zu einem ganzheitlichen, auch die ätherische Wirklichkeit berücksichtigenden, Forschungsansatz vereinen.

Nach der Philosophie Bernus´ hat die Alchemie solaren (tätig-formenden) und die moderne Naturwissenschaft lunaren (empfangend-gebärenden) Charakter. Der spagyrische Gang zwischen den beiden Polen der zeitgeistigen Vernunft wird die Wissenschaft in einer „geistgetragenen Weltanschauungswelle (Bernus)"[183] zu ihrer vollkommenen „geist-wirklichen" Form führen. In dem dann gezeigten „geistlebendigen Weltverhalten (Bernus)"[184] hat die Wissenschaft zu ihrer goldenen Mitte gefunden ☉.

Bernus zum Gang der Wissenschaft:
» Der Mensch, im Maß wie er von seinem übersinnlichen Ursprung sich entfernt, verstofflicht sich mehr und mehr, und mit der fortschreitenden Verstofflichung geht er auch des lebendigen Zusammenhanges mit der Geist- und Seelenwelt verlustig, bis sie zuletzt sich ganz vor ihm verschließt. Doch nur auf diesem Wege

des Hindurchgehens durch die Materie bis hinein in den einseitigsten, bedin-
gungslosesten Materialismus und des allmählichen Sichbewußtwerdens in ihr
ist ihm die Ausbildung seiner Individualität und seiner damit verbundenen,
gottgewollten, individuellen Freiheit, im Gefolge hiervon aber, aus freier Selbst-
entscheidung, die endliche Überwindung und vergeistigende Erlösung der
Materie selber in die Zukunft hinein möglich. (...)
Gegenwärtig hat die Menschheit jenen tiefsten Punkt ihrer Entwicklungskurve,
den Nadirpunkt, gerade überschritten und steht jenseits desselben am Beginn
des neuen Aufstiegs, der langsam sich vollziehen wird, wie der Hinabstieg in die
Materie langsam sich vollzog. Mitnehmen aber wird der Mensch in diese seine
sich vorbereitende Wiedervergeistigung und in sein allmähliches Wiederhinein-
wachsen ins Übersinnliche ein infolge seines Hindurchganges durch die Mate-
rie zu individueller Freiheit ausgebildetes, intellektuelles Urteilsvermögen und
das mit einer neuen sich nach und nach entwickelnden hellseherischen Anschau-
ungskraft verbundene wache Tagesbewußtsein. Und so wird er einmal im wahren
Sinne des Worts ein Bürger zweier Welten werden: nicht mehr wie einst Homer,
nach außen blind, aber kraft inneren Schauens die Götter- und Elementarwelt
noch erlebend und das Geistgeschaute bildhaft-dichterich gestaltend, noch auch
wie der vorlang hellsehende, doch mit dem Mistelzweig, dem Mondgewächs des
Loki-Luzifer, vom blinden Hödur für das geistige Erkennen blindgeschossene
Baldur (Götterdämmerung), nur mehr mit physischen Augen schauend, sondern
doppelsichtig sinnbildlich: der Janus-Mensch.
Die ersten Schritte auf jenes aufgezeigte ferne Ziel hin werden heute schon getan
und schon bereitet, wenn auch erst anfänglich und in wenigen, die künftige geist-
und wirklichkeitsgemäße Anschauungs- und Verhaltensweise gegenüber der Erfah-
rungswelt und Überwelt sich vor, deren einstmalige Vollendung dieses sein wird:
eine Geschichtsschreibung, die Hintergrund und Vordergrund zusammenschaut,
Historie und neuerlebter Mythos; eine durch die astronomischen Ergebnisse nur um
so sicherer begründete und begründbare Astrognosis; eine Physik und Metaphysik,
Chemie und Metachemie zusammenfassende, geist-wirkliche Naturerkenntnis. « [185]

Bernus betrachtet damit den spagyrischen Gang des Menschen von der naturphilosophischen Alchemie hin zum heutigen Materialismus, genauso wie die
Rückbesinnung zur naturphilosophischen Alchemie, als vorbestimmt. Er ist
überzeugt, daß das „geistige Band" zur Natur wieder aufgenommen, und die
vollzogene Objekt-Subjekt-Spaltung wieder rückgeführt wird. In diesem Moment
ist der Labortisch wieder, wie sein Freund Steiner es fordert, ein Altar.

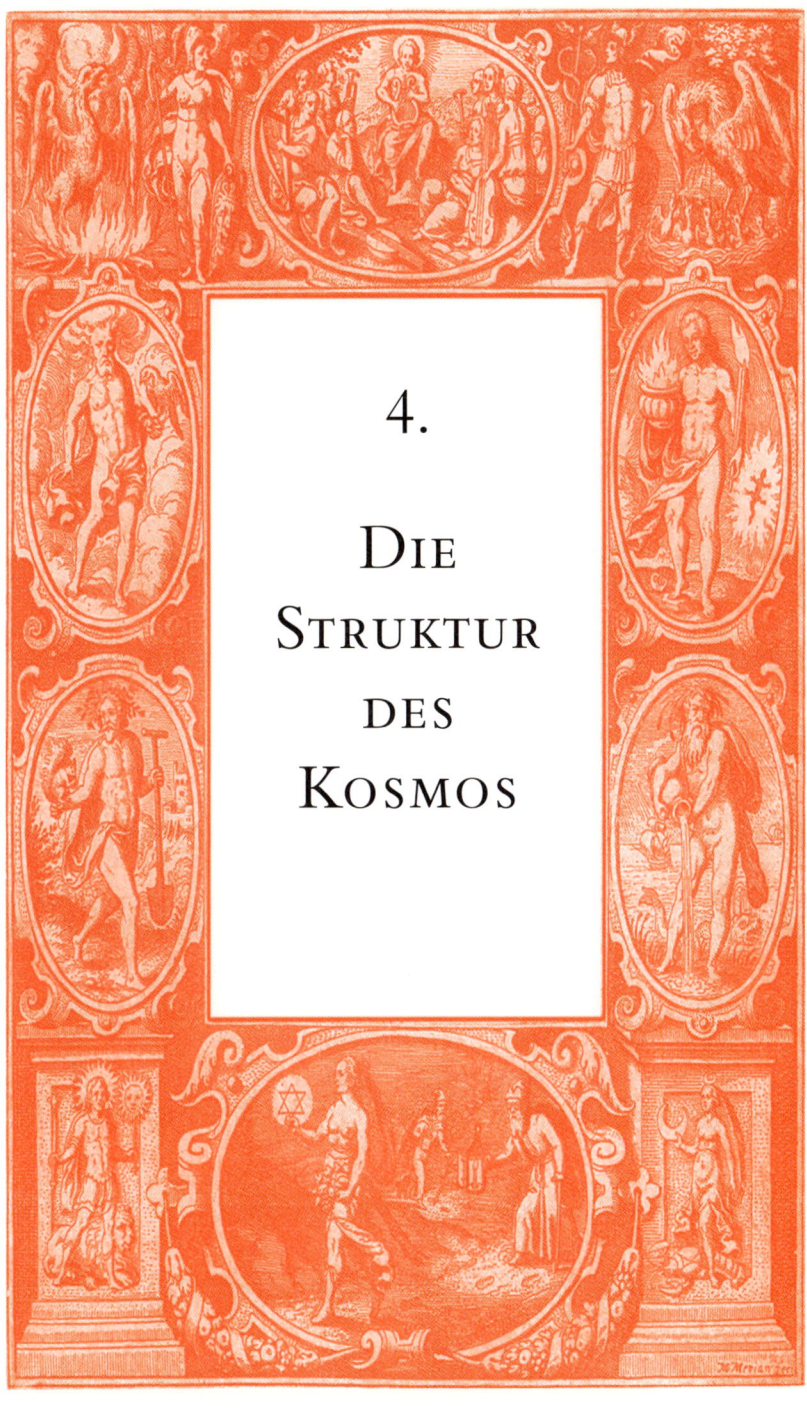

4.

Die
Struktur
des
Kosmos

» Nur das ist Leben: Auch die Hintergründe
Zu ahnen; tiefer als der Tagmensch sieht
Zu sehn und wissen: Jede Straße münde
In ein Geschehn, das nur für Den geschieht,
Der darum weiß – und immer hingegeben
An beide Reiche: Welt und Überwelt,
Die allenthalben ineinanderweben,
Hindurchgehn durch das wunderbare Leben,
Das jedem Sucher sein Versprechen hält. «
(Bernus[186])

Der Mensch gelangt mittels seiner Körpersinne zur körperlichen Wahrnehmung der Natur. Der "Geistsinn" bzw. das Seelenauge des Alchemisten verallgemeinert bzw. abstrahiert die körperliche Naturerkenntnis und gelangt dabei zur geistigen Wahrnehmung der geistigen Struktur des Kosmos. D.h. durch das Absehen vom Körperlich-Unwesentlichen gelingt das Hinsehen auf das Ätherisch-Wesentliche; die Alchemie als „Kunst der geistigen Abstraktion zur Wesenserkenntnis".

Die abstrakte Geiststruktur des Kosmos offenbart sich in verschiedenen Archetypen bzw. „Urbildern"[187]. Diese Urbilder bilden den gemeinsamen Nenner eines jeden Kosmos; verstandesmäßig schlagen sie sich in sogenannten „Sinnbildern" nieder.

Burckhardt zum sinnbildlichen „Niederschlag" der Urbilder:
» Die Archetypen liegen nicht unter, sondern über dem Verstand, und deshalb ist
alles, was dieser an ihnen unterscheiden kann, immer nur ein beschränkter
Anblick dessen, was sie an sich sind. Es ist also nicht möglich, die Urbilder als
solche bekanntzugeben. Allein, bei der Vereinung der Seele mit dem Geist – oder
ihrem Zurücktauchen der Seele mit dem Geist – oder ihrem Zurücktauchen in die
ungeteilte Einheit des Geistes – findet eine Spiegelung jener Urmöglichkeiten
im formgebundenen Bewußtsein statt; die Inhalte des Geistes schlagen sich dann
in plötzlich gerinnenden Sinnbildern im Verstand und in der Vorstellung nieder.
In dem Poimandres genannten Buche des Corpus Hermeticum ist beschrieben,
wie sich der Allgeist dem Hermes-Thot offenbart: „(...) Bei diesen Worten sah Er
mich eine lange Weile geradewegs ins Antlitz, so daß ich bei Seinem Anblick
erzitterte. Dann, als Er das Haupt wieder erhob, sah ich wie in meinem eigenen
Geiste das Licht, das aus einer zahllosen Zahl von Vermögen bestand, zu einem

grenzenlosen All geworden war, während das Feuer, von einer allmählichen Kraft umhüllt und so gehalten, seine unbewegte Stellung erreicht hatte: Das war es, was ich von dieser Schau gedanklich festzuhalten vermochte (...) Während ich so ganz außer mir war, sprach Er wieder: Du hast nun im Geiste die Urform, den Ursprung vor allem nie endenden Anbeginn gesehen (...)". « [188]

Wie bereits erwähnt äußert sich jedes Urbild in phänomenologisch unterschiedlichsten Sinnbildern. Beispielsweise wird das abstrakte Urbild „Göttliche Vollkommenheit" durch die Sinnbilder „Liebe", „Zufriedenheit", „Gesundheit", „Goldmetall" usw. „verkörpert".

Der Geist der Alchemie vermittelt die Geiststruktur des Kosmos in verschiedenen Urbildsystemen:

• Das Urbildsystem der „Polarität" offenbart mit seinen Elementen „Sol" und „Luna" den geistigen Ursprung und die Polarität des Daseins (Kap. 4.1).

• Das Urbildsystem der „drei Ursubstanzen" offenbart mit seinen Elementen „Sal", „Sulphur" und „Mercurius" den Gehalt des Geistes (Kap. 4.2).

• Das Urbildsystem der „sieben Elementarqualitäten" konkretisiert mit seinen Elementen „Mond", „Merkur", „Venus", „Sonne", „Mars", „Jupiter" und „Saturn" den Gehalt der Ursubstanz „Sulphur" (Kap. 4.3).

• Das Urbild des „merkuriellen Prinzips" ist das geistvermittelnde Element im Kosmos (Kap. 4.4).

• Das Urbildsystem der „vier Elemente" offenbart mit seinen Elementen „Feuer", „Erde", „Wasser" und „Luft" die phänomenologischen Elementarzustände des Stofflichen (Kap. 4.5).

4.1 Die Polarität – Sol und Luna

» SOL - Öffne die Augen und Du siehst das Licht –
LUNA - Schließe die Augen und das Licht ist in Dir. «
(Lazzeroni[189])

Sonne und Mond „regieren" komplementär das Firmament und verkörpern die Urbilder von Sol (Sonne) und Luna (Mond). Sol-Luna bilden die erste unterscheidbare Verdichtungsstufe des Allgeists bzw. die „innerste" wahrnehmbare Form des Daseins und damit den kleinsten gemeinsamen Strukturnenner jedes Kosmos. Jede weiter nachgelagerte Daseinsstufe kann daher auf die beiden Urbilder rückgeführt werden[190].

Das Urbildsystem von Sol und Luna entstammt dem ältesten astronomischen Weltbild, in dem die Welt als Scheibe von dem mit Sonne und Mond gestirnten Himmel überdacht wird. Heute wird dieses „primitive" Weltbild belächelt. Dabei scheint vergessen, daß es in der unmittelbaren Erfahrung des Menschen ewig wirklich ist[191].

Burckhardt zum Weltbild von Sol und Luna:
» Das älteste Weltbild, in dem die Erde als eine Scheibe erscheint, die der gestirnte Himmel überwölbt, ist der Träger allgemeinster und tiefster Bedeutungen, die ebenso unverjährt bleiben, wie dieses Weltbild als die natürliche und unmittelbare Erfahrung des Menschen wirklich bleibt: Der Himmel, der durch seine Bewegung die Zeiten misst, die Jahreszeiten und den Tag und die Nacht bestimmt, der die Lichter herauf- und herabführt und den Regen spendet, gibt den tätigen und männlichen Pol des Daseins kund. Die Erde dagegen, die unter der Einwirkung des Himmels trächtig wird, Pflanzen hervorbringt und alle Lebewesen ernährt, entspricht dem duldigen und weiblichen Pole. (...) Die Sonnenbahn, so wie sie über dem Horizont erscheint, zieht von ihrer winterlichen Wende bis zur sommerlichen Wende immer weitere Kreise, um dann wieder immer enger zu werden, bis das Jahr erfüllt ist. Im ganzen gesehen ergibt das eine sich aufrollende Spirale, die nach soundsoviel Windungen, die sich in vielerlei Zeichen niedergeschlagen hat, wie dem Zeichen der doppelten Spirale, dem zweifachen Spiralwirbel, der als das chinesische Yin-Yang bekannt ist, und nicht zuletzt im Bilde des Hermesstabes, bei dem sich zwei Schlangen um eine Achse – die Weltenachse – winden. «[192]

Seit Jahrtausenden werden die beiden Edelmetalle Gold und Silber ausgeschmolzen. Im Gold wird wie in der Sonne das urbildliche Wesen des Sols und im Silber wird wie im Mond das urbildliche Wesen des Lunas erkannt[193]. Gold und Sonne erscheinen als „erstarrtes Sol" und Silber und Mond als „erstarrtes Luna" – » *Wie oben, so unten* «.

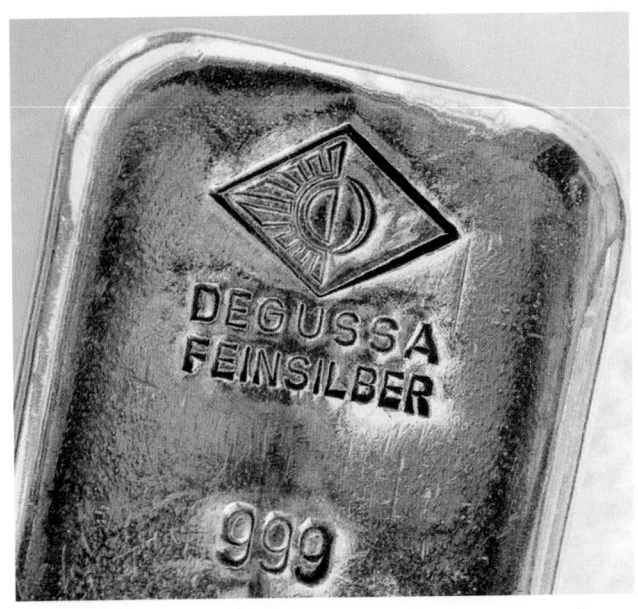

Abb. 27:
Ein Silberbarren mit
dem Zeichen von Sol-Luna[194]

Bis ins Mittelalter wurden die Entsprechungen „Sonne–Gold" sowie „Mond–Silber" als Emanationen der beiden Urkräfte „Sol" und „Luna" wahrgenommen (Abb. 27). Heute dagegen sind die Wesensentsprechungen höchstens noch ein „ästhetischer Zufall"[195].

Das Wesen der Sonne offenbart das Wesen des Sol-Urprinzips ⊙ (Abb. 28):

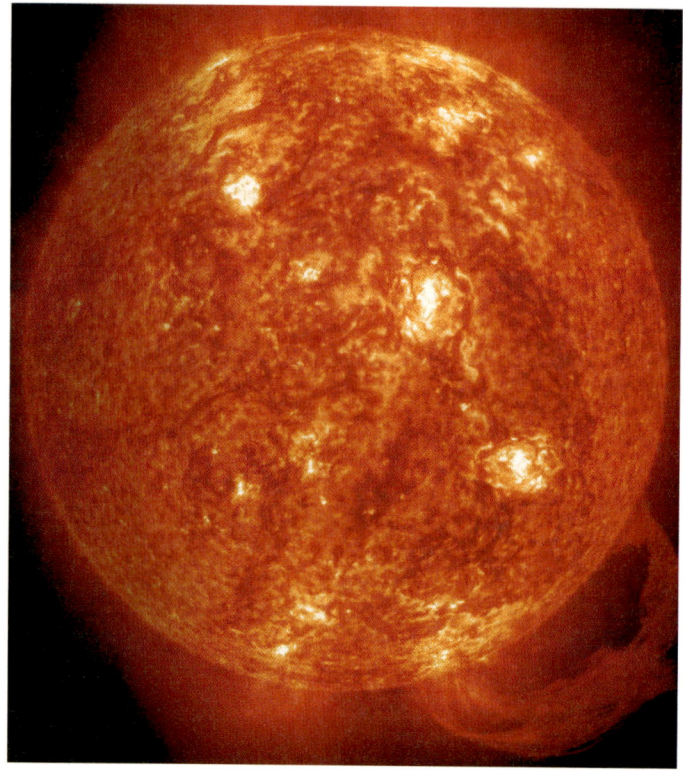

Abb. 28:
Die Sonne verkörpert
das Sol-Urprinzip[196]

Sol (Sonne) strahlt stets dasselbe Licht aus, welches von Luna (Mond) unterschiedlichst reflektiert wird. Neben der „Energie zur Formung ○" enthält das Sol auch die „Information der Form • ". Das Wesen des Sol-Urprinzips ist damit tätig-licht und spendend-formend. Der solare Wesenszug des Allgeists zeigt sich im tätigen Werden der Formen. Andere Bezeichnungen für „Sol" sind „das Männliche" und „Yang"[197].

Das Wesen des Mondes offenbart das Wesen des Luna-Urprinzips ☽ (Abb. 29):

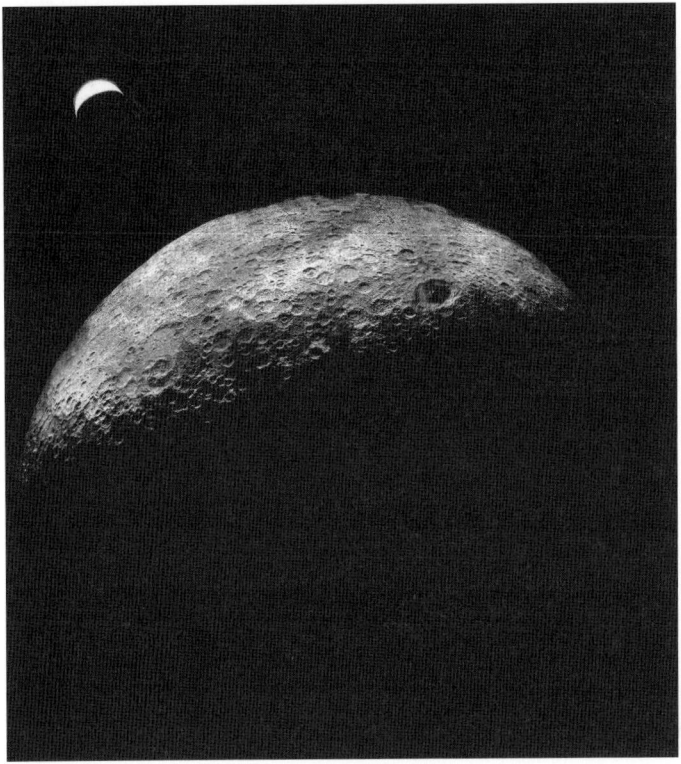

Abb. 29:
Der Mond verkörpert
das Luna-Urprinzip[198]

Luna (Mond) trägt die „Energie zur Formerhaltung" und reflektiert so die Wesens- bzw. Formfacetten des Sols (Sonne)[199]. Das Wesen des Luna-Urprinzips ist damit duldig-dunkel und empfangend-gebärend. Der lunare Wesenszug des Allgeists zeigt sich im duldigen Werden der Formen. Andere Bezeichnungen für „Luna" sind „das Weibliche" und „Yin"[200].

Durch die Bindung von Sol ☉ an Luna ☾ tritt der Kosmos in polar-komplementäre Erscheinung ☉☾.

Die Polarität von Sol und Luna zeigt sich sowohl im Grob- als auch im Fein-
stofflichen:
• Sonne-Mond und Gold-Silber sind grobstoffliche Signaturen von Sol-Luna.
• Die menschliche Seele ist feinstoffliche Signatur von Sol-Luna:
Die Beschaffenheit eines aus Bergkristall gefertigten buddhistischen Vajra
versinnbildlicht den Aufbau der feinstofflichen Seele (Abb. 30):

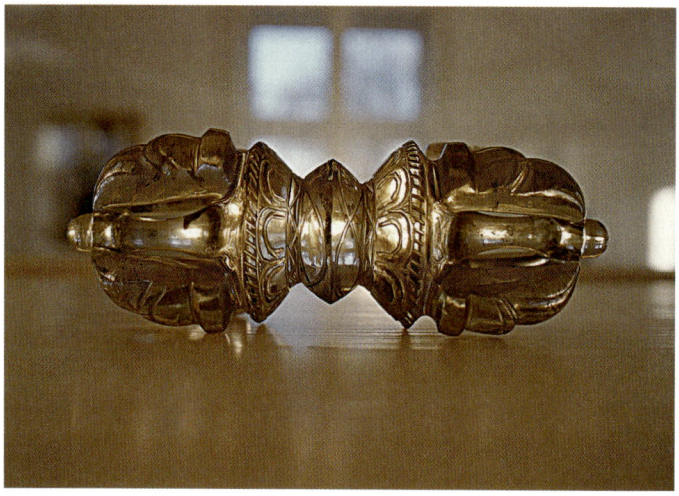

Abb. 30: Der buddhistische Vajra
als Sinnbild der Seele[201]

Die beiden durchbrochenen Ausläufer symbolisieren den lunaren und der mitt-
lere Kern den solaren Seelenteil. Das allgeistige Licht wird lunar reflektiert und
damit „mittig" zum solaren „Licht des Menschen" bzw. zur Aura subjektiviert.
Die Lichtreflexionen des Bergkristalls versinnbildlichen dieses subjektiv-
individuelle Licht.

Abbildung 31 zeigt die Sphären des Daseins: Der Himmel symbolisiert die
Geist- und Seelensphäre und die Erde symbolisiert die Körpersphäre. Alle drei
Sphären werden von den beiden senkrechten Analogiesäulen „Sol = Sonne –
König – Feuer" und „Luna = Mond – Königin – Wasser" durchwoben.

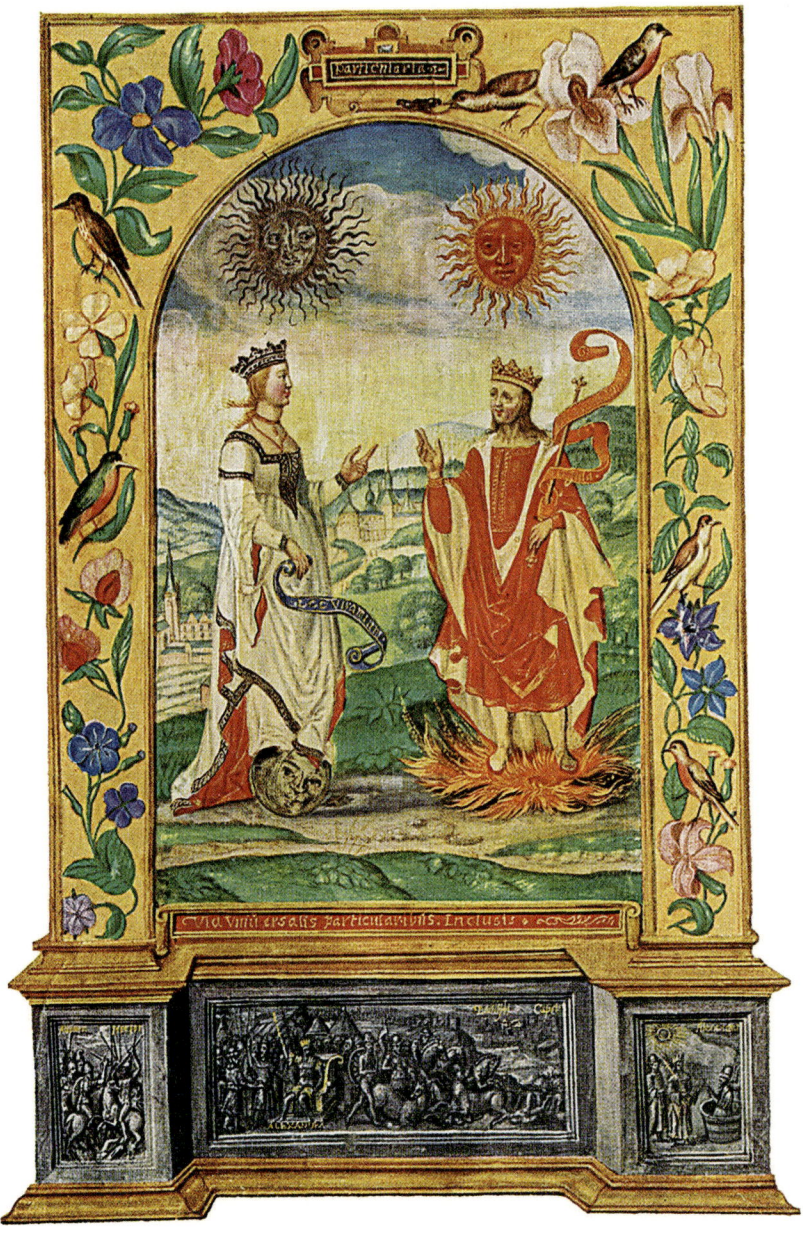

Abb. 31: Die Polarität
durchwebt die Sphären des Daseins[202]

Der Geist ist für das Feinstoffliche und das Feinstoffliche für das Grobstoffliche ursächlich. Die Relation von Geist ↔ Feinstoff (Seelenalchemie) und Feinstoff ↔ Grobstoff (Laboralchemie) entspricht der Relation von Sol ↔ Luna. Damit tritt die Polarität Sol ↔ Luna, zur Initiation der spagyrischen Interaktion von Geist ☉ Seele ☉ Körper, nicht nur innerhalb der drei Daseinsphären (Geist, Seele, Körper), sondern auch in den Relationen der drei Sphären zueinander, in Erscheinung (Abb. 32).

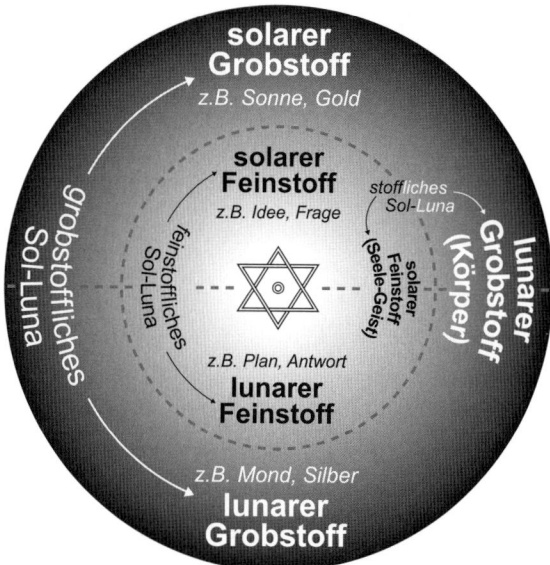

Abb. 32: Die Polarität des Kosmos

In der Bibel steht geschrieben, daß der Geist Gottes über dem Wasser schwebte und durch Gottes Wille entstand das Licht ☉. In diesem Zustand ist die Urmaterie (Prima materia) noch völlig vom Licht Gottes durchdrungen, d.h. im Licht Gottes herrscht die komplementäre aber nicht polare Einheit von Geist und Stoff. Erst nachdem „Gott sah, daß das Licht gut war", schied er das Licht ☉ von der Finsternis ☾[203] und das Stoffliche war fast vollständig aus dem Licht genommen. So war die komplementäre Polarität des Daseins ☉☾ geboren (Abb. 33). Das Stoffliche ist jetzt dazu bestimmt, wieder „ganz Licht" zu werden.

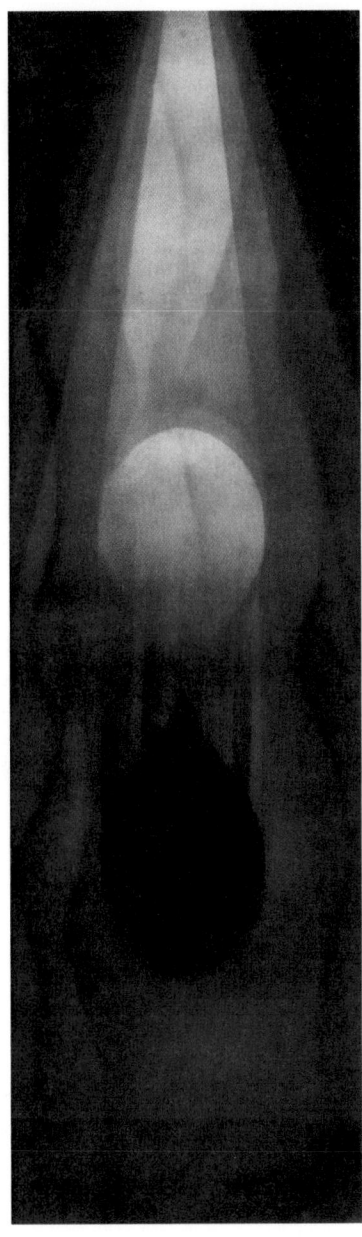

Abb. 33:
Die Polarität des Daseins[204]

Abbildung 34 zeigt die schöpferische Polarität des Allgeists:

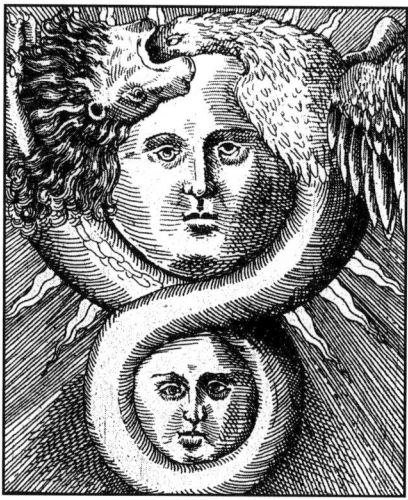

Abb. 34: Das „Göttliche Prinzip" –
der Allgeist[205]

• Das Sol, symbolisiert durch die Sonne und den Löwen, ist die „formgebende Ursache"[206]. Das Sol ☉ trägt als „ursprünglicher Sulphur" bzw. „Prima energia" die „Kraft zur Formung ○" und die „Information der Form • ".

• Das Luna, symbolisiert durch den Mond und den Adler, ist die „formempfangende Wirkung". Das Luna trägt als „ursprünglicher Mercurius" bzw. „Prima materia" die „Kraft zur Formerhaltung ☽".
Die Prima materia ist an keine Form gebunden und damit unbegrenzt-universal formbar. Als „Wurzel der Andersheit" ist sie der Ursprung der begrenzt vielfältigen Naturphänomene[207].

Die Spagyrik 8 verbindet die Prima energia und die Prima materia zur „zeugenden Urkraft"[208]; ohne diese Verbindung wären das kosmische Naturlicht und Leben bzw. die schöpferische Kreativität erloschen. Dazu zwei Gleichnisse:
• Die Sonne (Prima energia) kann ihre verschiedenen Wesensformen nur äußern, indem ihr Licht vom Mond (Prima materia) reflektiert wird.
• Das Wachs einer Kerze (Prima energia) brennt nur in Verbindung mit einem Docht (Prima materia).

Die Bindung des göttlichen Sols an das göttliche Luna hat folgende Qualität: Das Sol kann seine Forminformation nur über das Luna äußern. Dagegen liegt die Bestimmung des Luna darin, in der Form des Sols aufzugehen. D.h. das Sol bzw. das Männliche ist bereits Formträger, während das Luna bzw. das Weibliche noch zur Form über das Sol finden muß. Deshalb steht in der Darstellung des „Göttlichen Prinzips" (Abb. 34) die Sonne (Sol) über dem Mond (Luna), ist die Sonne (Sol) relativ größer dargestellt als der Mond (Luna) und einverleibt sich der Löwe (Sol) den Adler (Luna).

Abbildung 35 verbildlicht die Initiation und das Werden des Kosmos:

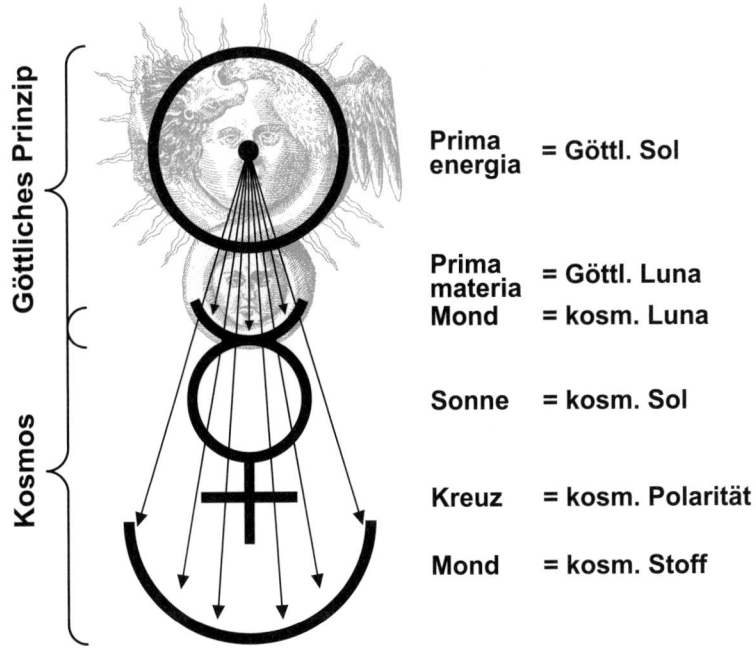

Abb. 35: Die Initiation und das Werden des Kosmos

Die Strahlen des allgeistigen Lichts der Prima energia treffen auf die zunächst licht-undurchlässige Prima materia. Damit wird die Formung der Prima materia

91

initiiert, so daß diese allmählich für das allgeistige Licht durchlässig wird. Damit geht die geistige Sonne auf ○, die Dunkelheit weicht ○ und der Kosmos ist geboren ○.

Es ist das „Kreuz des Kosmos +", daß sein Licht, und damit auch sein Stoff, noch nicht dem vollkommenen Licht des Göttlichen Prinzips entsprechen. Das kosmische Licht verdichtet sich weiter zur lunar-stofflichen Natur ‿.

Abbildung 36 zeigt das alchemistische Symbol des kosmischen Werdens:

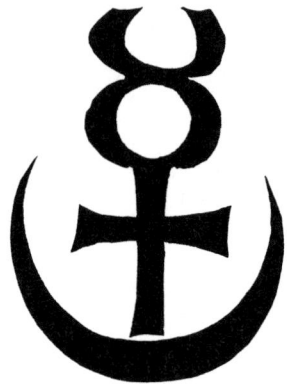

Abb. 36: Der Götterbote Merkur ☿
bringt "Licht" ins Dasein ‿

☿ ist hier das Zeichen des Götterboten Merkur (Kap. 4.4), der das Oben und Unten bzw. den Himmel und die Erde bzw. das Fein- und Grobstoffliche verbindet. Er führt die geistigen Kräfte der „unwandelbaren göttlichen Tat"[209] auf und nieder und somit ins Dasein[210]. In der römischen Mythologie hat diese Mittlerfunktion „Merkur mit dem Merkurstabe" und in der griechischen Mythologie „Hermes mit dem Hermesstabe". Im Merkur herrscht das Luna ‿ über dem Sol ○, da das Luna das noch unvollkommene Sol ☿ gebiert. Das Sol zeigt sich im unvoll-kommenen Kosmos ♀ (nicht im Göttlichen Prinzip!) als weibliches Prinzip ♀. Damit ist das weibliche Prinzip die Keimzelle des vollkommenen Kosmos ⊙!

Viele alchemistische Darstellungen zeigen den kosmischen Werdegang zwischen den Polen von Sol und Luna:

• Abbildung 37 zeigt den Götterboten Merkur als Sohn der Prima energia und der Prima materia, der das allgeistige Licht, über den Stab der „unwandelbaren Göttlichen Tat", in die lunare Natur (das Wasser als Quell des Lebens) trägt.

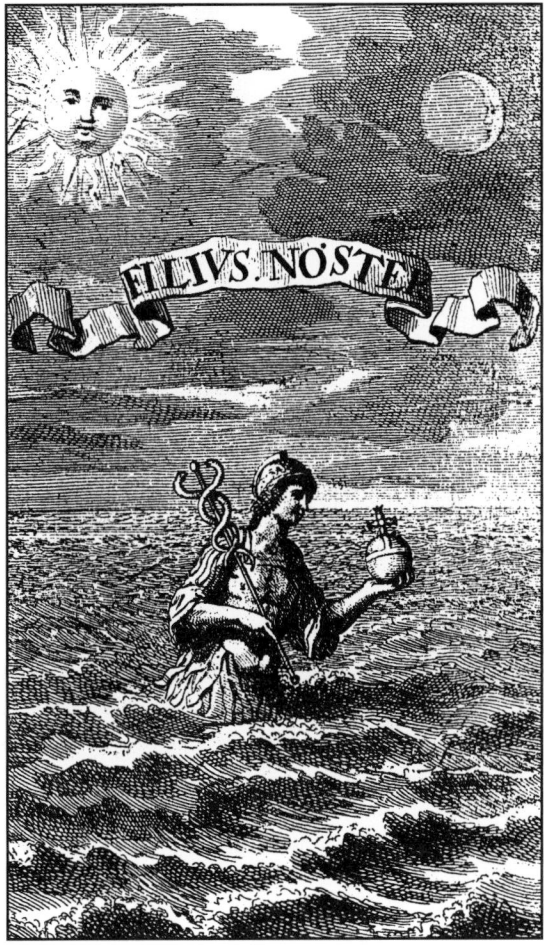

Abb. 37: Der Götterbote Merkur als
„Filius Noster (Unser Sohn)"[211]

Der Merkurstab gewährt den Polen des Daseins – den beiden Schlangen – Halt, so daß sie sich im spagyrischen Lebensrhythmus „nach oben" entwickeln können. Merkur trägt in seiner linken Hand die Erde ♀ – die Frucht der Spagyrik.

• Im Laboratorium Soluna ist eine Metallplatte eingelassen (Abb. 38).

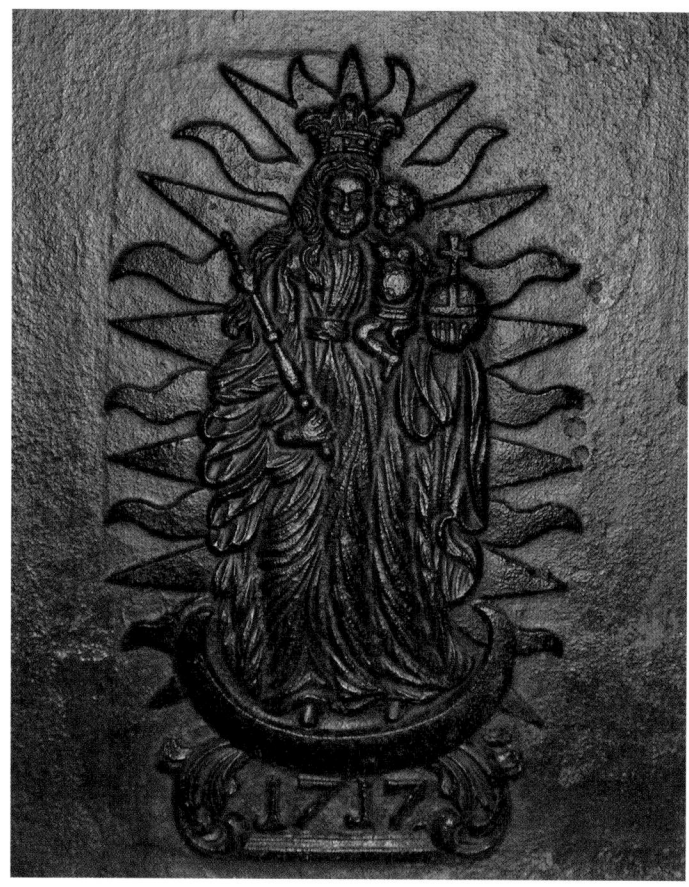

Abb. 38: Der Götterbote Merkur
als Maria oder Isis[212]

Die geradlinigen Strahlen symbolisieren das allgeistige Licht der Prima energia. Maria symbolisiert die Prima materia; ihr Zepter symbolisiert höchste Macht (Luna steht im Kosmos über dem Sol!). Sie reflektiert als Resonanzkörper das Licht der Prima energia zum spagyrisch-rhythmisch geschwungenen Licht der Natur, aus dem die stoffliche Natur ☽, Jesus und die Welt ♁, geboren werden. Nach einer anderen Interpretation ist nicht Maria, sondern Isis (1717) darge-stellt: Die Göttin Isis sammelte den zerstückelten Leichnam des Sonnengottes

Osiris und schenkt ihm, mit Hilfe des „Wassers des Lebens", neues Leben[213]. Sowohl Maria als auch Isis sind Allegorien der Prima materia ♅, die den kosmischen Merkur ☿ gebiert.

• Abbildung 39 zeigt den Merkur ☿ als doppelgeschlechtlichen Androgyn bzw. Rebis:

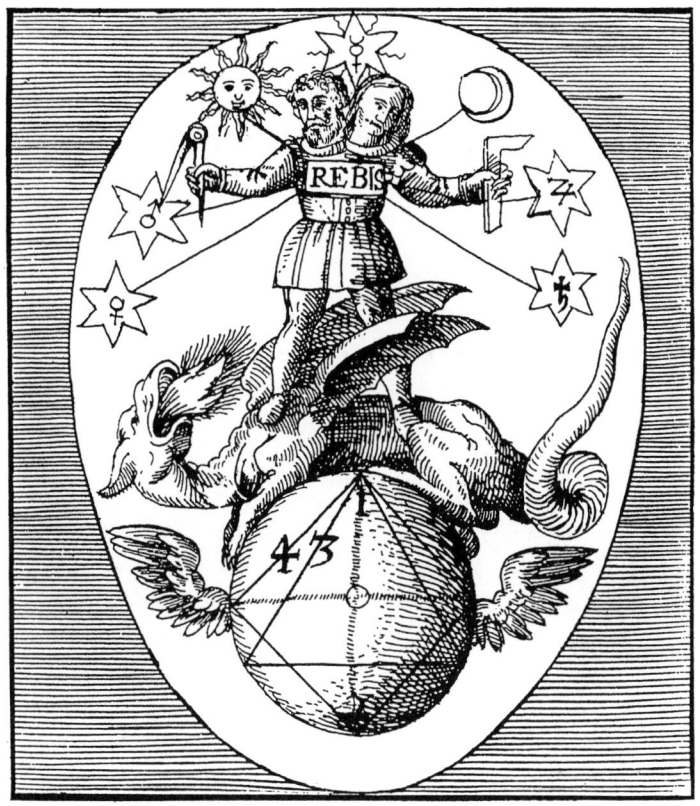

Abb. 39: Der Götterbote Merkur
als zweigeschlechtlicher Rebis[214]

Der Zirkel symbolisiert die männlich-solare Eigenschaft des Sols in den Formen Sonne ☉, Venus ♀ und Mars ♂; das Winkelmaß symbolisiert die weiblich-lunare Eigenschaft des Lunas mit Mond ☽, Jupiter ♃ und Saturn ♄. Der Götterbote Merkur führt die oben veranlagten Grundformen über die Spagyrik (geflügelter Drache) zur Formung der geflügelten Prima materia. In der Prima materia sind die drei Ursubstanzen „Sal–Sulphur–Mercurius (Kap. 4.2)" und die vier Elementarzustände des Stofflichen „Feuer–Erde–Wasser–Luft (Kap. 4.5)" angedeutet. Durch die Formung der Prima materia zerplatzt die Eierschale, und die vom Götterboten vermittelten Formen äußern sich.

Das Zeichen von Yin-Yang zeigt eine Momentaufnahme der spagyrischen Wandlung (Abb. 40):

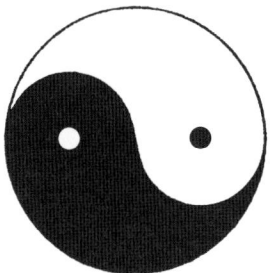

Abb. 40: Das Zeichen
von Yin (unten = das Weibliche)
und Yang (oben = das Männliche)
zeigt das Leben als Interaktion der beiden Daseinspole

Der unvollkommene Geist (das Männliche bzw. Sol bzw. Yang) löst sich aus seiner stofflichen Natur (das Weibliche bzw. Luna bzw. Yin) und wird vom Allgeist erhöht (spagyrische Ausdehnung).
Daraufhin wendet sich der potenzierte Geist der stofflichen Natur wieder zu, nimmt diese auf und formt diese nach dem Vorbild seines erhöhten Wesens (spagyrische Verdichtung) ...

Das Zeichen von Yin-Yang zeigt den spagyrischen Fortschritt, da das Sol bereits Anteil am Luna und das Luna bereits Anteil am Sol hat[215].
Dazu paßt das Gleichnis vom Künstler (Sol) und seinem Werkstoff (Luna): Jeder handwerkliche Stoff (Luna) ist an sich nicht vollständig formlos (Luna

trägt stets eine Spur Sol); beispielsweise unterscheidet sich Holz von Ton und Metall. Der Künstler (Sol) hat die Form des Werkstoffs (das Sol im Luna) zu berücksichtigen (Sol trägt stets eine Spur Luna).

Dieses Gleichnis konkretisiert das Wesen des Sol als „in duldiger Weise tätig" und das Wesen des Luna als „in tätiger Weise duldig".

Die Spagyrik schafft Transparenz und transportiert das allgeistige Licht mit steigender Intensität in den Kosmos. Entsprechend wandelt sich die stoffliche Natur immer mehr zur allgeistigen Signatur, bis die Prima materia (Luna) und die stoffliche Natur (Luna) die Form der Prima energia (Sol) äußern. In diesem Moment hat (wieder) die Sonnenscheibe ○ die Mondsichel ☽ aufgenommen und das Kreuz des Daseins + hat sich (wieder) in der vollkommenen Form • aufgelöst ☉. Damit erstrahlt das geistige Licht Gottes (wieder) in der Einheit von Geist und Stoff, und der Kosmos hat seine Bestimmung erfüllt.

☉☉

Das Symbol des Goldes ☉ versinnbildlicht in vielerlei Hinsicht den vollkommenen Kosmos:

• Der Stoff ○ ist um die allgeistige Mitte kristallisiert und hat dessen Form • angenommen. Gleich in welche Richtung der Blick vom mittig angeordneten Geist aus geht und gleich von welchem Punkt des stofflichen Rands der Blick zum mittigen Geist erfolgt, derselbe Kosmos zeigt sich stets in der gleichen Form. D.h. jede subjektive Betrachtung ist gleichzeitig auch objektiv und reflektiert damit den „reinen" Geist (Abb. 41/ S. 98).

• Aus spagyrischer Sicht steht die vollkommene Form • im Mittelpunkt des spagyrischen Kreislaufs ☊, womit keine weitere Erhöhung bzw. Vergeistigung des Stofflichen mehr möglich ist; die „Goldene Mitte ☉" ist erreicht. Daher beschreibt der Grundsatz » *wie innen, so außen* « genau genommen nicht den Zustand des Kosmos, sondern dessen Bestimmung (Abb. 41/ S. 98)!

• Ist das allgeistige Werk vollbracht, durchdringt das allgeistige Licht den Stoff ohne „Widerstand" und „Schatten". D.h. der allgeistige Lebensimpuls durchflutet ungehindert die Sphären des Kosmos ☉ (Abb. 42/ S. 99).

97

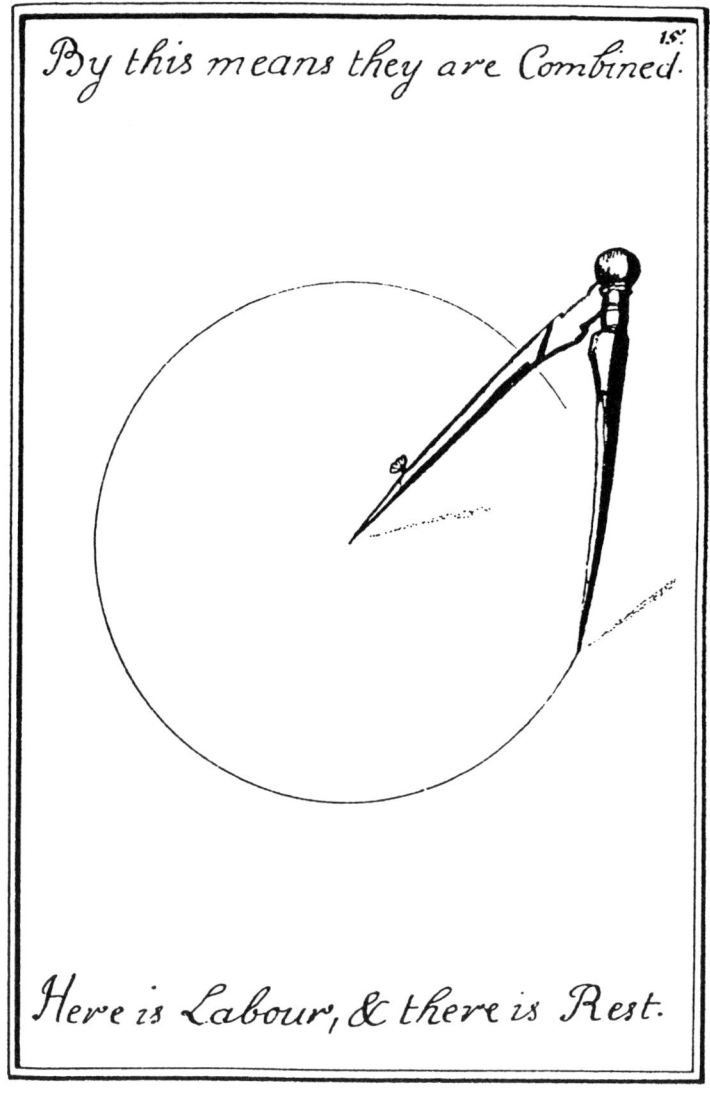

Abb. 41: Der Kreis als Sinnbild der Vollkommenheit[216]:
„By this means they are combined"
= Der Stoff ○ ist die vollkommene Form •.
„Here is labour, & there is the rest"
= Im vollkommenen Zustand gilt Bewegung = Ruhe;
d.h. die Polarität des Daseins ist überwunden.

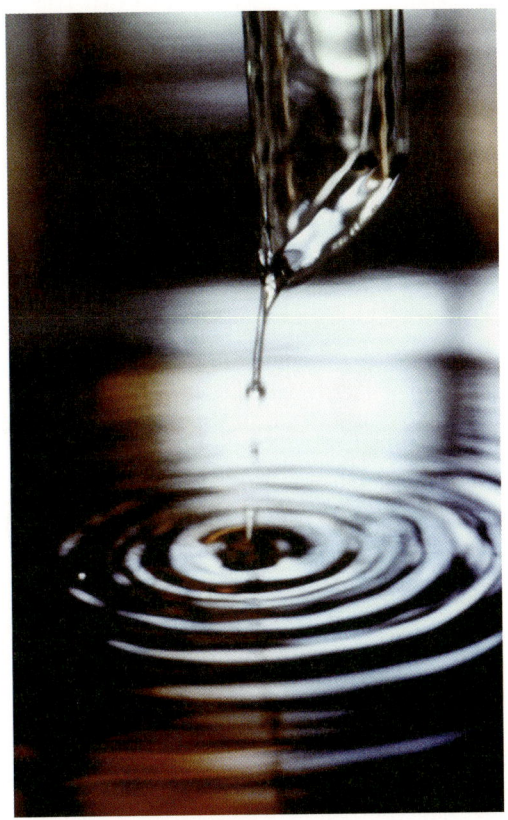

Abb. 42:
Das Wasser als
geistvermittelnder Stoff[217],
wie z.B. in homöopathischen
Hochpotenzen

In der Einheit der Vollkommenheit ⊙ ist die Polarität und damit das Kreuz des Daseins **+** überwunden. Von diesem Zustand berichten Menschen, die die Nähe des Todes erlebt haben: Vom unendlich dynamischen Schöpfungslicht durchflutet, ruhen sie in sich selbst ⊙.

4.2 Die Ursubstanzen –
Sal, Sulphur und Mercurius

» Tau des Himmels, ewig fällt er:
Sulphur und Mercur und Sal. «[218]
(Bernus)

Das Licht der Natur, der vom Götterboten getragene Allgeist, hat drei Wesensmerkmale (Abb. 43):

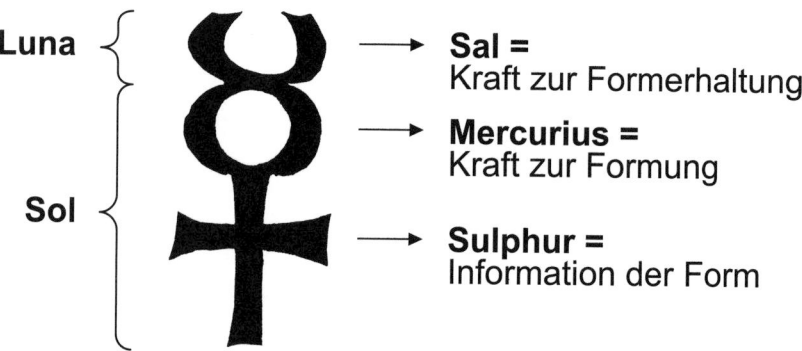

Abb. 43: Das geistige Dasein

Das Geistprinzip „Sal ☽ "

Das Wesen des Lunas wirkt verdichtend. Diese „Kraft zur Formerhaltung" hält das Dasein in Form und wird als Sal ☽ bezeichnet.

Salische Stoffe sind stabilisierend und festigend[219] – das Sal als Prinzip des Feuerbeständigen[220]. Das Sal der Seele äußert sich beispielsweise in der Zufriedenheit und Geborgenheit (Abb. 47/ S. 106). Salische Prozesse wirken „abkühlend" und damit „retardierend"; beispielsweise kühlen die Tränen die Seele und der Schweiß den Körper.

Das Geistprinzip „Mercurius ☿ "

Das Wesen des Sols wirkt ausdehnend bzw. „entflammend". Diese „Kraft zur Formung" wird als Mercurius ☿ bezeichnet.

Es verwirrt zunächst, daß das solar-kosmische Geistprinzip „Mercurius" vom solar-göttlichen Geistprinzip „ursprünglicher Sulphur", und nicht vom lunargöttlichen Geistprinzip „ursprünglicher Mercurius" ausgeht (Kap. 4.1 – das Göttliche Prinzip). Dies wird zum einen damit begründet, daß sowohl das Wesen des ursprünglichen Mercurius (lunare Prima Materia) als auch das Wesen des Geistprinzips "Mercurius" (solare Kraft zur Formung) unbewusst-anonym bzw. nicht-individuell und damit lunar sind[221]. Zum anderen gelangt der solare Mercurius des „ursprünglichen Sulphurs" (solare Prima energia) über den „ursprünglichen Mercurius" (lunare Prima materia) ins Dasein (Kap. 4.1, Abb. 35); d.h. im Kosmos scheint der primär solar-männliche Mercurius aus dem lunar-weiblichen „ursprünglichen Mercurius" geboren.

Synonyme zum Begriff „Mercurius" sind „Lebensenergie" und „Chi-Kraft" der chinesischen Tradition[222].
Mercurius setzt die Natur der Dinge, zur Signaturausprägung[223], in eine rhythmisch-lebendige Schwingung[224]. Mercurius ist damit die Gegenkraft zum Sal.
Mercurielle Stoffe sind flüchtig und haben eine „flüchtigmachende" Wirkung[225] – der Mercurius als Prinzip der Schmelzbarkeit[226]. Der Mercurius der Seele äußert sich beispielsweise in der Motivation und Neugier (Abb. 47/ S. 106). Mercurielle Prozesse machen „hitzig" und wirken „aktivierend"; beispielsweise bekommt der mercurielle Mensch leicht einen „hitzig-roten Kopf".

Das Geistprinzip „Sulphur ♁ "

Das Wesen des Sols enthält auch die wesentliche Lebensform. Diese „Information der Form" wird als Sulphur ♁ bezeichnet. Er bildet die „Intelligenz"[227] bzw. die „unsterbliche Seelenform"[228], welche den körperlichen Tod überdauert[229]. Sulphurische Stoffe sind durch Einwirkung des Feuers[230] brenn- und schmelz-bar[231]; ihre Form wird durch die Spagyrik gewandelt bzw. „geheilt". Der Sulphur der Seele äußert sich beispielsweise in der Intuition, Idee und dem Lebensplan.
Der Sulphur kann auf unterschiedlichen Trägern gespeichert sein. Beispiels-weise die sulphurischen Inhalte dieses Buchs im Gehirn des Lesers, auf einer CD-Rom oder Tonkassette; die Forminformation einer Heilpflanze im Wasser oder Alkohol (spagyrische Essenzen und homöopathische Dilutionen).

Der Geist (Ursache) verdichtet sich zum Stoff (Wirkung). Deshalb bezeichnet Bernus die drei Geistprinzipien als „Ursubstanzen".

Die drei Ursubstanzen initiieren und unterhalten den kreativen Prozeß der Spagyrik (Abb. 44):

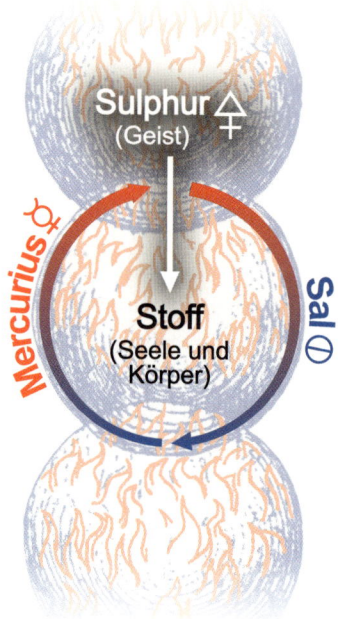

Abb. 44: Mercurius, Sulphur und
Sal begründen die Spagyrik

Der Mercurius ☿,

die solar-erhitzende Geisteskraft zur Formung, bewirkt die spagyrische Entspannung, Lockerung und damit die Ausdehnung des Stofflichen zur Freilegung seines geistigen Gehalts.

Der Sulphur ♁,

die geistige Forminformation des Stofflichen, kann durch die Lockerung des Stofflichen, und somit von jeglicher stofflichen Verhärtung „befreit", allgeistige Erhöhung erfahren.

Das Sal ☽,

die lunar-abkühlende Geisteskraft, bewirkt die spagyrische Verdichtung und Festigung des Stofflichen. Im Verlauf der spagyrischen Verdichtungsphase strahlt die mercurielle Lösungskraft langsam ab, so daß der relative Einfluß der formhaltenden Kraft des Sals ☽ steigt. D.h. die mercurielle Hitze ☿ (Kraft) wird durch die salische Kälte ☽ (Gegenkraft) abgekühlt, so daß das Stoffliche, nach der erhöhten Information des Sulphurs, aushärtet.

Das Wirken der drei Ursubstanzen verdeutlichen nachfolgende Gleichnisse:

• Ein Silberbarren entsteht, indem das salisch-solide Silber mercuriell einge-schmolzen wird. Daraufhin wird es in eine sulphurische Form gegossen. In dieser Form kühlt es aus, d.h. die „kühle" Kraft des Sals gewinnt gegenüber der „hitzigen" Kraft des Mercurius (wieder) die Oberhand, so daß das Silber in der ihm vorgegebenen sulphurischen Form erstarrt.

• Die feinstoffliche Seele wird fortlaufend durch geistige Inhalte geformt. Gelangen die geistigen bzw. sulphurischen Inhalte dieses Buches beim Leser auch zur geistigen Schau (Mercurius), bewirkt dies die Formung der Seele des Lesers (Sal). Er bekommt so einen Eindruck von und damit Einsicht in die Alchemia medica (Sulphur).

• Der Rhythmus trägt und vermittelt den Sulphur – auch den der Musik. Klassische Musik vermittelt die Elementarqualitäten des Daseins (Sulphur) und „berührt" und „verbindet" uns mit allen Naturen. Dagegen ist Technomusik bewußt sulphurarm; ihre Intention liegt primär im mercuriell-salischen Rhythmus, der, ohne sulphurische Bevormundung, individuell befreiend, beflügelnd, aber auch isolierend wirkt.

Im Verlauf der salischen Aushärtung reift das Stoffliche durch sulphurische Lebenserfahrung. D.h. durch die Bindung des Sulphurs an das Stoffliche erfährt der Sulphur eine objektivierende Korrektur. Dazu das folgende Gleichnis:
Bevor ein Auto in Serie gebaut werden kann, ist dessen sulphurische Konstruktion in mehreren Prototypen zu testen. Nur durch das körperliche Testen der geistigen Konstruktion (spagyrischer Erfahrungsprozeß) ist es möglich, die Konstruktion derart zu objektivieren bzw. zu modifizieren, daß der neue Autotyp zur Serienreife gelangen kann.

Die vom Naturstoff gezeigten Formen und Eigenschaften werden durch die Mischungsverhältnisse der drei Ursubstanzen bestimmt: » *Alles was ist, besteht aus Mercurius, Sulfur und Sal.* « *(Bernus)*[232] Im Samen sind die wesentlichen Mischungsverhältnisse bereits festgelegt; der vom Samen getragene Ätherleib (Geist-Seele) äußert sich später im Körperleib (Körper) (Abb. 45).

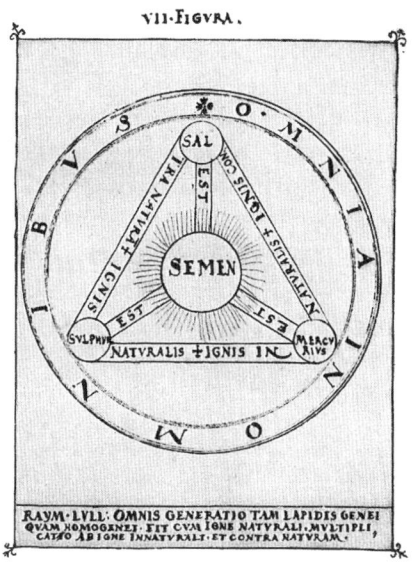

Abb. 45:
Der Samen als Träger
der drei Ursubstanzen[233]

Grobstoffliches Sinnbild des Sals ⊕ ist das Salz. Eine salische Substanz ist stets gleichermaßen salisch und mercuriell. Folglich trägt der in seiner Erscheinung ruhende Stoff ein Gleichgewicht von Mercurius ☿ (Kraft) und Sal ☽ (Gegen-kraft); d.h. ein relativer Kräfteüberschuß wird abgebaut.
Sehr salische Substanzen sind folglich stets auch sehr mercuriell und damit „licht", wie beispielsweise ein Bergkristall. Alchemistisches Sinnbild der Bindung des Mercurius an das Sal ist der Feuersalamander; seine Erscheinung ist gleich-zeitig salisch lunar-kalt und mercuriell solar-heiß (Abb. 46).

Das Salz des Lapis trägt Mercurius und Sal in unendlich intensivierter Form. Die Alchemie wird daher von Bernus und Retschlag als „Salzkochung" bzw. „Halchimia" (griechisch „hal" – Salz und „chyo" – ich koche) bezeichnet[234]:
» *Sol, Sal, Salamander = Salz der Felsenhöhle – Halchimia = Salzkochung, die zum Heile führt: Salus!* « *(Bernus)*[235]
Ein Gleichnis zur Salzkochung: Die Sonne strahlt auf das Meer und Meersalz bleibt zurück. Das im Salz gespeicherte Feuer schmilzt bei Berührung das Eis.

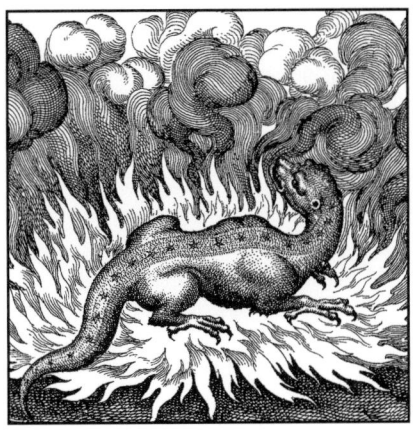

Abb. 46:
Der Feuersalamander als
Sinnbild der Bindung
„Mercurius-Sal"[236]

Grobstoffliches Sinnbild des Sulphurs ♇ ist der Schwefel. Der Schwefel vermag das flüchtige Quecksilber festzuhalten und dabei zu färben bzw. zu tingieren (Formung). Sein feurig-männliches Wesen △ erzeugt somit die Polarität des Daseins +[237]. Sein Zeichen ♇ steht daher oft am oberen Ende des Merkurstabs (Abb. 80/ S. 172).
Grobstoffliche Sinnbilder des Mercurius ☿ sind das Quecksilber und der Ethanol. Beide wirken „erhitzend", „schmelzend" und damit formauflösend.

Wie jeder Stoff sind auch das Salz, der Schwefel und das Quecksilber Träger aller drei Ursubstanzen, wobei im Salz das Sal, im Schwefel der Sulphur und im Quecksilber der Mercurius besonders dominant in Erscheinung treten (Abb. 47/ S. 106).

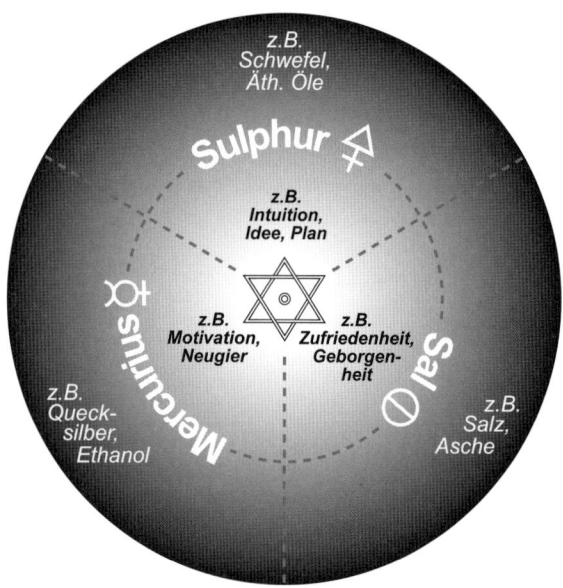

Abb. 47:
Die drei Ursubstanzen im Kosmos

Die Verbindung „Sal-Sulphur-Mercurius" bildet die Magia naturalis: ohne die drei Ursubstanzen keine Spagyrik, ohne die Spagyrik keine Alchemie und kein Leben.

Obwohl die drei Ursubstanzen im Mittelpunkt der alchemistisch-spagyrischen Lehre stehen, äußert sich Bernus zu diesen nur sehr kurz. Damit weist er aber dennoch den Weg zu deren Einsicht:

» Die drei, der ganzen alchymistischen Vorstellungswelt zugrunde liegenden, imaginativ gefundenen und auf diesem Wege immer wieder findbaren Urprinzipien oder besser Ursubstanzen wurden angesprochen mit: Sal, Sulphur und Mercurius. (...) Diese drei Substanzen sind jedoch mit Salz, Schwefel und Quecksilber beileibe nicht identisch, sondern die drei chemischen Stoffe stellen nur die materielle äußere Erscheinungsform jener drei Ursubstanzen dar. Die ganze materielle Welt – so lehrt die Alchymie – nimmt ihren Ausgang von den drei Prinzipien: Sal, Sulphur und Mercurius, und je nachdem ein Körper mehr

106

an der einen oder anderen dieser Energien teilhat (nach heutiger Terminologie), ist er mehr oder minder flüchtig, feuerfest oder verbrennlich. Sal ist das Festigende, Sulphur das Verbrennliche, Mercurius das Flüchtige und Flüchtigmachende. «[238]

Für Bernus sind die drei Geistprinzipien für das Leben ursächlich. Gleichermaßen äußert sich Paracelsus:» *Wie aber nun Gott beschaffen hat die Welt, ist also. Er hats in ein Corpus gemacht, anfenglich, so weit die 4 Element gehnd. Dieses Corpus hat er gesetzt in drey Stück, in Mercurius, Sulphur und Sal, also daß da sind drey ding, machen ein Corpus. Dies 3 Ding machen alles, so in den 4 elementen ist und wirdt. Diese 3 ding haben in ihnen alle Kraft und Macht der Zer-(ver-)genglichen dingen.* «[239]

Aber gerade in der jüngeren Literatur werden die drei Ursubstanzen mit den drei Sphären des Daseins gleichgesetzt: Körper = Sal, die Seele = Sulphur und der Geist = Mercurius. Diese Deutung steht im krassen Widerspruch zur Lehre Bernus´ und Paracelsus´:

Der Körper ist nicht das Sal!

Das Geistprinzip „Sal" ist die „Kraft zur Formerhaltung"; der Körper ist stets Träger aller drei Ursubstanzen und wird durch diese zur Geistsignatur geformt. Die Gleichsetzung von Körper und Sal ist gleichbedeutend mit der Gleichsetzung von Chemie und Alchemie!

Die Seele ist nicht der Sulphur!

Das Geistprinzip „Sulphur" ist die „Information der Form"; die Seele ist stets Träger aller drei Ursubstanzen und wird durch diese zur Geistsignatur geformt. Die Gleichsetzung von Seele und Sulphur ist gleichbedeutend mit der Gleichsetzung von Stoff und Form!

Der Geist ist nicht der Mercurius!

Das Geistprinzip „Mercurius" ist die „Kraft zur Formung"; die drei Ursubstanzen bilden den Geist. Der Geist kann als Mercurius bezeichnet werden, wenn damit der „Götterbote Merkur", nicht aber die Ursubstanz „Mercurius", angesprochen ist (Kap. 4.1)!

Die Gleichsetzung von Geist und Mercurius ist nur wenig geistreich: Der Ethanol ist Träger des Mercurius. Folgt man der Gleichsetzung von Geist und Mercurius gilt: Geist = Mercurius = Ethanol. Übermäßiger Alkoholkonsum müsste demnach auch die menschliche Intelligenz (Sulphur) erhöhen. Tatsächlich aber wirkt zuviel Alkohol nur übermäßig mercuriell anheizend, lockernd und damit letztendlich „formauflösend" bzw. „verblödend"!

Die Gleichsetzung von Sal–Sulphur–Mercurius mit Körper–Seele–Geist ist ein großer Irrtum und weist den falschen Weg!

Getreu den Sinnsprüchen „Alles Gute kommt von oben" und „Die Weisen regieren die Sterne" durchdringt der „obere" Geist (Sal-Sulphur-Mercurius), vermittelt über den Götterboten Merkur, den „unteren" Stoff. Damit wird der spagyrische „Heilungsprozess" nach „oben" zum „allgeistigen Kern" bzw. der „Goldenen Mitte" initiiert und aufrecht erhalten.

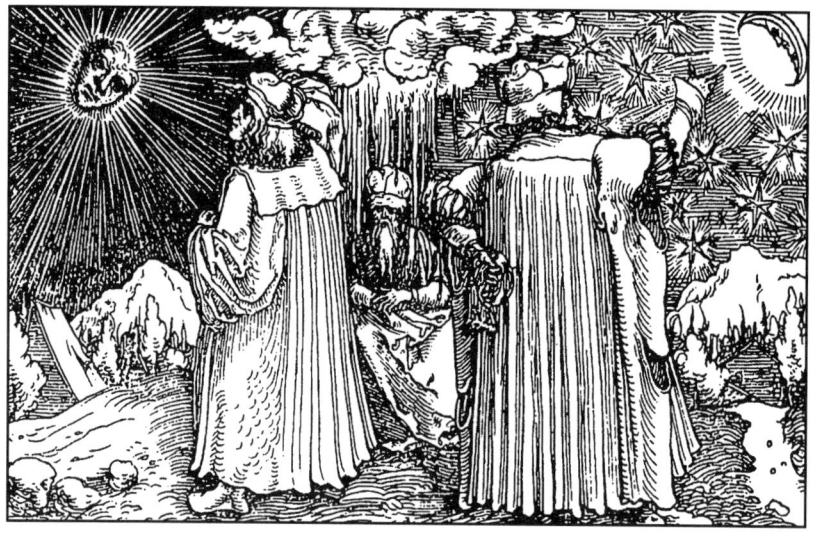

Abb. 48: Die Begeisterung des Kosmos[240]

Abbildung 48 zeigt die „oberen" dunstgetragenen Geistprinzipien, die über den weisen Götterboten nach „unten" kondensieren und damit die Sphären des Stofflichen durchdringen. Der Tag wird so von der lichten und aktiv-tätigen „Sonne" (spagyrisch-mercurielle Ausdehnungsphase) und die Nacht vom dunklen und passiv-duldigen „Mond" (spagyrisch-mercurielle Verdichtungsphase) beherrscht.

Die dadurch initiierte Spagyrik formt den Stoff zur Geistsignatur (Sulphur).
Der Astrologe (Mikrokosmos) reflektiert das Gestirn zur solaren Tageszeit und
zur lunaren Nachtzeit. In diesem Rhythmus rückt auch sein Seelenstoff ins
„richtige Licht".

4.2.1 Die Wirkprinzipien der Alchemia medica

Auch für die Wandlung von Krankheit in Gesundheit sind die drei Ursubstanzen ursächlich. Damit sind Sal, Sulphur und Mercurius die Wirkprinzipien der Alchemia medica und der SOLUNATE (Abb. 49):
• Nach dem Grundsatz *» Wie das Organ, so das SOLUNAT «* enthält der Sulphur eines SOLUNATS die gesunde Forminformation des ihm entsprechenden Organs oder Organ- bzw. Funktionssystems.
• Der Mercurius aktiviert den Stoffwechsel auf seelischer und körperlicher Ebene und „heizt" damit die spagyrische Umsetzung des Sulphurs an.
• Das Sal retardiert den Stoffwechsel auf seelischer und körperlicher Ebene und „kühlt" damit die spagyrische Umsetzung des Sulphurs ab.

geistige Wirkprinzipien	Mercurius ☿	Sulphur ☍	Sal ☽
Eigenschaft	„anheizende", aktivierende Kraft	Forminformation der Organe und Organsysteme	„kühlende", retardierende Kraft
SOLUNATE	*SOLUNAT Nr. 2* *Aquavit* *SOLUNAT Nr. 10* *Matrigen I akt.*	*SOLUNAT Nr. 5* *Cordiak* *SOLUNAT Nr. 11* *Matrigen II ret.*	*SOLUNAT Nr. 14* *Polypathik*

Abb. 49:
Die geistigen Wirkprinzipien
der Alchemia medica und der SOLUNATE

Dazu ein paar Beispiele:
• Das SOLUNAT Nr. 5 Cordiak stärkt das Herz in seiner sulphurischen Formfunktion.
• Das SOLUNAT Nr. 2 Aquavit aktiviert mercuriell eine zu geringe Lebensfunktion des Körpers.
• Das SOLUNAT Nr. 14 Polypathik retardiert salisch eine übermäßige Lebensfunktion.
• Die SOLUNATE Nr. 10 Matrigen I aktivierend und Nr. 11 Matrigen II retardierend tragen beide die sulphurische Forminformation der weiblichen Geschlechtsorgane. Dabei wird der weibliche Regelzyklus durch SOLUNAT Nr. 10 Matrigen I aktivierend mercuriell aktiviert und durch SOLUNAT Nr. 11 Matrigen II retardierend salisch retardiert.

Durch die Spagyrik der SOLUNATE (Kap. 5.3.1) enthalten die SOLUNATE die stofflichen Signaturen ihrer geistigen Wirkprinzipien. Grobstoffliche Signaturen sind beispielsweise wirkungsrelevante Bitter- und Gerbstoffe.

Das heilwirksame Geistprinzip der SOLUNATE wird von deren alchemistisch potenzierten Fein- und Grobstoffen getragen. Damit werden sowohl die Vorteile der homöopathischen Hochpotenzen als auch die Vorteile der homöopathischen Niedrigpotenzen bzw. der rationalen Phytotherapie realisiert (Abb. 50).

Therapierichtung	Feinstoffliche Wirkprinzipien "Sal, Sulphur, Mercurius"	Grobstoffliche Wirkprinzipien "z.B. Bitter- und Gerbstoffe"
homöopathische Niedrigpotenzen		⊙
homöopathische Hochpotenzen	⊙	
Rationale Phyto–Therapie		⊙
SOLUNATE	⊙	⊙

Abb. 50:
Die SOLUNATE – eine ganzheitliche Arznei

Dank der heutigen Analytik sind die chemischen Strukturen verschiedener Wirkstoffe eines Heilpflanzenextrakts entschlüsselt. So wurde es zum Ziel, einzelne Wirkstoffe aus Arzneipflanzen zu extrahieren, noch besser zu synthetisieren, sowie neue Wirkstoffe zu „konstruieren" und zu „bauen".

Jeder Einzelwirkstoff ist Träger eines bestimmten Mischungsverhältnisses aus Sal, Sulphur und Mercurius. Die verschiedenen Einzelwirkstoffe eines Pflanzenextrakts ergänzen sich synergistisch in ihrem Mischungsverhältnis aus Sal, Sulphur und Mercurius. Daher ist die Heilkraft des Gesamtextrakts größer als die Summe der Heilkräfte seiner Einzelstoffe. So haben Phyto-Einzelwirkstoffe i.d.R. eine niedrigere therapeutische Effektivität als deren Gesamtextrakte.
Dies bestätigt auch die therapeutische Praxis: Der Gesamtextrakt hat eine größere

therapeutische Breite; zudem sind seine Einzelwirkstoffe nur relativ niedrig dosiert, so daß ungewollte Nebenwirkungen i.d.R. vermieden werden[241].

Viele Inhaltsstoffe der Gesamtextrakte sind noch nicht entschlüsselt, analysiert und folglich ist auch ihre Rolle im Gesamtextrakt noch nicht erforscht. Daher wurde lange Zeit die therapeutische Anwendung des Gesamtextraktes als unvernünftig eingestuft. Der objektiven Vernunft des Grundsatzes *» Wer heilt, hat recht «* ist es zu verdanken, daß der Gesamtextrakt heute wieder als das wirksame Prinzip anerkannt ist.

In diesem Zusammenhang stellt Bernus die berechtigte Frage: *» Ist die modern-exakte Forschung sehr viel weiter, mag sie heute wissen, daß die Schöllkrautwurzel u.a. die Alkaloide Chelerythrin, Chelidonin, α-, β- und γ-Homochelidonin, Protopin und Sanguinarin, ferner den Farbstoff Chelido-xanthin enthält?* «[242]

Die SOLUNATE gehen über die Effektivitätsstufe des Gesamtextrakts einer Heilpflanze hinaus: Bernus schafft in seinem Laboratorium der Natur günstige Bedingungen, damit diese, aus dem gemeinsamen Ansatz von sich in Sal, Sulphur und Mercurius entsprechenden und ergänzenden Rezepturbestandteilen, die SOLUNATE als Natureuschöpfung hervorbringt. Die SOLUNATE sind somit „mehr" als die Summe ihrer Rezepturbestandteile. Zudem wird durch die Spagyrik der SOLUNATE deren „überadditives" Wirkprinzip fortlaufend alchemistisch potenziert (Kap. 5.3).

4.2.2 Die Wirkansätze der Alchemia medica

Die ganzheitliche Medizin, wie die Chinesische, die Anthroposophische und auch die Alchemia medica, versteht Krankheit als Störung der im Menschen veranlagten Harmonie der Formen (Sulphur) und Kräfte (Sal, Mercurius)[243]. Durch die Spagyrik der Selbstheilung kann der Mensch zur geistigen Harmonie von Sal, Sulphur und Mercurius und damit auch zur Harmonie von Seele und Körper zurückfinden.

> Bernus zu den Selbstheilungskräften der Physis:
> *» Was bewirkt im erkrankten Organismus die Heilung? (...) Die Natur selbst. – Das schon von Hippokrates (460–377 v. Chr.) ausgesprochene Axiom: Die Naturen sind die Heilerinnen der Krankheit ... Die Physis findet allein ihren Weg, war seit dem für alle berufenen Ärzte über Paracelsus und die großen Iatrochemiker des Mittelalters bis in unsere Zeit hinein richtungweisend, und bei Krehl in Über die Naturheilkunde (...) finden wir fast wörtlich den gleichsinnigen Satz: Die Physis ist eine Eigenschaft oder Fähigkeit des Organismus, funktionelle Unordnungen seiner Organe wieder in Ordnung zu bringen. Nennt man diese Unordnungen Krankheiten, so vermag der Körper durch die Kraft seiner Physis sich selbst zu heilen. «*[244]

Wie der Mensch, so das SOLUNAT (Abb. 51)!

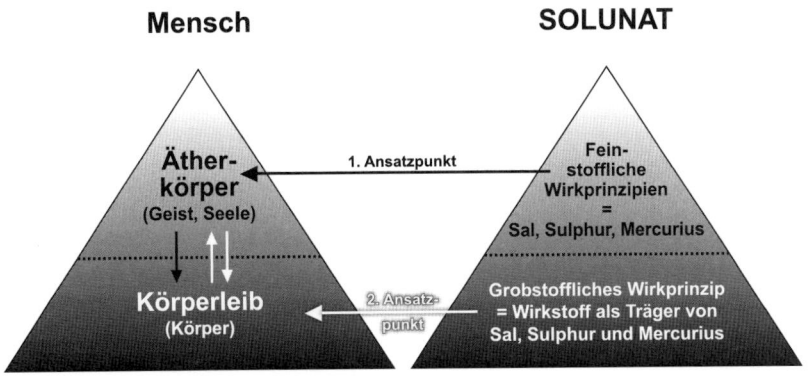

Abb. 51:
Der ganzheitliche Wirkansatz
der SOLUNATE

• Folglich können die von den SOLUNATEN getragenen Formen (Sulphur) und Kräfte (Mercurius und Sal) die Selbstheilungskräfte des organspezifischen Ätherleibs stärken und aktivieren (Abb. 51/ S. 113 – 1. Ansatzpunkt).

Bernus zum Ätherleib als Initiationspunkt der Selbstheilung:
» Was ist nun die Eigenschaft und Fähigkeit des Organismus, wodurch die funktionellen Unordnungen seiner Organe wieder in Ordnung gebracht werden? Welche Kraft wird in dem Organismus aufgerufen, die ihn dazu befähigt, den Abwehrkampf gegenüber den Viren und Bazillen aufzunehmen? Die dem Organismus zugeführten Impfstoffe oder Medikamente und die durch sie in Bewegung gesetzte mikrophysische Armee sind gewissermaßen die Heeresmassen, die den Kampf austragen – Was aber ist die sie in Bewegung setzende Kraft selbst und wo im menschlichen oder tierischen Organismus ist sie beheimatet? Im Zellenstaat? – : Nein, der Zellenstaat ist nur der biologische Schauplatz, auf dem der Kampf sich abspielt. Die Kraft selbst ist in dem mit irgendwelchen physikalisch-biologischen Mitteln und Methoden erreichbaren und ergründbaren animalischen Organismus überhaupt nicht vorhanden, sondern in dem sie durchwebenden menschlichen wie überhaupt animalischen Ätherleib, der jenseits aller methodologischen Faßbarkeit steht – wenigstens gegenwärtig noch. « [245]

• Folglich können die von den SOLUNATEN getragenen signaturrelevanten Grobstoffe (z.B. Bitter- und Gerbstoffe) auf den grobstofflichen Körperleib einwirken, um so von „außen" bzw. „unten her" eine korrigierend-heilende Rückwirkung auf den heilungsursächlichen „inneren" bzw. „oberen" Ätherleib (Feinstoff) auszulösen (Abb. 51/ S. 113 – 2. Ansatzpunkt).

Bernus zur Wirkung der Materia medica:
» Was ist es, das in der dem Organismus zugeführten materia medica auf den Ätherleib einwirkt und ihn zur Entwicklung eben dieser Abwehrkräfte aufruft? Und wie geht diese Einwirkung auf den Ätherleib vor sich? Bei Zuführung von Heil- und Impfstoffen mehr grobstofflicher Art wird der Ätherleib gewissermaßen von unten her (man kann hierbei nur unzulänglich bildhaft sprechen) zur Entwicklung der Abwehrkräfte aufgerufen, wodurch im Organismus dann als Folge heftige Reaktionen, oft mit mehr oder minder schädigenden Neben- und Nachwirkungen ausgelöst werden. Die feinstoffliche materia medica dagegen, etwa die der homöopathischen Hochpotenzen, wirkt nicht auf dem Umweg über den Organismus, sondern direkt auf den Ätherleib selbst in seiner eigenen Sphäre ein, und der Heilungsprozeß

vollzieht sich ohne schädigende Nach- und Nebenwirkung. Hierin liegt die Erklärung für die oft wunderbare Wirksamkeit der Hochpotenzen, in denen die stofflichen Bestandteile durch keine noch so minutiöse Analyse mehr nachgewiesen werden können und deren Anwendung von dem gegnerischen Lager als „symbolische Handlung" belächelt wird. «[246]

Lazzeroni erläutert den ganzheitlichen Wirkansatz der SOLUNATE:

» Das allen Heilmitteln eigene Wirkprinzip liegt vordergründig in einer chemischen Beeinflussung durch die in ihnen enthaltenen Ingredienzen, seiner zweiten Natur nach in der chemisch nicht zu definierenden Beeinflussung auf nichtmolekularer Ebene.

Auf dieser zweiten Ebene geschieht, was Bernus mit der Darstellung von Mitteln meint, die, „ohne den Organismus mit Giftstoffen zu beladen und ihn nachhaltig zu schädigen, die Heilkräfte selbst derart aufrufen, daß er sich gewissermaßen reorganisiert". Der Aufruf der Heilkräfte, der zur Reorganisation des funktionsgestörten Organismus führt, kann als Stärkung der körpereigenen Abwehrlage mit dem Ziel der Bekämpfung immunkomplexbedingter Erkrankungen bezeichnet werden. Eine Terminologie dieser Art geht in die richtige Richtung, sie engt jedoch, wie jede in der Medizin auf das Mechanistische beschränkte Definition, die eigentliche Bedeutung ein.

Bernus weist darauf hin, daß die Mittel des Laboratoriums Soluna nicht auf den aus der Ordnung geratenen Organismus direkt einwirken, sondern geschaffen sind, die Heilkräfte zu befähigen, wozu sie allein in der Lage sind: nämlich die Wiederherstellung und Erhaltung der Gesundheit. Sie sind dazu allerdings nur befähigt, solange sie selbst „organisiert" sind, das bedeutet, sich im ausgewogenen Zustand der Mitte befinden und damit fähig zur jeweils erforderlichen Gegenreaktion.

Geraten die Selbstheilungskräfte aus ihrer eigentlichen naturgewollten Ordnung, bedarf es einer zugeführten Energie, um das Chaos zu harmonisieren. Es bedarf eines Magneten, der alles ausrichtet, vom Universum bis hin zu den magnetischen Feldern zwischen jedem Atomkern und den sie planetar umkreisenden Elektronen. Die spagyrischen Heilmittel wirken innerhalb der ihnen eigenen Eigenschaften durch derartige energetische Signale, die mit wissenschaftlichen Methoden nicht nachweisbar, mit wissenschaftlichem Denken zumindest erahnbar sind.

Wer Lebensvorgänge nur in mechanistischen Kategorien begreift, wer ausschließt, daß Leben mehr ist als ein physikalisch messbares und chemisch nachweisbares Gebilde, verzichtet bei jeder therapeutischen Bemühung auf diese Ansprache. Er wendet sich lediglich an das begreifbare Unten und negiert das unbegreifbare Oben. «[247]

115

4.3 Die Elementarqualitäten

» Die Metalle, die von oben herabkommen,
haben ihren Ursprung in den sieben Planeten. «[248] *(Paracelsus)*

Das geozentrische Weltbild des Ptolemäus (ca. 100–170 n. Christus) hat die Erde zum Mittelpunkt, die von den sieben mit dem bloßen Auge sichtbaren Wandelplaneten Mond → Merkur → Venus → Sonne → Mars → Jupiter → Saturn umkreist wird (Abb. 52).

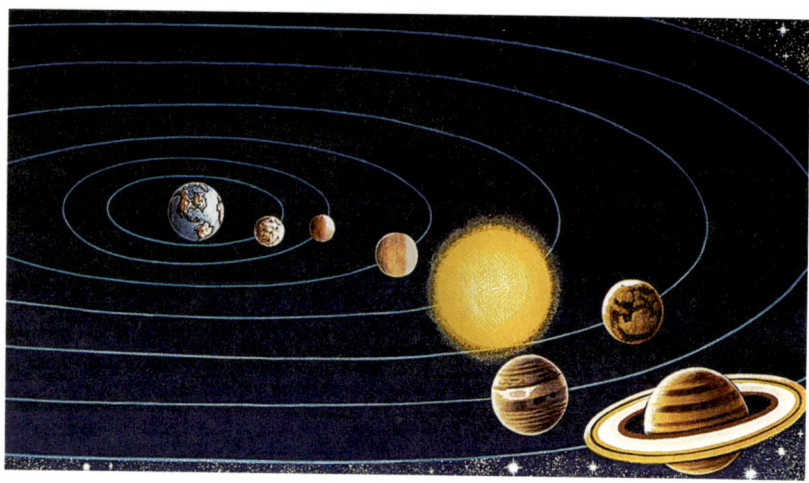

Abb. 52: Das geozentrische Weltbild des Ptolemäus[249]

Das ptolemäische Weltbild hebt den Sinn des älteren Weltbildes von Himmel (Sol) und Erde (Luna) nicht auf, sondern erweitert nur dessen räumliche Auffassung. Dazu bemerkt Burckhardt: *» Die Abstufung der himmlischen Sphären gleicht der seinlichen (ontologischen) Ordnung der Welt, nach der jeder bestimmte Zustand des Daseins aus einem höheren hervorgeht, wobei der jeweils höhere Zustand den verhältnismäßig niederen so in sich trägt, wie die Ursache ihre Wirkung enthält. Je weiter also die himmlische Sphäre ist, in der sich ein Gestirn bewegt, um so reiner, unbedingter, dem göttlichen Ursprung näher ist der Zustand des Daseins oder die Stufe des Bewußtseins, die ihr entsprechen. «*[250]

Jeder der sieben Wandelplaneten verkörpert jeweils eine urbildliche Elementarform bzw. -qualität des Kosmos. Diese Elementarqualitäten konkretisieren das Wesen der Ursubstanz „Sulphur (Information der Form)"!

4.3.1 Die sieben Planetenprinzipien –
Mond, Merkur, Venus, Sonne, Mars, Jupiter und Saturn

In den fünf erweiternden Wandelsternen des ptolemäischen Weltbildes geben sich weder Sol noch Luna ☽ ungebrochen kund[251]. Sie werden deshalb als „unvollkommene" bzw. „gestörte" bzw. „kranke" Ausprägungen von Sol (Sonne) und Luna (Mond) verstanden[252]. Als solche sind sie beiläufige, aber doch immer wieder in Erscheinung tretende Facetten bzw. Anblicke der beiden Urbilder von Sol und Luna (Abb. 53)[253].

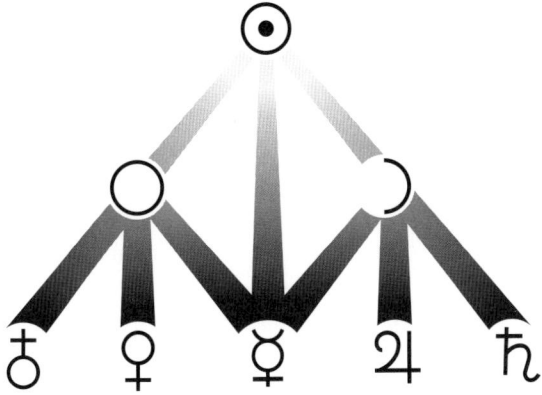

Abb. 53: Die 7 Elementarqualitäten des Sulphurs
als unvollkommener Ausdruck der Vollkommenheit ☉

Die Zeichen der Elementarqualitäten werden aus den Zeichen von Sol ○ und Luna ☽ sowie dem Kreuz + gebildet. Das Kreuz + symbolisiert auf astrologischer Ebene die vier Himmelsrichtungen und auf alchemistischer Ebene die vier Elementarzustände des Stofflichen (Kap. 4.5). Allgemein ist es das Zeichen der Polarität bzw. der latent enthaltenen Gegensätze der „gestörten Vollkommenheit"[254]. Die den Wandelplaneten zugeordneten Elementarqualitäten haben die Zeichen: Mond ☽, Merkur ☿, Venus ♀, Sonne ○, Mars ♂, Jupiter ♃ und Saturn ♄. Die Zeichen von Sol ○ und Luna ☽ zeigen an, ob entweder die sonnenhafte oder die mondhafte Ursache vorherrscht; die Position des Kreuzes markiert, in welcher stofflichen Sphäre die „Störung" verankert ist[255].

Das „Kreuz" der elementaren Gegensätze wird durch die kosmische Spagyrik „geheilt". D.h. Merkur ☿, Mars ♂ und Venus ♀ werden (wieder) Sonne ○, Merkur ☿, Jupiter ♃ und Saturn ♄ werden (wieder) Mond ☽; Sonne ○ und

Mond ☽ verschmelzen (wieder) zur vollkommenen Form •, der Einheit von Sol und Luna: SOLUNA ☉.

Jeder dem planetaren Stoff sphärisch nachgelagerte Stoff ist Signatur mindestens eines planetaren Urbilds. D.h. je weiter der Stoff vom geistigen Initiationspunkt sphärisch entfernt liegt, desto eher ist er eine Mischsignatur und desto größer wird seine phänomenologische Vielfalt (Abb. 54).

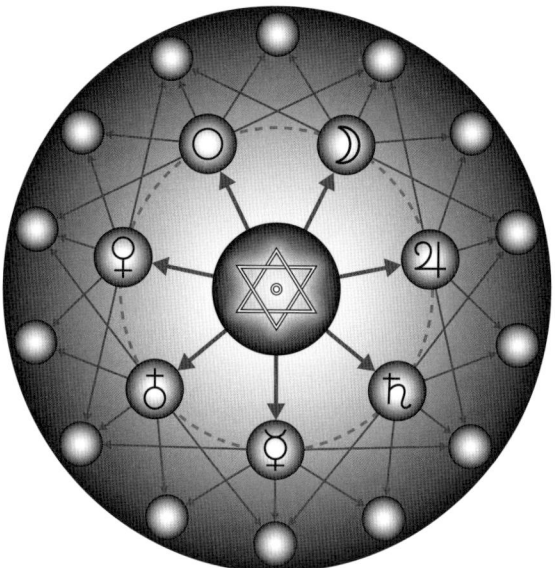

Abb. 54: Die Emanationen
der sulphurischen Formen

Der „innere" Geist assimiliert den „äußeren" Stoff zur „kosmo-physischen Entsprechung"[256]: » Wie innen, so außen.« Dieser alchemistische Grundsatz führt zu folgenden Einsichten:

• Die Signaturenlehre beschäftigt sich mit der Verstofflichung der sulphurischen Elementarqualitäten. Sie ist auf jeden Kosmos (Makro- und Mikrokosmos), auf allen stofflichen Ebenen (Seele und Körper), anwendbar. Entsprechend begriffen die Menschen früherer Zeitalter den Naturkörper als „Anblick Gottes"[257] und die „wahren" Alchemisten verstehen die Laboralchemie als Signatur der Seelenalchemie.

• Das äußere Dasein ist an das Innere – und nicht umgekehrt – gebunden. Damit ist jedes Ding *» die Verkörperung einer Idee und sein Dasein hängt von der Existenz der Idee, nicht aber die Idee vom Dasein ihrer Verkörperung ab. «*[258] Folglich sind die elementaren Schwingungsformen des kosmischen Allgeists allgegenwärtig und über die Spagyrik ausdrucksfähig: *» Jedes Ding, das in der sichtbaren Welt existiert, hat sein korrespondierendes Wesen in der unsichtbaren Welt; jede sichtbare Form ist in der Tat ein Symbol, in welchem die Eigenschaften seines sichtbaren Wesens auf der physischen Erde verkörpert sind «*[259]. Daher kann auch der an den Seelenstoff gebundene menschliche Geist vom Körperleib losgelöst weiterleben und die Geister der Liebe, der Zufriedenheit, des Hasses, des Geizes usw. hören nicht auf zu existieren, nur weil sie gerade nicht in Erscheinung treten[260].

• Das Dasein ist durch den Allgeist vorbestimmt; nichts ist dem Zufall überlassen. Der Adept hat vollständige Einsicht in die kosmo-physischen Gesetze von Ursache (Geist) und Wirkung (Stoff) und nur der Uneinsichtige fühlt sich als „Sklave des Zufalls"[261]: *» Having the motive does not necessarily mean one has the opportunity. Intentions are not necessarily operationalizable without the necessary circumstances. Chance is critical to success and the "lucky" ones seem to be invariably posed to take hold of the opportunities that chance provides. «*[262]

Die Elementarqualität „Mond ☽" (Abb. 55/ S. 120)

Von der Erde ausgehend folgt in Richtung Himmel die Sphäre des Mondes ☽. Das Mondprinzip entspricht mit seiner kühlenden und beruhigenden Wirkung dem Wasserelement. Junius konkretisiert das Wesen des Mondprinzips als weiblich, wechselhaft, familiär, helle und dunkle Züge vermischend, wohlwollend und mütterlich einerseits, wild und von rohen Instinkten gelenkt andererseits[263].

Retschlag zum irdischen Einfluß des Mondes: *» Der Mond ist der Erde am nächsten; ist er auch nur ihr Trabant und hat kein eigenes Licht, so gilt er doch*

119

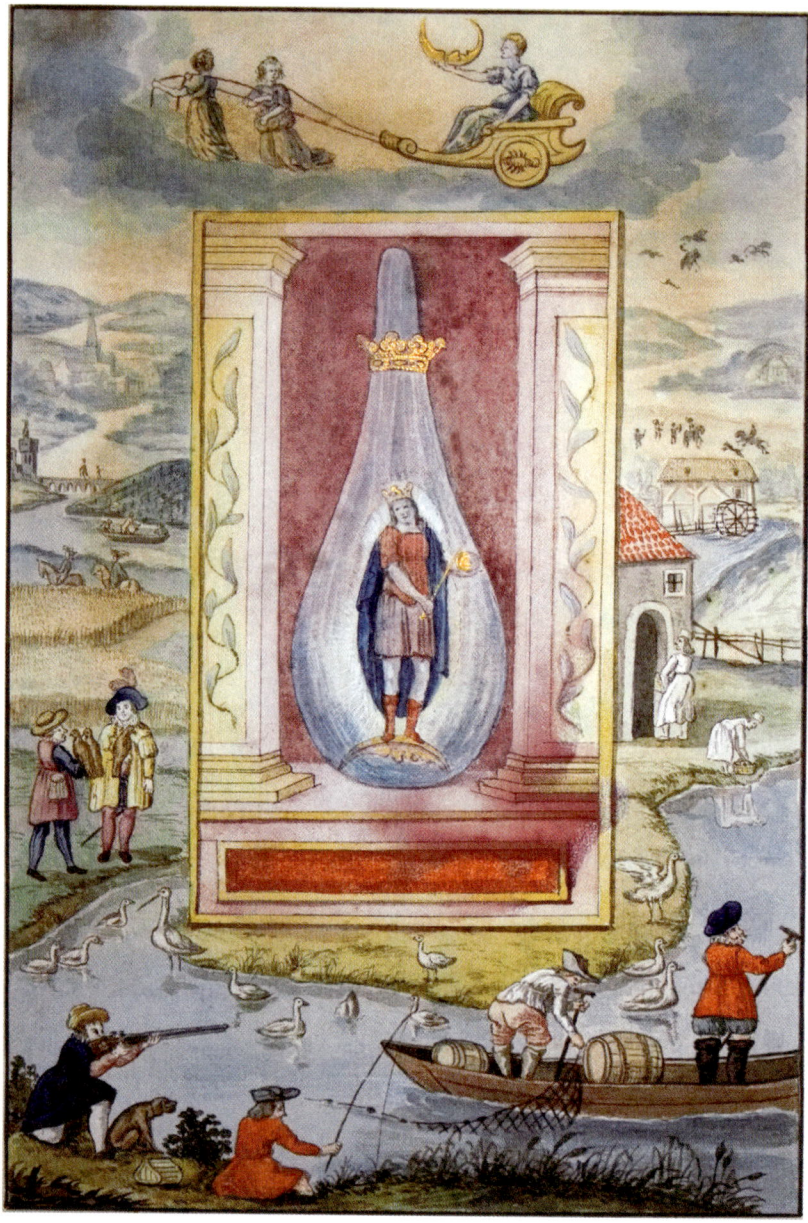

Abb. 55: Das vom sulphurischen Mond-Prinzip geäußerte Dasein –
mittig eine lunare Retortengenese der Laboralchemie

als eine Sammellinse der übrigen Planetenstrahlen, und sein Einfluß auf unsere Erde ist bedeutend. Als Beispiel sei erwähnt die Kraft des Neuwuchses menschlicher oder tierischer Haare oder Zweige der Bäume und des Pflanzenwuchses, wenn ein Beschneiden, Pflanzen, Säen zwei bis drei Tage vor Vollmond vorgenommen wird. In dieser Mondphase nehmen auch die Krustaceen Nahrung auf und entleeren sich im letzten Mondviertel. Nach Lombroso zeigen sich Anfälle von Neurose weit häufiger bei Neu- und Vollmond als zu anderen Zeiten. Ebbe und Flut regeln sich an allen Plätzen der Erde nach den Stellungen des Mondes, große Flut folgt eineinhalb Tage nach Neu- und Vollmond. Ebenso hat man eine Änderung des Wetters entsprechend den Mondphasen festgestellt. Der Wind ändert sich meist bei Vollmond usw. Wenn auch die Einflüsse, hervorgerufen durch die anderen Planeten, nicht mit gleicher Deutlichkeit festzustellen sind, so wäre es doch ein Irrtum, solche als nicht vorhanden anzunehmen, und die Astrologie teilt jedem von ihnen ebenso wie den Fixsternen ganz bestimmte charakteristische Einflüsse zu. «[264]

Die Elementarqualität „Merkur ☿" (Abb. 56/ S. 122)

Nach der Sphäre des Mondes kommt die Sphäre des Merkurs ☿ (Kap. 4.4). Als Mittler zwischen den Polen sind in ihm alle drei Grundzeichen enthalten. Junius charakterisiert das Merkurprinzip als Vermittler, als Boten der Götter und Heiler[265].

Das Quecksilber verkörpert den grobstofflichen Merkur. Das Quecksilber kann feste, flüssige oder gasförmige Form annehmen. Durch seine lösende bzw. flüchtigmachende Funktion kann der Handwerker Gold und Silber flüssig machen. Mit dem entstehenden Quecksilberamalgam wurden Gegenstände vergoldet, indem nach dem Auftragen des flüssigen Amalgams das Quecksilber mit Feuer „vertrieben" wurde. Zudem kann durch die Auswaschung mit Quecksilber Gold von anderen Materialien getrennt werden. Entsprechend wurde das Quecksilber als „Gebärmutter" aller Metalle verstanden.[266]

Die Elementarqualität „Venus ♀" (Abb. 57/ S. 124)

Auf die Merkursphäre folgt die Sphäre der Venus ♀. Im Zeichen der Venus erscheint die Sonne auf der Spitze des Kreuzes. Das bedeutet, die tätig-

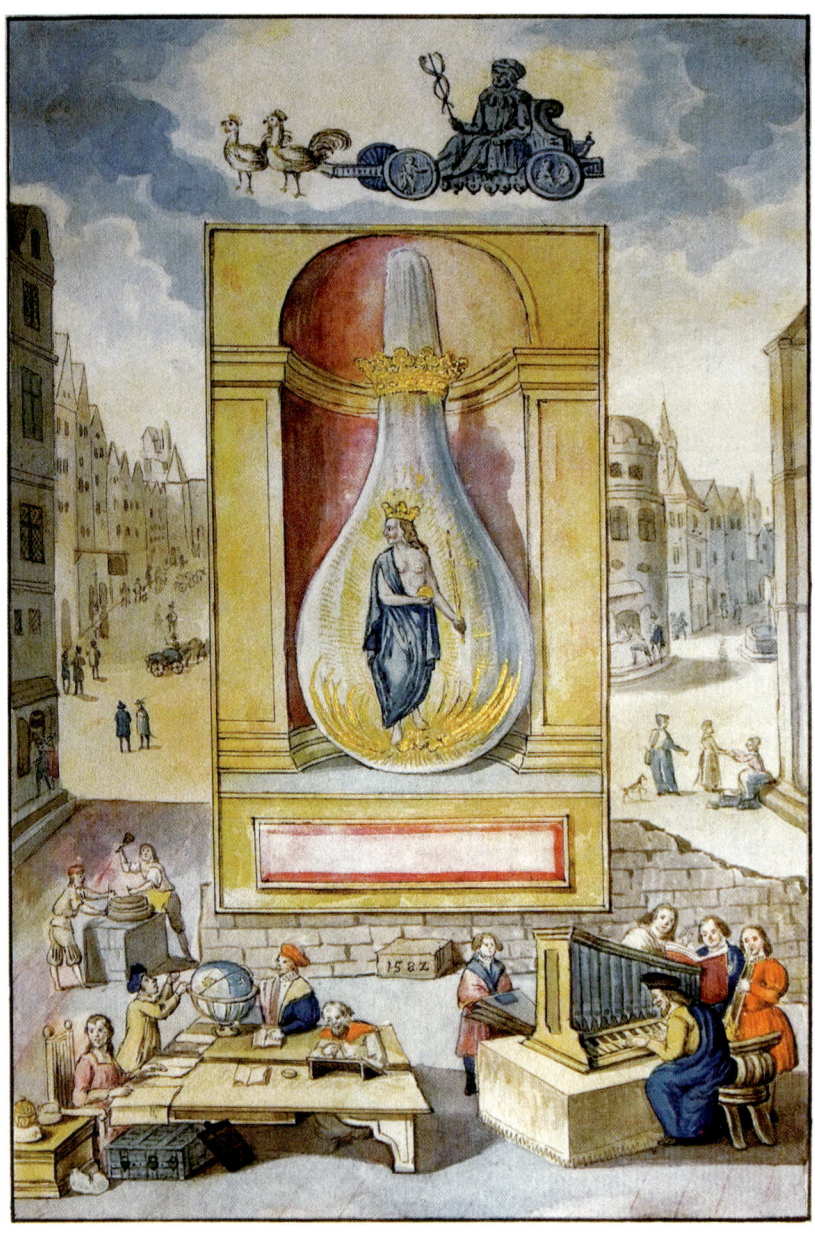

Abb. 56: Das vom sulphurischen Merkur-Prinzip geäußerte Dasein –
mittig eine merkurielle Retortengenese der Laboralchemie[267]

formende Ursache löst die elementaren Gegensätze nicht auf, sondern prägt diese aus, *» ehe sie dieselben in der Gestalt des Goldes zum vollendeten Gleichgewichte bringt «*[268]. Entsprechend wird die Farbe des Goldes im Kupfer (Venusmetall) in „ungeläuterter" Form sichtbar[269].

Venus verhält sich wie das Wachs zum Siegel[270]. Nach Basilius Valentinus enthält das Kupfer ein Übermaß an „ungefestigter" Sonnenkraft, wie ein Baum, der zuviel Harz hat[271]. Nach Junius regiert der Planet *» die Kunst, die Harmonie, Proportion, Zuneigung und die Fähigkeit, Einzeldinge in ein Ganzes zu integrieren und Gegensätze zu vermitteln (...). Die Tendenz der Venus ist wohliges Entspanntsein. Venus steht ebenfalls in starker Beziehung zur Musik. «*[272]

Die Elementarqualität „Sonne ○" (Abb. 58/ S. 125)

Auf die Venussphäre folgt die Sphäre der Sonne ○. Die Sonne ist erwärmend-stärkender Lebensspender. Das Herz ist körperliche Entsprechung zur planetaren Sonne. Denn wie die Sonne den Planeten ihr Licht mitteilt, erleuchtet das Herz alle seelischen Fähigkeiten[273] und durchstrahlt im Rhythmus seines Schlags den Körper. Junius beschreibt das Urbild der Sonne als männlich, bewußt und libidohaft. Sie ist Geist, Willenskraft, Energie, Vitalität, Ganzheit, Selbstintegration, Herrschaft, Organisation und allgemein Kraft[274].

Die Elementarqualität „Mars ♂" (Abb. 59/ S. 126)

Der Sphäre der Sonne folgt die Sphäre des Mars ♂ – in seinem ursprünglichen Zeichen. Das heute übliche Zeichen ♂ wurde zur Unterscheidung von Mars ♂ und Venus ♀ bei Himmelsbildern ohne eindeutiges Oben und Unten, wie beispielsweise dem heliozentrischen Weltbild, bei dem nicht die Erde sondern die Sonne den Mittelpunkt bildet, eingeführt[275].

Im ursprünglichen Zeichen des Mars ♂ ist *» die Sonne unter das Kreuz hinabgestiegen und gleichsam im finsteren Erdreich vergraben «*[276]. Der Mars versinnbildlicht als aktives und kämpferisches Prinzip den Wagemut und die tätige Gestaltungskraft des demiurgischen Willens[277]. Junius zum Marsprinzip: *» Die Wirkung des Mars ist heftig, zentrifugal, beschleunigend und verstärkend. Mars ist das aktive Prinzip, die dynamische Energie.*

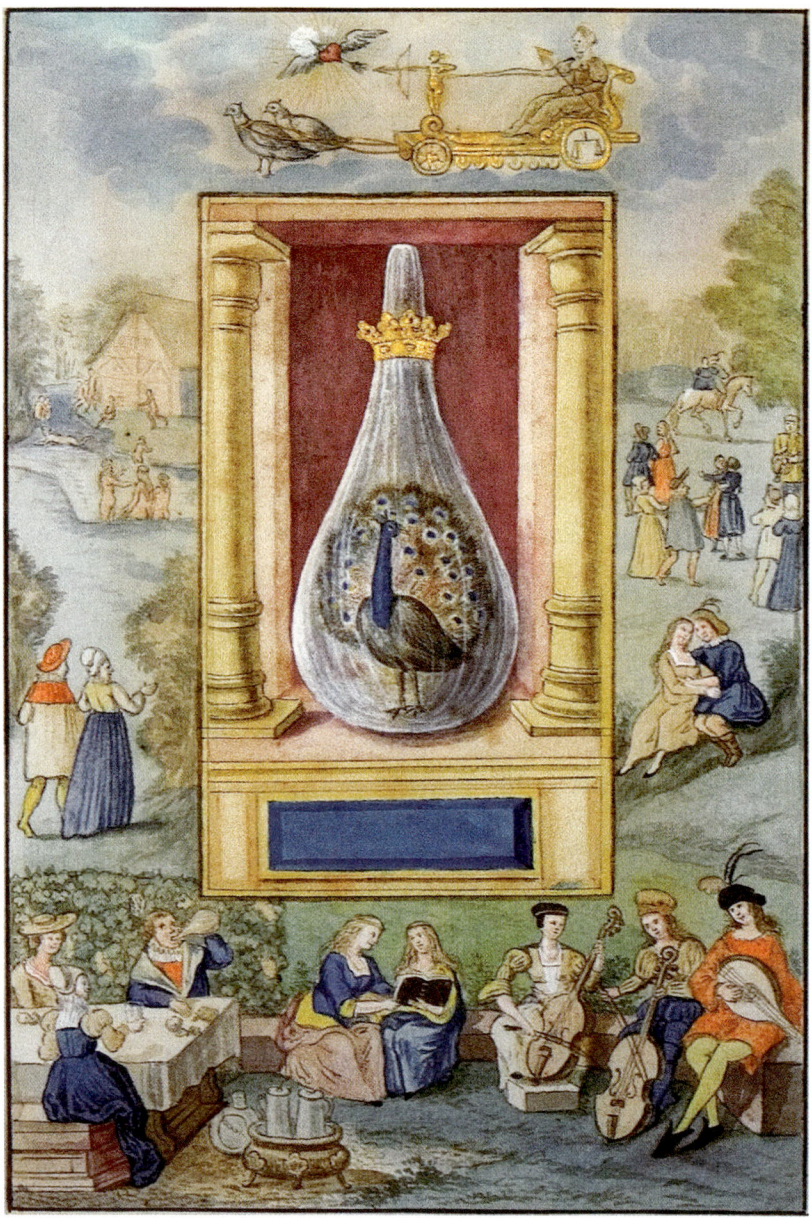

Abb. 57: Das vom sulphurischen Venus-Prinzip geäußerte Dasein –
mittig eine venusische Retortengenese der Laboralchemie[278]

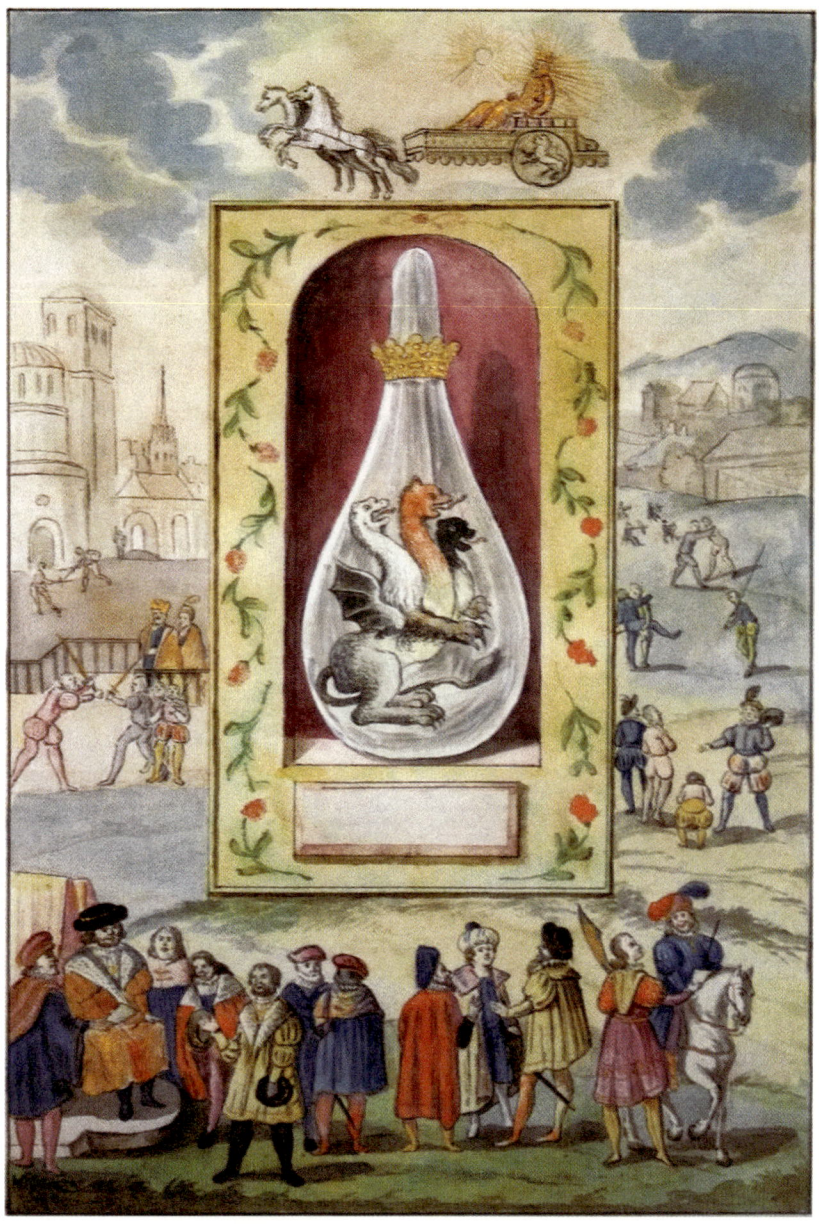

Abb. 58: Das vom Sonnen-Prinzip geäußerte Dasein –
mittig eine solare Retortengenese der Laboralchemie[279]

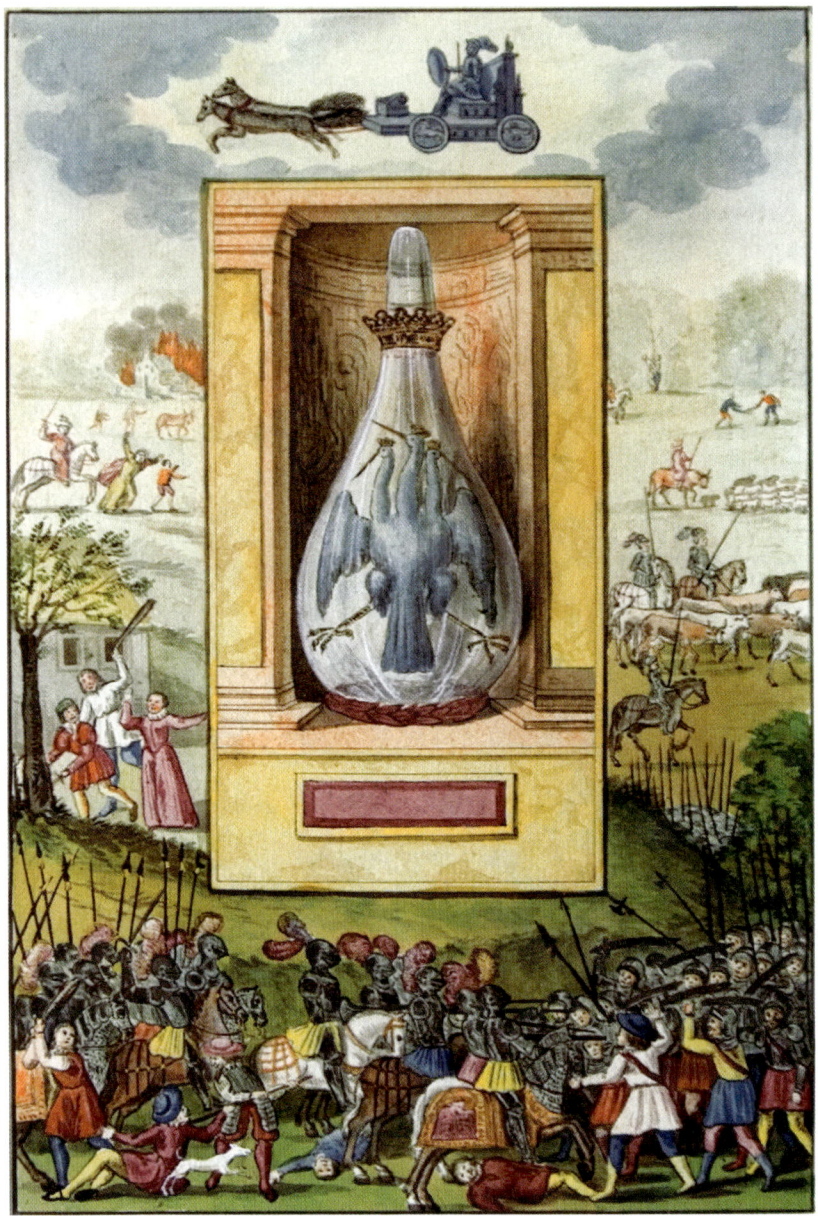

Abb. 59: Das vom sulphurischen Mars-Prinzip geäußerte Dasein –
mittig eine marsische Retortengenese der Laboralchemie[280]

Gut angewendet sind die marsischen Kräfte konstruktiv, unkontrolliert bringen sie Zerstörung. «[281]

Die Sonne steht zwischen den Sphären von Venus und Mars. Venus ♀ und Mars ♂ als mythologisches Liebespaar im Zeichen der Sonne ☉.[282]

Die Elementarqualität „Jupiter ♃" (Abb. 60/ S. 128)

Der Sphäre des Mars folgt die Sphäre des Jupiters ♃. Im Zeichen des Jupiters haftet das Mondenhafte am waagrechten Querbalken der elementaren Gegensätze. Auf die Sphäre des Jupiters ♃ folgt die Sphäre des Saturns ♄, in dessen Zeichen die Mondsichel mit dem „untersten" Pol des Kreuzes verbunden ist. Ein Zeichen, bei dem der Mond auf der Kreuzspitze steht, ist gleichbedeutend mit dem Zeichen des Mondes, *» denn wo die mondhafte Ursache ganz herrscht, löst sie die elementaren Gegensätze auf, ist doch der Urstoff lauter ungestalteter Bereitschaft gleich dem Wasser «*[283]. Damit nimmt das Wesen des Jupiters ♃ eine Mittelstellung zwischen Mond ☽ und Saturn ♄ ein[284].

In seiner lunaren Mittelstellung fördert, erhält und stabilisiert Jupiter die Transmutation. Junius vergleicht den Jupiter allegorisch mit dem König der Götter, einem religiösen Lehrer, einem Vater und Reichtum verschenkenden Wohltäter[285].

Die Elementarqualität „Saturn ♄" (Abb. 61/ S. 129)

Auf die Jupitersphäre folgt schließlich die Sphäre des Saturns ♄. Im Zeichen des Saturns steht die Mondsichel am unteren und damit stofflichsten Pol der elementaren Gegensätze. Saturn versinnbildlicht daher das stoffliche Chaos[286]. Durch die Auflösung des Ausgedienten schafft er in ersterbenden Lebensprozessen Raum für den Geist[287].

Junius zum Saturnprinzip: *» Als Planet der Einschränkung, Begrenzung und Zusammenziehung ist er der Gegenspieler des Jupiters, dessen Expansivität er im Gleichgewicht hält. In der alten Überlieferung hat Saturn das Image des „Unglücksplaneten". Saturn gilt als der Planet des Schicksals, des Karmas, er ist der kosmische Buchführer. Selbsterkenntnis und Disziplin sind Voraussetzung für die positive Verwertung der Saturn-Einflüsse. Auf undisziplinierte*

127

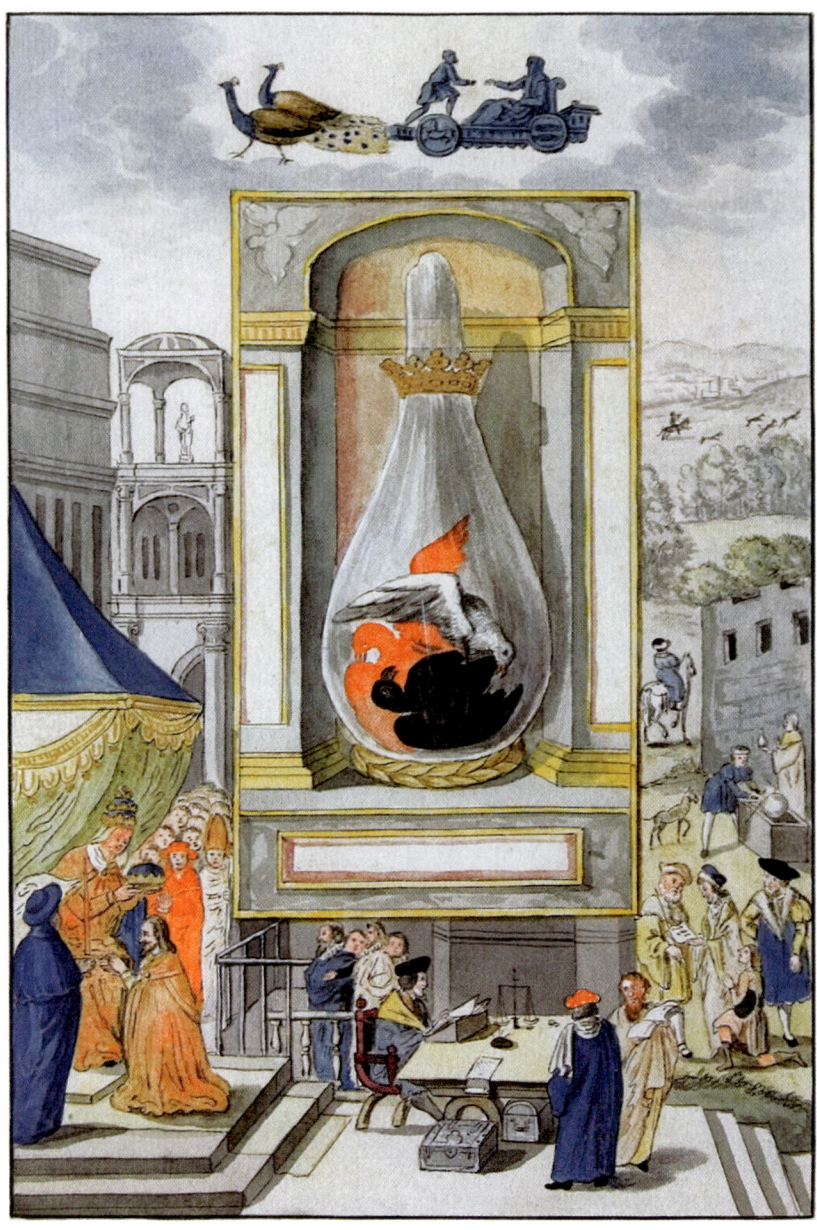

Abb. 60: Das vom sulphurischen Jupiter-Prinzip geäußerte Dasein –
mittig eine jovische Retortengenese der Laboralchemie[288]

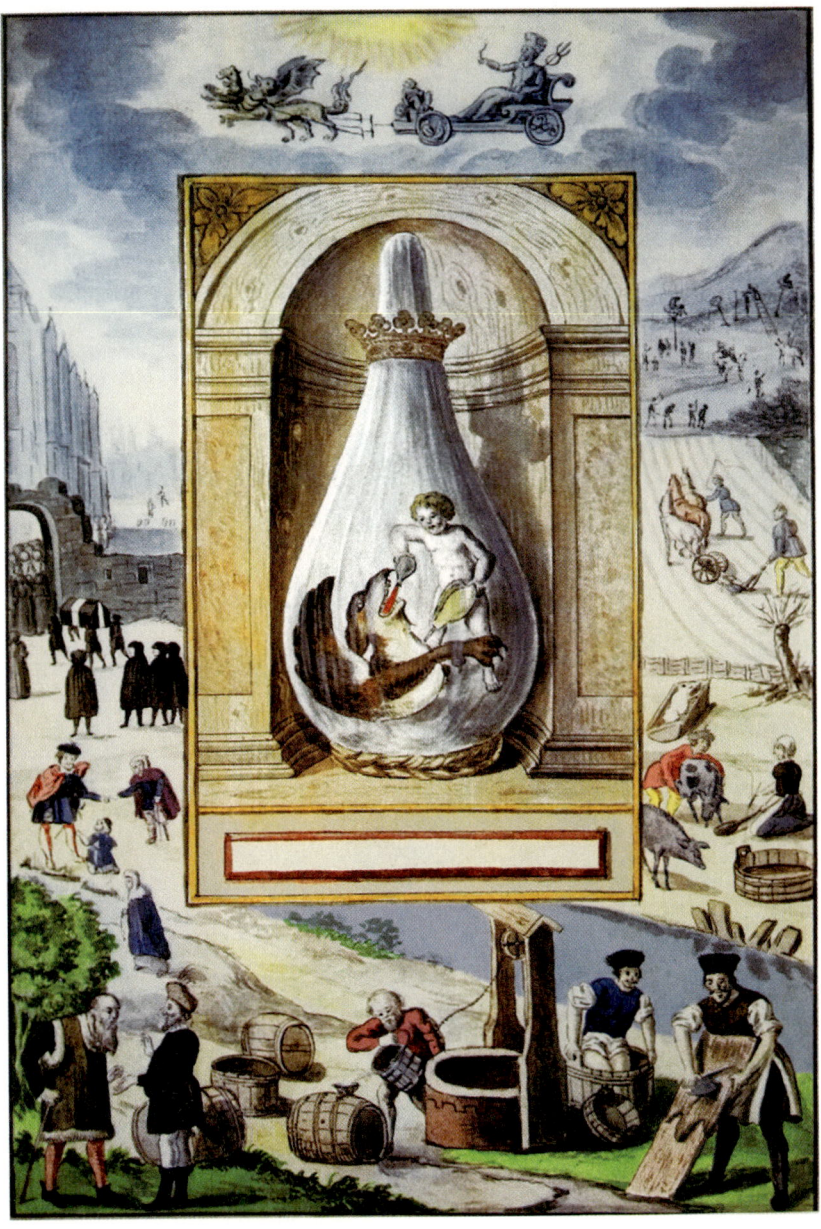

Abb. 61: Das vom sulphurischen Saturn-Prinzip geäußerte Dasein –
mittig eine saturnale Retortengenese der Laboralchemie[289]

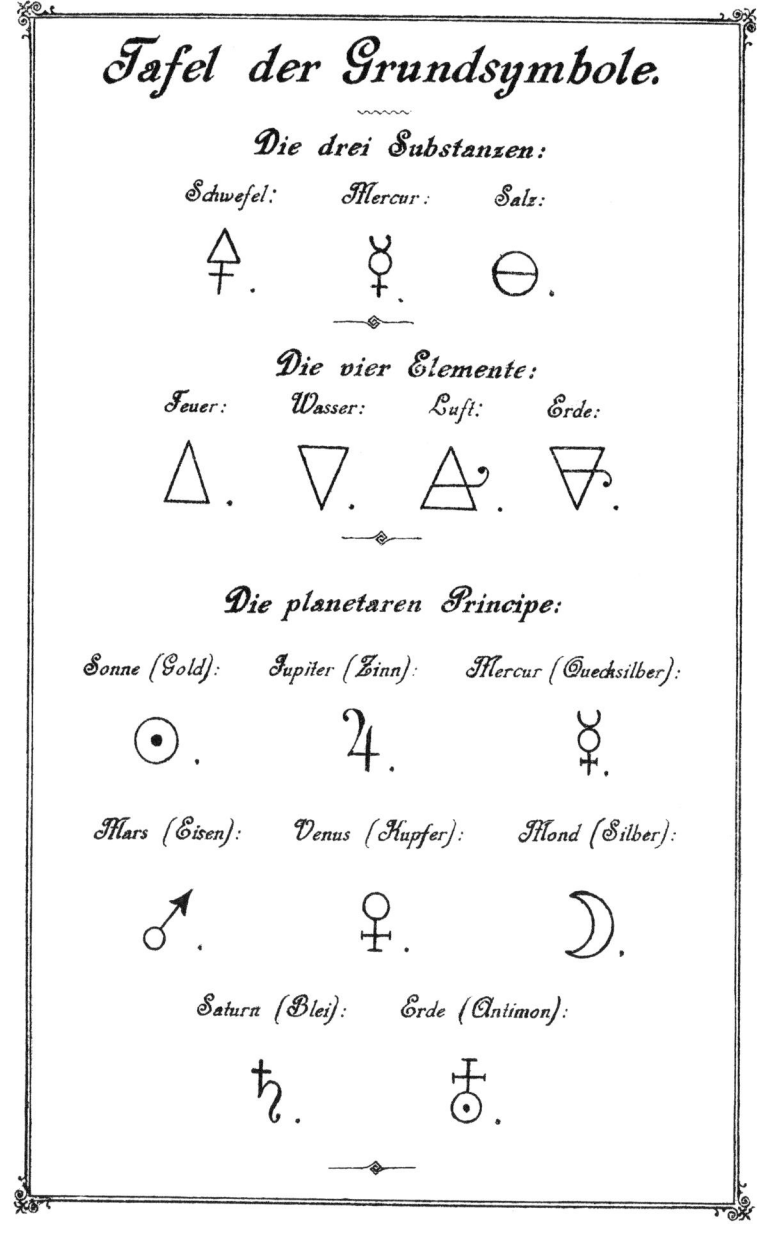

Abb. 62: Die alchemistischen Grundsymbole[290]

Menschen wirkt Saturn wie ein strafender Erzieher.
Saturn ist der Weise und der Hüter der Schwelle zum Übersinnlichen. Mythologisch war er bei den Griechen der Gott der Zeit: Chronos, der alte Mann mit einer Sichel; auch mit der Landwirtschaft ist Saturn verbunden. «[291]

In der Zeit nach Ptolemäus wurden weitere transsaturnale Wandelplaneten entdeckt. Würden diese Planeten in die Reihe der sieben Elementarqualitäten aufgenommen, erhielten sie ihren urbildlichen Gehalt aus den sieben urbildlichen Wesenszügen der bereits definierten Planetenprinzipien, da das Wesen des Sulphurs bereits vollständig durch die sieben Planetenprinzipien erfasst ist. Die Einführung weiterer Qualitäten würde damit keine Ergänzung, sondern nur eine weitere Differenzierung darstellen.

4.3.2 Die Signaturenlehre und Rezepturfindung der Alchemia medica

Die Signaturenlehre begreift die Naturphänomene als Zeichen des Geistigen. Sie lehrt das Urbildsystem der drei Ursubstanzen (Kap. 4.2) und das der sieben sulphurischen Elementarqualitäten (Kap. 4.3.1).

Die Natur eines Dings ist entweder die Signatur (nur) eines Planetenprinzips (Einzelsignatur), mehrerer Planetenprinzipien (Mischsignaturen) oder aller sieben Planetenprinzipien (kosmische Vollsignatur wie der Mensch und das Universum). Gewöhnlich sind die Naturphänomene Mischsignaturen, denn bekanntlich „kommt es auf die Mischung an".

Nur das Seelenauge gewährt „wahre" Signatureinsicht. Und so vereinfacht die heute gelehrte Signaturenlehre oftmals auf unzulässige Weise. Dazu ein Beispiel: Die Blattform des Leberblümchens scheint der Organform der menschlichen Leber zu entsprechen. Folglich sollen das Leberblümchen und Leber die gleiche Entsprechung haben, die des Jupiters. Diese Vorgehensweise entspricht nur kaum dem Wesen "wahrer" Signaturenlehre:

• Die alchemistische Signaturenlehre ist nicht auf Heilpflanzen begrenzt; sie erforscht das Wesen aller Naturen (Universum, Mensch, Pflanzenreich, Tierreich, Mineralreich, Heilmittel, usw.) auf seelischer und körperlicher Ebene.

• Die Wesensnaturen sind nur selten Einzelsignaturen; tatsächlich sind die meisten Naturphänomene Mischsignaturen.

• Die Betrachtung des Naturkörpers erfolgt i.d.R. nur zeitpunkt- und äußerlich formbezogen; „wahre" Signaturenlehre basiert dagegen auf dem Einbezug aller körperlichen Sinne und betrachtet über Jahre hinweg zu unterschiedlichen Jahres- und Tageszeiten.

• Die heutige Signaturenlehre kommt oftmals nicht über eine phänomenologische Deutung (Leberorgan) der sinnlichen Wahrnehmung (Leberblümchen) hinaus; ihr gelingt damit nicht die geistige Reflexion bzw. Schau des geistigen Kerns der Phänomene!

Die sieben Facetten des Sulphurs äußern sich „oben" in Form der sieben Planeten und „unten" in Form der sieben Planetenmetalle[292]: Die Alchemie bringt den „astrophysikalischen Zusammenhang"[293] auf die kurze Formel *» Wie oben, so unten «*[294].

Das Mond-Urbild ☽ äußert sich durch Mond und Silber,

das Merkur-Urbild ☿ äußert sich durch Merkur und Quecksilber,

das Venus-Urbild ♀ äußert sich durch Venus und Kupfer,

das Sonnen-Urbild ☉ äußert sich durch Sonne und Gold,

das Mars-Urbild ♂ äußert sich durch Mars und Eisen,

das Jupiter-Urbild ♃ äußert sich durch Jupiter und Zinn und

das Saturn-Urbild ♄ äußert sich durch Saturn und Blei (Abb. 63).

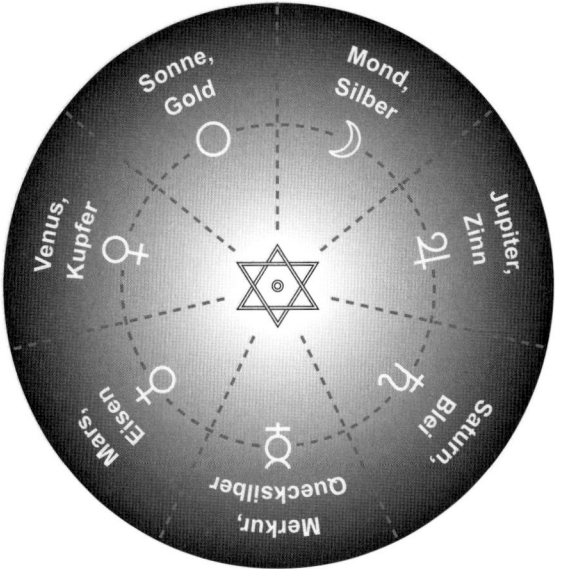

Abb. 63: Die sieben Elementarqualitäten des Kosmos

Die kosmischen Urbildsysteme der Alchemie gelten sowohl für den Makrokosmos „Universum" als auch für den Mikrokosmos „Mensch" – *» Wie im Großen, so im Kleinen «*: Wie die Bildekräfte im Makrokosmos „Universum" die Emanation der sieben Planeten bewirkt haben, so haben sie im Mikrokosmos „Mensch" die Emanation der Organe bewirkt[295].

133

Paracelsus zur allgeistigen Durchdringung des Menschen:
» Wie das Feuer durch den Ofen dringt, oder die Sonne durch ein Glas, so durchdringt den Menschen das Gestirn mit all seinen Eigenschaften und dringt in ihn ein, wie der Regen in das Erdreich, und bringt ihm Frucht. «[296]

Entsprechend bemerkt Paracelsus *» so wie das Gestirn, so der Mensch «*[297] und fordert vom Arzt nicht nur Erfahrung in Philosophie und Alchemie sondern auch in Astrologie: *» Nun aber im Grund betrachten, welcher ist der, der da mag ein Arzt sein ohn die drey: der da nit sei ein Philosophus, ein Astronomus, ein Alchymist? Keiner, sondern er muß in den dreyen Dingen erfahren sein: denn in ihnen steht die Wahrheit der Artzney. So der Arzt will wissen den Menschen [Mikrokosmos] und ihn erkennen in seinen Krankheiten, der muß aller Dinge Krankheiten wissen, so die Natur in der großen Welt [Makrokosmos] leitet. «*[298]

Die Alchemia medica begreift die menschlichen Organe als „innere Planeten und Metalle"[299]:

Das Mond-Urbild ☽ äußert sich im Gehirn,
das Merkur-Urbild ☿ äußert sich in der Lunge,
das Venus-Urbild ♀ äußert sich in den Nieren,
das Sonnen-Urbild ☉ äußert sich im Herz,
das Mars-Urbild ♂ äußert sich in der Galle,
das Jupiter-Urbild ♃ äußert sich in der Leber und
das Saturn-Urbild ♄ äußert sich in der Milz (Abb. 64).

Retschlag über die Planeten im Menschen:
» Von den sieben Planeten der alten Astrologie nimmt die Sonne die erste Stelle ein. Sie regiert bei dem Menschen die Vitalität, die Lebenskraft, und die Individualität. (...)
Die Sonne ☉ regiert das Herz, die Arterien, das rechte männliche Auge und das linke weibliche. Der von ihr verursachte pathologische Prozeß ist eine Irritation, eine Reizung.
Der Mond ☽ herrscht über die Körperflüssigkeiten, Drüsen, Brüste, Gedärme, die Blase, das linke männliche und das rechte weibliche Auge und regiert den Nerveneinfluß auf die Zelle. Seine pathologische Wirkung ist Hyperämie, Lymosis, Gastralgie, Kolik, Kurzatmigkeit, Masern, Krämpfe usw. (...)
Merkur ☿ beherrscht das Denkzentrum, das Gehirn und Gedächtnis, Rede, Nasenflügel, Lungen, Nerven, Hände und Füße. Die pathologische Wirkung ist Neurose, Metastase, Sprachfehler, Heiserkeit, nervöser Husten et al. (...)

Venus ♀ regiert Uterus, Geschlechtsorgane, Ovarien, Hals, eustachische Röhre, Adern, Brüste, Nieren, Kiefern und Kinn, die interzellulare Flüssigkeit, verursacht pathologisch Infektionskrankheiten und im allgemeinen Erkrankungen der ihr unterstellten Organe. (...)

Mars ♂ ist Herrscher über das Gesicht, die Galle, den Geschmack, das linke Ohr, Geschlechtsorgane und das Muskelsystem, erregt die Zellen und ruft pathologisch Entzündungen, Stenose, organische Läsionen hervor. (...)

Jupiter ♃ regiert die Lungen, Leber, das Blut, die Verdauungswerkzeuge, das rechte Ohr, die Neubildung der Zellen. Sein pathologischer Einfluß ist medizinische Vergiftung, Vergiftung durch Bakterien, durch giftige Nahrung, Intoxikation und Dyskrasie.

Saturn ♄ herrscht über die Knochen, die Leber, Milz, das linke Ohr, die Knie und das Protoplasma, er zieht die Zellen resp. die kolloiden Massen zusammen. Pathologisch bewirkt er Asthenie, Stenose, und macht durch seinen Einfluß die Krankheiten chronisch. «[300]

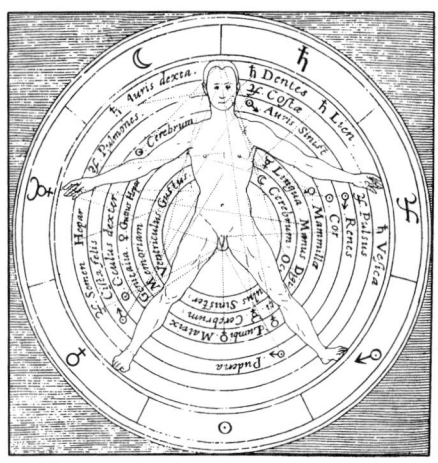

Abb. 64: Das Gestirn
im Kosmos „Mensch"[301]

Die Signaturenlehre erkennt die geistigen Prinzipien der Organe und Organsysteme. Aus ihrer Sicht sieht das Auge nicht, *» weil es die Strahlen des Lichtes*

in gewisser Weise zu sammeln vermag; es sieht, weil es auf körperlicher Ebene das geistige Auge abbildet, und deshalb ist es auch den Lichtern des Himmels an Gestalt ähnlich. Das Ohr vernimmt, weil es dem kosmischen Raume gleicht, in welchem das ewige Wort ertönt; das akustische Gesetz, nach dem es gestaltet ist, ist nur ein Ausdruck desselben Urbildes. Ebenso wirken die inneren Fähigkeiten nur kraft ihres sinnbildlichen Einklangs mit höheren Wirklichkeiten; das Gedächtnis vermöchte die Eindrücke der Dinge nicht aufzuspeichern, wenn es nicht auf seelischer Ebene dem ewigen Fortbestand der Urmöglichkeiten im göttlichen Geiste gliche; die Vorstellungskraft wäre sinnlos, wenn sie nicht auf ihre Weise an der plastischen Fähigkeit der materia prima teilhätte, und das Wort trüge keine Bedeutung, wenn der Geist nicht Gottes Wort wäre «[302].

Die sulphurischen Elementarqualitäten werden durch die sieben Planeten, Metalle und menschlichen Organe verkörpert. So sind beispielsweise das Goldmetall und das Herz Träger desselben Sulphurs! Eine spagyrische Gold- oder Johanniskrauttinktur (beide Träger des Sulphurs „Sonne") besitzt somit für das Herz (ebenfalls Träger des Sulphurs „Sonne") Heilkraft. In diesem Sinn versteht Bernus Heilung als Wiederherstellung des funktionellen Gleichgewichts des „menschlichen Gestirns". Diese alchemo-medizinische Methodik hat Paracelsus (1493–1541) auf die einfache Formel gebracht: *» Das Gestirn wird durch das Gestirn geheilt. «*[303]

Aus der Formel der Alchemia medica hat Hahnemann (1755–1843) später das Simileprinzip der Homöopathie *» Gleiches wird geheilt durch Gleiches «* abgeleitet. So haben die Alchemia medica und Homöopathie denselben „metaphysischen Hintergrund"[304]. Bernus spricht deshalb auch von alchemistischer Homöopathie, *» von der die spätere, durch Hahnemann inaugurierte nur ein schon durch die Aufklärung hindurchgegangener Ableger ist. (...) Das homöopathische Axiom Similia similibus curantur (Gleiches wird geheilt durch Gleiches) ist gewissermaßen der exoterische Aspekt des von Paracelsus aufgestellten Satzes: Das Gestirn wird geheilt durch das Gestirn. «*[305]

In Kenntnis der Entsprechungen von Metall- und Organqualitäten hat die Alchemia medica, und allen voran Paracelsus, die heilwirksame Aufschließung der Metalle erforscht[306].
Mit den heutigen Analysemethoden können in allen Naturen Metallspuren

nachgewiesen werden. Dazu Pelikan: *» Forscht man mit den feinen Methoden des modernen Chemikers, so findet man eigentlich alle Metalle überall verbreitet; jedoch die meisten in sehr feiner Verteilung. Die Gesteine enthalten sie, wenngleich in sehr verschiedener Konzentration und Mischung; die daraus entstehenden Erden ebenfalls, vor allem der gewöhnliche Ackerboden. Die Gewässer der Weltmeere sind mit ihnen tingiert, jedes in anderer Weise. In noch feinerer Verdünnung müssen sie in der Luft vorhanden sein. Wegener fand zum Beispiel bei einer Grönlandexpedition, daß frisch gefallener Schnee nach kurzer Zeit seine makellose Weiße durch eine dünne Staubschicht verlor, die eisenhaltig und höchst wahrscheinlich Meteoritenstaub war, der fortwährend aus dem Kosmos in die Atmosphäre herabsinkt. In einer schon nicht mehr physischen Form aber strömt uns Licht aus dem Weltall zu, das die Spektralanalyse als „Metall-Licht" der verschiedensten Art erkannt hat; das Sonnenlicht zeigt ja die Spektrallinien von Eisen, Gold und den meisten uns bekannten Metallen. „Metallität in Lichtform" müsste man dies eigentlich nennen. «*[307]
Heute ist belegt, daß das Eisen Baustein des Blut-Hämoglobins ist und Chrom, Kupfer und Zink in intrazellulären Enzymen enthalten sind. Zudem lassen sich heute die Spuren von Gold, Silber, Quecksilber, Antimon, Cadmium und Blei im menschlichen Körper nachweisen[308]. Auch an dieser Stelle bestätigt sich die Erfahrung der Iatrochemie und Alchemia medica.

Das Halbmetall Antimon nimmt in der Alchemia medica eine Sonderstellung ein, da es alle sieben Wesensfacetten des Geistes trägt. Es ist damit selbst, im Zeichen der Erde ♁, ein Kosmos (Vollsignatur). Das Erdzeichen erklärt sich aus der christlicher Deutung, nach der die Erdkugel (Vollsignatur) durch das christliche Kreuz „gekrönt" wird[309]. Als Träger aller kosmischen Qualitäten wird Antimon auch als „coagulierter Merkur" bezeichnet[310]. Steiner äußert sich zum Antimon in einem von Bernus besuchten Vortrag: *» Der Mensch ist eigentlich Antimon, wenn man sich herausdenkt alles dasjenige, was von außen eingeführt wird. Er ist selbst Antimon. «*[311]
Entsprechend sind aus Antimon hergestellte Heilmittel „festigende" Universalarzneien die auf geistiger, seelischer und körperlicher Ebene Auflösungsprozessen entgegen wirken[312].

Bernus war wie Steiner vom „außerordentlichen und umfänglichen Wirkungskreis" des Antimons überzeugt: *» So liegt in diesem unscheinbaren grauen Wolf [Antimon], der das Zeichen der Erde an der Stirne trägt, nach dem Gesetz der kosmischen Homöopathie, wenn er erschlossen und assimilierbar gemacht ist*

durch die Spagyrik, eines der umfassendsten Arzneimittel für den Menschen der Vergangenheit, der Gegenwart und Zukunft. «[313]
In dieser Überzeugung hat er verschiedene Verfahren zur Extraktion der im Antimon liegenden Heilkräfte entwickelt. In dieser Tradition entstehen bis heute im Laboratorium Soluna ungiftige Antimondestillate, die als bedeutende Rezepturbestandteile in verschiedene SOLUNATE eingehen[314].

Die Alchemia medica hat auch die heilwirksame Aufschließung von Mineralien und Heilpflanzen (Abb. 65) erforscht: *» Blumen sind Sterne der Erde und Sterne Blumen des Himmels (Paracelsus) «*.[315]

Beziehungen zwischen Planeten und Pflanzen

Planet	Wachstum	Form	Farbe	Geruch	Geschmack
Saturn	langsam	lang, traurig, melancholisch	dunkel, wenig farbig	stinkend, betäubend	herbe, oft giftig
Jupiter	üppig	stattlich, dicht	blau, violett (prächtig)	angenehm, wohltuend	süß, gut
Mars	verschieden	stachelig, borstig	rot, rotblau	scharf, durchdringend	prickelnd, bitter
Sonne	schnell, mild	stolz, farbig	gelb, orangenfarbig	aromatisch, balsamisch	säuerlich süß, kräftig
Venus	lebhaft	farbig, lachend, schön	fröhlich, hell grün, blau rosa	süß, betäubend	wohlschmeckend, parfümiert
Merkur	schnell	fremdartig, gekrümmt, klein	verschieden	schwach, aromatisch	säuerlich, doch schwach
Mond	verschieden, oft schnell	mysteriös, fremdartig	weißlich gelb, zart violett	fade	geschmacklos, süßlich

Abb. 65: Die sieben Elementarqualitäten
im Pflanzenreich[316]

Die Metalle und Mineralien zeigten im Vergleich zu den Arzneipflanzen stärkere Heilkräfte[317]. Daher bestanden die Rezepturen der Alchemia medica zunächst ausschließlich aus Metallen und Mineralien[318]. Dazu Bernus: *» Was ist wahre Spagyrik? Bei der Spagyrik (...) handelt es sich so gut wie ausschließlich um die Bearbeitung und Aufschließung der Metalle, Halbmetalle und Mineralien nach spagyrischen Methoden. Und Paracelsus weist wiederholt und ausdrücklich darauf hin, daß den „fixen" eingewurzelten und schwersten Krankheiten nur mit mineralischen Arzneimitteln wirklich beizukommen sei. Allerdings in aufgeschlossener Form, was weder durch Verreibung, noch durch Potenzierung erreichbar ist, denn dadurch werden sie noch lange nicht assimilierbar für den Organismus. «*[319]

Paracelsus hat die Alchemia medica um die Verarbeitung von Arzneipflanzen erweitert[320]; Bernus folgte diesem Weg. Entsprechend sind in den Komplexrezepturen der SOLUNATE nicht nur aufgeschlossene Metalle und Mineralien sondern v.a. auch Arzneipflanzen enthalten (Abb. 66/ S. 140). D.h. den alchemomedizinischen Grundsätzen zur Rezepturfindung folgend, hat Bernus die SOLUNATE *» aus denjenigen Metallen, Mineralien und Pflanzen aufgebaut, die dem betreffenden Organ kosmologisch zugeordnet sind. (...) Eine auf astrophysikalischen Grundlagen aufgebaute Therapie ist somit kosmo-physisch begründet. «*[321]

Bernus zur Rezepturfindung der Alchemia medica: *» Das Gestirn wird durch das Gestirn geheilt. Das Axiom der Homöopathie Similia similibus curantur ist der vordergründige Aspekt jenes kosmosophischen Axioms des Paracelsus. Eine astrologisch orientierte Heilweise wird somit bei allen Organerkrankungen diejenigen Mineralien und Vegetabilien in arzneilicher Verarbeitung zur Anwendung bringen, die dem betreffenden Organ kosmogenetisch zugeordnet sind, so beispielsweise bei Augenleiden alle solaren Substanzen, da das Auge aus den Sonnenkräften herausgebildet wurde. Man rufe sich die Strophe Goethes ins Gedächtnis:*

> *Wär nicht das Auge sonnenhaft,*
> *Die Sonne könnt es nie erblicken.*
> *Läg nicht in uns des Gottes eigene Kraft,*
> *Wie könnt uns Göttliches entzücken?*

Somit sind von den Mineralien Gold, von den Vegetabilien Crocus orient., Euphrasia, Ruta graveolans und Chelidonium, um die hauptsächlichsten solaren Ingredienzien zu nennen, bei Erkrankungen der Augen welcher Art sie immer seien, angezeigt (...). «[322]

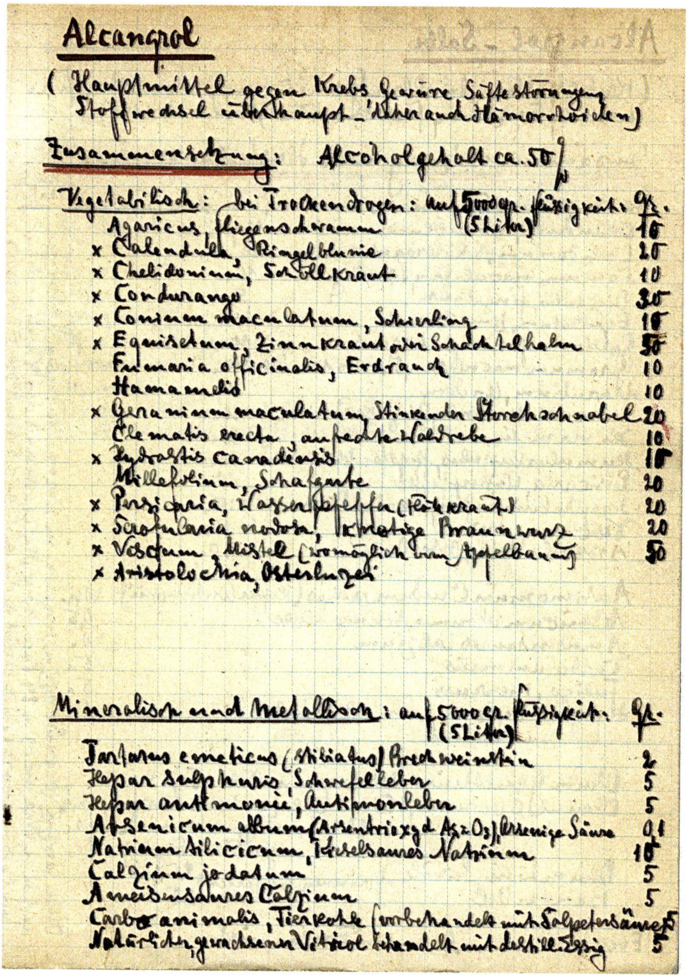

Alcangrol

(Hauptmittel gegen Krebs, Geräre Säftestörungen, Stoffwechsel überhaupt – Ulcera und Hämorrhoiden)

Zusammensetzung: Alcoholgehalt ca. 50%

Vegetabilisch: bei Trockendrogen: auf 5000 gr. Flüssigkeit (5 Liter) gr.

Agaricus, Fliegenschwamm 10
x Calendula, Ringelblume 20
x Chelidonium, Schöllkraut 10
x Condurango 30
x Conium maculatum, Schierling 10
x Equisetum, Zinnkraut oder Schachtelhalm 50
Fumaria officinalis, Erdrauch 10
Hamamelis 10
x Geranium maculatum, Stinkender Storchschnabel 20
Clematis erecta, aufrechte Waldrebe 10
x Hydrastis canadensis 10
Millefolium, Schafgarbe 20
x Persicaria, Wasserpfeffer (Flohkraut) 20
x Scrofularia nodosa, knotige Braunwurz 20
x Viscum, Mistel (womöglich vom Apfelbaum) 50
x Aristolochia, Osterluzei

Mineralisch und Metallisch: auf 5000 gr. Flüssigkeit (5 Liter) gr.

Tartarus emeticus (Stibiatus) Brechweinstein 2
Hepar Sulphuris, Schwefelleber 5
Hepar antimonii, Antimonleber 5
Arsenicum album (Arsentrioxyd As_2O_3) Arsenige Säure 0,1
Natrium silicicum, Kieselsaures Natrium 10
Calcium jodatum 5
Ameisensaures Calcium 5
Carbo animalis, Tierkohle (vorbehandelt mit Salpetersäure) 5
Natürlichen gewachsenen Vitriol behandelt mit destill. Essig 5

Abb. 66: Eine handschriftliche
SOLUNATE-Rezeptur Bernus'[323]

Abbildung 67 verdeutlicht das „senkrechte“ Weltbild der Alchemia medica: Die obere waagrechte Zeile zeigt die sieben Elementarqualitäten. Die darunter liegenden waagrechten Zeilen sind bedeutende Entsprechungs- bzw. Analogieebenen der Alchemia medica: Planeten, Metalle, Arzneipflanzen, Organe und Organsysteme sowie die SOLUNATE.

Die senkrechten Spalten zeigen die Entsprechungen bzw. Analogien zu den sieben Elementarqualitäten. Beispielsweise findet die Elementarqualität Sonne ○ ihren Ausdruck im Planeten „Sonne", im Metall „Gold", in der Arzneipflanze „Johanniskraut", im Organ „Herz" und im SOLUNAT Nr.17 Sanguisol. Die „senkrechten Analogiesäulen" bilden das „senkrechte Weltbild" der Alchemia medica.

Elementar-qualitäten	☽	☿	♀	○	♂	♃	♄
Planeten	Mond	Merkur	Venus	Sonne	Mars	Jupiter	Saturn
Metalle	Silber	Quecksilber	Kupfer	Gold	Eisen	Zinn	Blei
Arzneipflanzen	Tabak...	Lungen-kraut...	Hau-hechel...	Johannis-kraut...	Brenn-nessel...	Löwen-zahn...	Schier-ling...
Organe und Organsysteme	Gehirn...	Lunge...	Niere...	Herz...	Galle...	Leber...	Milz...
SOLUNATE	SOLUNAT Nr. 4 Cerebretik...	SOLUNAT Nr. 15 Pulmonik...	SOLUNAT Nr. 16 Renalin...	SOLUNAT Nr. 17 Sanguisol...	SOLUNAT Nr. 21 Styptik...	SOLUNAT Nr. 8 Hepatik...	SOLUNAT Nr. 18 Splenetik...

Abb. 67: Das „senkrechte" Weltbild
der Alchemia medica

Jeder der sieben Planeten und jedes der sieben Planetenmetalle und -organe zeigt genau eine der sieben Facetten des Kosmos (Einzelsignatur). Die Naturen aller anderen Metalle, Mineralien, Heilpflanzen und Organe sind dagegen Ausdruck mehrerer Formfacetten (Mischsignaturen). So unterstehen Heilpflanzen i.d.R. zwei oder drei Planetenprinzipien, wobei eines davon dominiert[324]. Zudem sind auch die verschiedenen Pflanzenteile unterschiedlichen Elementareigenschaften zuzuordnen. Aus diesem Grund sind in Abbildung 67 die senkrechten Trennlinien innerhalb der Zeilen „Arzneipflanzen", „Organe und Organsysteme" und „SOLUNATE" nicht schwarz, sondern fließend-grau hinterlegt.

Retschlag zur Signaturenlehre von Heilpflanzen:
» Zum Beispiel wird in der Tradition der Holunder (Sambucus nigra) dem Saturn zugeordnet. Daß diese Zuordnung falsch ist, ergibt sich ohne weiteres aus dem schnellen Wachstum des Strauches. Die gelblich-weißen Blüten deuten mit ihrem geheimnisvoll-aromatischen Geruch ebenso wie die Gesamterschei-

nung auf Merkur. Zu der Annahme, daß Holunder dem Saturn zuzuordnen sei, hat wohl nur die schwarze Farbe der Beere verleiten können. Dies reicht aber nicht aus, denn der Saft der Beere ist rot. Der aus den Beeren hergestellte Saft wirkt belebend, der Tee, aus den Blüten hergestellt, ist ein Lungenmittel und wird bei Affektionen der Atmungsorgane verwandt. Die Atmung wiederum ist nach astrologischer Anschauung eine Funktion des Merkur.«[325]

Die Mischsignaturen erschweren die Signaturenlehre. Und nur derjenige hat Einsicht in den wirklichen Formenaufbau einer Mischsignatur, der im Licht der Natur sieht. Um bei der Signaturzuordnung von Heilpflanzen „nicht in haltlose Spekulationen zu geraten", rät Bernus zur Vorsicht und Zurückhaltung.[326]

Neben den sieben Planetenorganen sind alle anderen Organe und Organsysteme Mischsignaturen. Bernus hat deshalb die SOLUNATE nicht in Entsprechung zu den einzelnen Planetenprinzipien, sondern in Entsprechung zu den Mischsignaturen der einzelnen Organe und Organsysteme entwickelt:
Bernus nahm Einsicht in den genauen Formen- und Kräfteaufbau der Organe, Metalle, Mineralien und Arzneipflanzen. So war es ihm möglich SOLUNATE-Rezepturen zu entwickeln, deren Formen- und Kräfteaufbau dem Formen- und Kräfteaufbau der Organe und Organsysteme entsprechen: *» Wie das Organ, so das SOLUNAT.«*

Dr. Uecker zu den Mischsignaturen der SOLUNATE:
» Einzelne SOLUNATE finden wir gleichzeitig in mehreren Wirkungsskalen. Das rührt daher, daß in jeder Arzneipflanze nicht nur eine einzige Wirkungsdynamik zu finden ist, sondern mehrere nebeneinander. Sogar antagonistische Wirkaspekte sind in einer Arzneipflanze von der Natur miteinander vereint worden. Vielmehr noch gibt es diese Vielfalt der Wirkkräfte nebeneinander, die sich teilweise ergänzen, addieren oder sich gegenseitig zügeln natürlich bei Komplexmitteln, in denen mehrere Heilpflanzen und Metallsalze miteinander kombiniert sind, wie in den SOLUNATEN. So versteht sich die in der Natur ständig und ubiquitär gebrauchte Möglichkeit des „Sowohl als Auch", die in ihrer lebendigen Wirklichkeit unserem absolutistischen Denken des „Entweder Oder" fremd sind. – Trotz dieser mehrgleisigen Wirkungsskala einzelner SOLUNATE besteht aber eine priore Zuordnung der metallverbundenen SOLUNATE zu den analogen Planeten, aus der sich die primäre Zielrichtung der Arzneiwirkung ableitet.«[327]

Geleitet von der Doppelschau des Paracelsus, hat sich Bernus sowohl von der „oberen" deduktiv-alchemistischen Signaturenlehre als auch vom „unteren" induktiv-iatrochemischen Experiment leiten lassen[328]. Damit hat er seine alchemomedizinischen Rezepturen und Herstellungsverfahren in langjährigen Praxistests auf deren Wirkeffektivität überprüft und damit seine Signaturerfahrung objektiviert. Dazu schreibt er in einem frühen Kompendium des Laboratoriums Soluna aus dem Jahre 1921: *» Spagyrik: die auf der Grundlage der Jahrtausende alten alchymistischen Methoden aufgebaute kosmo-physische Therapie vermochte Außerordentliches. Ihre Heilerfolge grenzten ans Unglaubhafte; unglaubhaft allerdings nur für denjenigen, der mit den Voraussetzungen und Vorurteilen der zeitgenössischen, materialistisch eingestellten Naturwissenschaft daran herangeht. Denn hier ist Grenzgebiet – und der Satz des Hermes Trismegistus: „ Wie oben so unten" spricht die letzte Wahrheit aus. Darum kann eine Wissenschaft, die sich eigenwillig darauf beschränkt, nur das „Untere", und sei es mit noch so exakt-feiner Apparatur, einseitig zu erforschen, zwangsläufig nur zu Stückhaftem, zu Teilergebnissen gelangen; bloß in der Technik, der Chirurgie wird sie imstande sein, Vollkommenes zu leisten, und hier leistet sie es auch, unumstritten. – Das Wesentliche aber: das Heilenkönnen schwerer interner Krankheiten, die Darstellung von Mitteln, die ohne den Organismus mit Giftstoffen zu beladen und ihn nachhaltig zu schädigen, die Heilkräfte selbst derart aufrufen, daß er sich gewissermaßen reorganisiert (insofern Karma, das Ens Dei nach Paracelsus, es nicht verbietet): diese unbedingte und einzig wahre Heilkunst ist nur einer vergeistigten, die kosmo-physischen Zusammenhänge beurteilenden Naturerkenntnis möglich. Diese Anschauungsweise hat nichts zu tun mit Mystizismus; sie ist nicht unklar und verschwommen; im Gegenteil: sie beruht auf höchster, letztgültiger Realität. «*[329]

4.4 Das vermittelnde Prinzip – Merkurius

Jedes alchemistische Urbildsystem enthält ein vermittelndes Element – den Merkurius (Abb. 68):

Das merkurielle Prinzip –	– das vermittelnde Element		
– vermittelt das geistige Dasein	**„ursprüngliche Mercurius"** führt den Geist ins Dasein		
– vermittelt den Geist zwischen den Sphären	Der **„Stab des Götterboten Merkur"** verbindet Geist ↑↓ Stoff		
– vermittelt im spagyrischen Prozeß	☿ **Mercurius** die „Kraft zur Formung"	**Sulphur** 🜍 die „Information der Form"	**Sal** ☽ die „Kraft zur Formerhaltung"
– als vermittelnde Elementar-eigenschaft		**Mond** ☽ **Merkur** ☿ Venus ♀ Sonne ☉ Mars ♂ Jupiter ♃ Saturn ♄	

Abb. 68:
Merkurius – der Vermittler im Kosmos

Der „ursprüngliche Mercurius (Prima materia)"
führt seine lunar-verdichtende Kraft (Sal) sowie die solar-auflösende Kraft (Mercurius) und die Lebensform (Sulphur) des „ursprünglichen Sulphurs (Prima energia)" ins Dasein (Kap. 4.1).

Der „Stab des Götterboten Merkur"

trägt den Geist nach „unten" ins Stoffliche (Begeisterung) und spendet den notwendigen geistigen Halt zur Entwicklung des Stofflichen nach „oben" ins Geistige (geistige Objektivierung, Kap. 4.1).

Das Geistprinzip „Mercurius"

wirkt „erwärmend" und damit „lockernd" und „auflösend". Im spagyrischen Prozeß löst der Mercurius den Geist vom Stoff und schafft damit den zur sulphurischen Erhöhung notwendigen Raum (Kap. 4.2).

Die Elementarqualität „Merkur"

ist die vermittelnde Elementarqualität ☿ der Ursubstanz „Sulphur". Daher zeigt ihr kosmisches Zeichen + gleichzeitig Sol ○ und Luna ☽ (Kap. 4.3).

145

4.5 Die Elementarzustände des Stofflichen – Feuer, Erde, Wasser und Luft

» So wie am Anfang ein Einziger war,
so kommt auch in diesem Werke alles von Einem und kehrt zu Einem zurück.
Das ist mit der Rückwandlung der Elemente gemeint. «[330]
(Burckhardt)

Der Tastsinn liefert Sinneseindrücke in den Bereichen „warm-kalt", „trocken-feucht", „schwer-leicht" und „hart-weich". Die beiden Polachsen „warm-kalt" und „trocken-feucht" definieren die primären Ureigenschaften bzw. -qualitäten des Stofflichen[331]. Überschneiden sich beide Achsen rechtwinklig, sind die Poleigenschaften „warm-trocken", „trocken-kalt", kalt-feucht" und „feucht-warm" benachbart (Abb. 69). Aristoteles erkennt diese vier Paarqualitäten in den Phänomenen „Feuer", „Erde", „Wasser" und „Luft":
• „Feuer" △ mit der Doppeleigenschaft „warm-trocken",
• „Erde" ▽ mit der Doppeleigenschaft „trocken-kalt",
• „Wasser" ▽ mit der Doppeleigenschaft „kalt-feucht" und
• „Luft" △ mit der Doppeleigenschaft „feucht-warm".

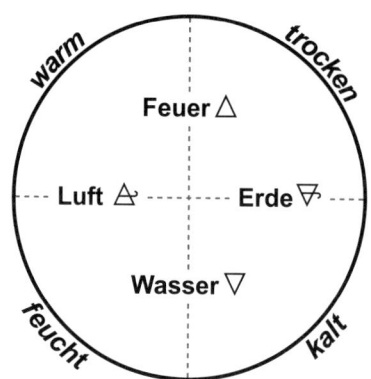

Abb. 69:
Die vier Elementarzustände
des Stofflichen[332]

Jeder „warm-trockene" Stoff zeigt die Elementareigenschaft des Feuers, jeder „trocken-kalte" Stoff die der Erde, jeder „kalt-feuchte" Stoff die des Wassers und jeder „feucht-warme" Stoff die der Luft. Die Eigenschaftspaare sind *» die ersten und allgemeinsten Eigenschaften, durch welche der an sich ungegliederte, rein mengenhafte Stoff aller Körper erstmals unterschiedlich kund gibt «*[333].

Benachbarte Elemente haben jeweils eine Eigenschaft gemeinsam, so daß jeder Stoff „durch die Elemente gehen kann"[334]. Beispielsweise verdampft das „wässrige" Meerwasser (feucht-kalte Eigenschaft), durch mercurielle Sonnenkraft zum „luftigen" Wasserdampf (feucht-warme Eigenschaft), wobei das „erdige" Salz (trocken-kalte Eigenschaft) zurückbleibt.

> Süssenguth zum chemischen und alchemistischen Elementbegriff:
> *» Kehren wir zu den Mischungsvorstellungen (...) zurück. Zu der Feststellung, daß die Idee, es könne Stoffe geben, die nicht weiter gemischt seien, dem Altertum ferne lag. Das gilt insbesondere auch für die sogenannten Elemente des Empedokles oder Aristoteles. Auch diesen Philosophen liegt die Idee, ihre Elemente seien in späterem Sinne der materialistischen Lehre Lavoisiers „Reinstoffe", ganz ferne. Mußte es. Denn die Natur gibt zu einer Annahme, es gäbe so etwas wie homogene Reinstoffe niemals und nirgends Veranlassung. Die Natur hat einen förmlichen Horror homogenitatis! Waren die analytischen Kenntnisse des Altertums auch noch gering, soviel erkannte die einfachste Naturbetrachtung. Also die Aristotelischen Elemente sind keine Reinstoffe. Auch dem philosophisch Ungeschultesten wird das sofort klar bei dem Ausdruck „Erde". Denn daß der Begriff „Erde" eine ungeheure Stoffartenfülle deckt, muß doch der bescheidenste Verstand erkennen. Wie sollte das einem Aristoteles entgangen sein? Die Sachlage ist eine ganz andere. Es handelt sich vielmehr um Eigenschaftskomplexe, welche die Erscheinungen des Festen, des Flüssigen, des Gasförmigen und des Glühenden involvieren, ihnen zugrunde liegen. Also um Elementarerscheinungen handelt es sich, nicht um Elementarmaterien. (...)*
> *Wenn die alten Philosophen sagten, ein Stoff enthielte das Element Luft, so konnte damit gesagt sein, daß er gasförmig sei oder daß aus ihm gasförmige Teile abgespalten werden konnten. Wenn das Element Erde, so war der Stoff entweder fest oder es konnten aus ihm feste Stoffe erhalten werden. Demnach bestand das gewöhnliche Wasser nicht nur aus dem Element „Wasser", sondern auch aus dem Element „Erde" und „Luft". Die Luft aus „Luft" und „Wasser". Holz aus den Elementen „Erde", „Luft", „Wasser", da aus ihm feste Kohle, Asche, gasförmige Bestandteile und flüssige Substanzen erhalten werden. «*[335]

Jeder Naturstoff läßt sich seinem Zustand entsprechend in die Systematik der vier Elemente einordnen (Abb. 70). Burckhardt erläutert den Elementarzustandsbegriff auf der Ebene des Seelischen: » *Gleich wie der körperliche Stoff, der sich am einfachsten in den vier Elementen kundgibt, hat auch der seelische Stoff in seiner Entfaltung verschiedene, einander entgegengesetzte Strebungen; er hat einen Hang nach „abwärts", eine Neigung zur Trägheit und erdhaften Verdichtung; zugleich aber hat er auch eine Strebung „nach oben", zum Geiste hin, wie das Feuer, und außerdem einen Hang zur Ausdehnung, wobei diese Ausdehnung entweder wie das Wasser eine duldige und verhältnismäßig träge oder aber gleich der Luft eine mehr tätige und schwebende Bewegung zeigt. Die seelische Erde ist zugleich jener Anblick oder Hang der Seele, der sich in den Körper einsenkt und ihm anhaftet. Das seelische Feuer hat denselben reinigenden und verwandelnden Charakter wie das äußere Feuer. Das Wasser der Seele nimmt alle Formen an; in seiner ursprünglichen und unverdorbenen Natur ist es „sehr demütig und keusch", wie der heilige Franziskus das Wasser nennt. Die seelische „Luft" endlich umfasst frei und beweglich alle Formen des Bewußtseins.* «[336]

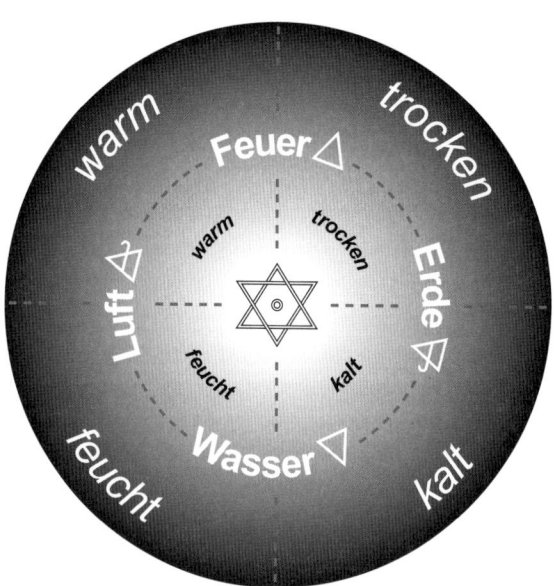

Abb. 70: Die vier Elementarzustände
des stofflichen Kosmos

Das alchemistische System der vier Elemente unterscheidet sich deutlich vom chemischen Periodensystem: Das chemische Periodensystem lehrt die Anordnung der phänomenologisch-körperlichen Elemente nach steigenden Atomgewichten und ihren entsprechenden, gruppen-periodisch wiederkehrenden chemischen Eigenschaften[337]. Das alchemistische Elementsystem lehrt dagegen den gemeinsamen Nenner des Zustands aller Naturstoffe und dessen „fließenden" Übergang im spagyrischen Kreislauf.

Die drei Ursubstanzen (Ursachen) bewirken die Wandlung des Stofflichen; die vier Elemente beschreiben den dadurch erwirkten Erscheinungszustand (Wirkung) des Stofflichen (Abb. 71).

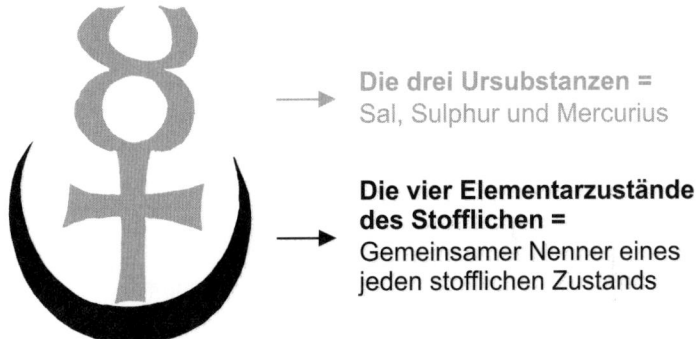

Die drei Ursubstanzen =
Sal, Sulphur und Mercurius

Die vier Elementarzustände des Stofflichen =
Gemeinsamer Nenner eines jeden stofflichen Zustands

Abb. 71:
Der Stoff als verdichteter Geist

Deshalb mag Aristoteles in der Bewegung des translunaren Himmelsgestirns[338] ein fünftes Element erkannt haben, das er auch als „erstes" Element bezeichnet[339] – die Quintessenz ✩.

Der Begriff „Quintessenz" wird synonym zu den Begriffen „kosmischer Allgeist", „Spiritus vitae", „Merkurstab" und „Magia naturalis" verwendet. Damit wird auch die Struktur der Quintessenz durch die drei Ursubstanzen „Sal–Sulphur–Mercurius" konkretisiert (Abb. 72/ S. 150).

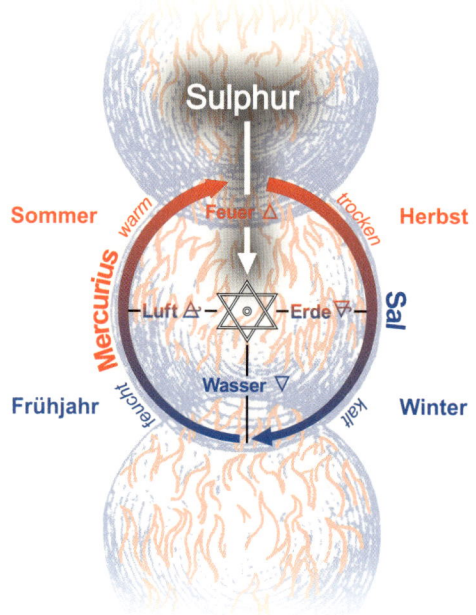

Abb. 72: Die Quintessenz
(Sal, Sulphur, Mercurius) führt den Stoff
durch die vier Elementarzustände

Die vier Elementarzustände des Stofflichen markieren die vier zeitlichen Elementarqualitäten der Spagyrik, die nachfolgend als „Jahreszeiten der Spagyrik" bezeichnet werden (Abb. 72):

Spagyrischer „Sommer"
Der „luftige" bzw. feucht-warme Stoff wird durch die mercurielle Kraft „feurig" bzw. warm-trocken. Dabei gibt der Körperleib den Ätherleib frei (Tod des Körpers) und weiter gibt der Ätherleib den Geist frei (Tod der Seele). „Ganz Feuer und Flamme" kann der Geist dann sulphurische Erhöhung erfahren.
Sinnbilder des spagyrischen Sommers sind z.B. die Jahreszeit „Sommer", die Tageszeit von 6-12 Uhr und die „Anfangsphase" der SOLUNATE-Destillation (Kap. 5.3.1.1).

Spagyrischer „Herbst"

Der „feurige" bzw. warm-trockene Stoff kühlt salisch ab und wird so „geerdet" bzw. trocken-kalt. Dabei wird der erhöhte Geist an den Seelenstoff gebunden (Wiedergeburt der Seele); der Seelenstoff kristallisiert dabei zum geistig erhöhten Ätherleib bzw. „kosmischen Samen".

Sinnbilder des spagyrischen Herbsts sind z.b. die Jahreszeit „Herbst", die Tageszeit von 12-18 Uhr und die „Endphase" der SOLUNATE-Destillation (Kap. 5.3.1.1).

Spagyrischer „Winter"

Der „erdige" bzw. trocken-kalte Stoff kühlt weiter salisch zum „wässrigen" bzw. kalt-feuchten Stoff ab. Damit wird das Stoffliche weiter verdichtet und der solare Ätherleib in die lunare Stofflichkeit (Muttererde) eingebracht.

Sinnbilder des spagyrischen Winters sind z.B. die Jahreszeit „Winter", die Tageszeit 18-24 Uhr und bei der SOLUNATE-Herstellung die Einlagerung des Destillats in Verbindung mit dem Einwiegen der Rezepturbestandteile (Kap. 5.3.1.2).

Spagyrischer „Frühling"

Der „wässrige" bzw. kalt-feuchte Stoff wird durch die mercurielle Kraft „luftig" bzw. feucht-warm. Dabei erfolgt die kosmische „Erwärmung", so daß der auf duldige Weise tätige Ätherleib (solar) aus der in tätiger Weise duldigen Muttererde (lunar) sich körperlich äußert (Wiedergeburt des Körpers).

Sinnbilder des spagyrischen Frühlings sind z.B. die Jahrezeit „Frühling", die Tageszeit von 24-6 Uhr und die eigentliche Mazerationsphase der SOLUNATE (Kap. 5.3.1.2).

Der Geist ist die Quintessenz. Ihre mercurielle Energie macht das Stoffliche für ihren Sulphur empfänglich und ihre salische Energie bewirkt die Ausprägung ihres Sulphurs im Stofflichen. Die durch sie initiierte Spagyrik führt den sphärisch verwobenen Stoff (Seele ⇆ Körper) durch die elementar-phänomenologischen Zustandsformen:

Abbildung 73 zeigt die Rolle der vier Elemente in Alchemie und Spagyrik:

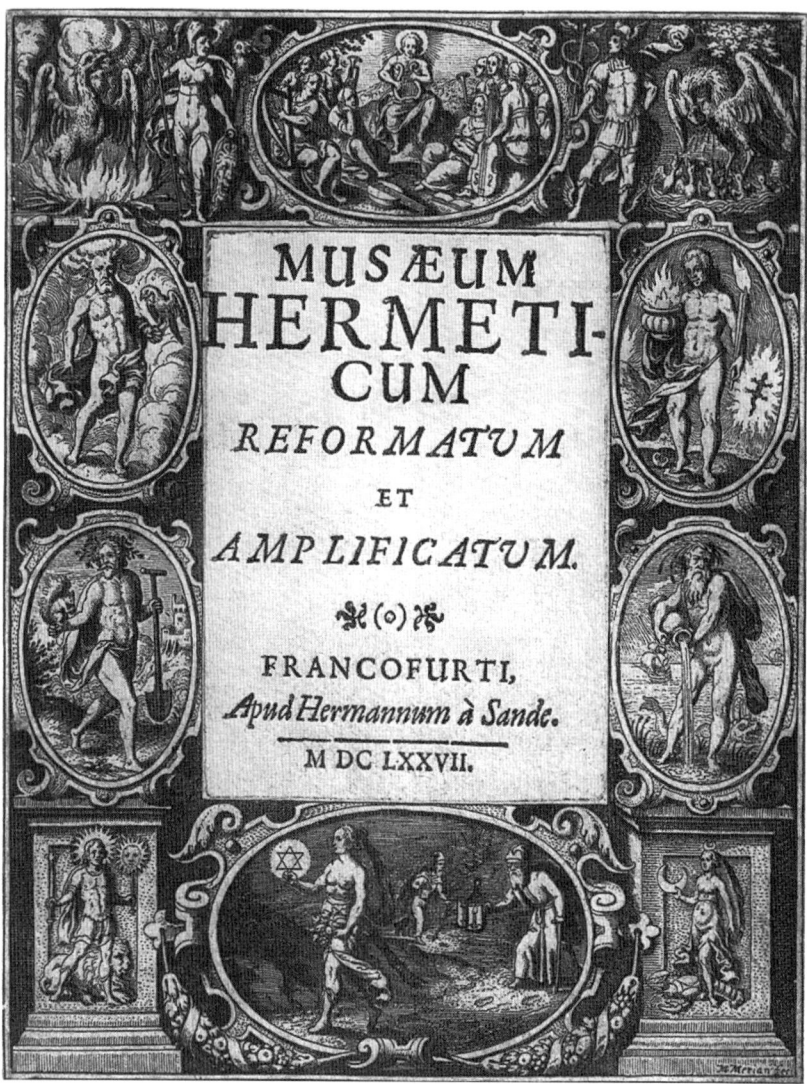

Abb. 73:
Die Alchemie und Spagyrik
als Gang des Stofflichen
durch die vier Elemente[340]

Oben in Abbildung 73 ist mittig Apollon, der Sonnengott und Gott der Künste, im Kreis seiner Bewunderer abgebildet. Er symbolisiert den Allgeist. Durch den solaren Mercurius (Steinsäule unten links) und das lunare Sal (Steinsäule unten rechts) wird das Stoffliche fortwährend durch die vier Elementarzustände von Wasser, Luft, Feuer und Erde geführt (die vier mittigen Randdarstellungen). Dabei verbrennt der Phönix als Symbol der Stoffnatur (oben links) und wird in erhöht-sulphurischer Form (Schlangenstab des Hermes) wieder neugeboren (oben rechts).

Dem allgeistigen Licht ✡ folgend geht die dunkle Natur ihren Weg (unten mittig) und der Alchemist folgt in geistiger Reflexion ihren Signaturspuren. Mittig erscheint hell der Titel des alchemistischen Werks.

Gelingt durch die spagyrische Kunst das alchemistische Werk, ist die Polarität des Daseins überwunden. Dann ist Feuer △ gleichzeitig Wasser ▽. In diesem Moment steht, wie es Bernus formuliert, „Dreieck in Dreieck ✡". Gleichsam bemerkt Burckhardt: *» Die aus dem „Siegel Salomonis" abgeleiteten Zeichen für die vier Elemente sind in ihrer seelischen Anwendung besonders aufschlußreich: Man sieht, daß sich die Vielfalt der Elemente auf den Gegensatz von Feuer △ und Wasser ▽ zurückführen lässt, also auf die Paarheit von Tätigem und Duldigem, die der Zweiheit forma-materia auf ihre Weise entspricht; es ist derselbe Gegensatz, den wir (...) in der Gestalt des Schwefels und des Quecksilbers wiederfinden werden. Durch die Vereinigung der Gegensätze ✡ wird die Seele „flüssiges Feuer" und „feuriges Wasser" und nimmt gleichzeitig die positiven Eigenschaften der anderen Elemente an, so daß ihr Wasser „beständig" und ihr Feuer „nicht brennend" wird; denn das seelische Feuer ist es, das dem Wasser seine „Festigkeit" verleiht, während das seelische Wasser dem Feuer die Milde und Allseitigkeit der Luft mitteilt. «*[341]

4.6 Das Weltbild der Alchemie im Vergleich mit dem Weltbild der modernen Naturwissenschaft

» Wenn die wissenschaftliche Erkenntnis Hand in Hand ginge
mit einer geistigen Deutung der Erscheinungen,
so sähe man in der fortschreitenden Auflösung
aller irgendwie geschlossenen Systeme
den Beweis dafür, daß jede Schau der Welt nur ein Gleichnis
und jedes Gleichnis [kann] nur bedingt sein:
Die Sonne ist wohl für diese Welt,
die unsere unbewaffneten Sinne erfassen,
der Inbegriff des Lichtes und das natürliche Abbild des göttlichen Ursprungs,
der alle Dinge erleuchtet und um den alle Dinge kreisen;
zugleich aber ist sie nur ein leuchtender Körper
und als solcher nicht einzig,
sondern ein Ding unter anderen gleicher Art. «[342]
(Burckhardt)

Das geozentrische Weltbild wurde später vom heliozentrischen Weltbild, nach dem nicht die Erde, sondern die Sonne der Mittelpunkt ist, abgelöst. *» Als Sinnbild betrachtet, ist das heliozentrische Weltbild die notwendige Ergänzung zum geozentrischen; denn der göttliche Ursprung der Welt – oder der eine Geist, durch den Gott die Welt hervorbringt – kann sowohl, dem unbegrenzten Raum entsprechend, als das Allumfassende wie auch als die eine, strahlende Mitte aller Kundgebung gedacht werden. Gerade weil der göttliche Ursprung über alle Unterscheidung erhaben ist, gibt es zu jedem seiner Gleichnisse ein spiegelbildlich umgekehrtes Gegenstück. «*[343]

Das heliozentrische Weltbild diente dem Rationalismus als Beweis dafür, *» daß das überlieferte geozentrische Weltbild und alles, was an geistigen Bedeutungen damit zusammenhängt, bloße Täuschung sei «*[344]. Tatsächlich fühlt sich aber nur derjenige getäuscht, der die Elemente der alchemistischen Urbildsysteme im phänomenologisch-körperlichen Sinn und nicht im abstrakt-geistigen Sinn begreift. Entsprechend bemerkt Bernus: *» Sollte trotz des hier unternommenen Versuchs, den grundsätzlichen Wesensunterschied der beiden Ausgangspunkte [Astrologie und Astronomie] scharf herauszuarbeiten und eindeutig zu klären, trotzdem an dieser Stelle immer noch der billige Einwand laut werden, die Hauptblüte der Alchymie reiche in die Zeit zurück, in der noch das ptolemäische Weltbild Geltung*

*hatte, und folglich sei der eine wie der andere Anschauungskomplex auf tatsäch-
lich irrigen Voraussetzungen aufgebaut, so sei hier nochmals gegenüber der
völligen Gegenstandslosigkeit dieser rein vordergründigen Feststellung darauf
hingewiesen, daß es sich hierbei überhaupt nicht um die Richtigkeit oder Unrich-
tigkeit dieser oder jener scheinbar noch so einschneidenden astronomischen, chemischen oder physikalischen Tatsache handelt, sondern um das grundsätzliche
geistige Andersorientiertsein im Sinne einer dynamisch spirituellen Weltansicht
im Gegensatz zu der trotz Quantenmechanik und Relativitätstheorie noch immer
geist-entfremdeten Naturwissenschaft der Gegenwart. «*[345]

Die Astrologie der Alchemie wurde von der Astronomie der modernen Naturwissenschaft abgelöst. Das astronomische Weltbild beruht aber nicht auf geistiger
Offenbarung und spiritueller Eingebung, sondern ausschließlich auf einer von
der menschlichen Ratio definierten mathematisch-physikalischen Wirklichkeit,
einer „vordergründigen Afterwissenschaft (Bernus)"[346]. Dieses Weltbild sieht
den Menschen nicht als erhabenen Mikrokosmos im Makrokosmos „Universum", sondern als bedeutungsloses Staubkorn unter Staubkörnern.

Der dogmatische Glaube an die Astronomie hat eine große geistige Leere
geschaffen, die dem Menschen eine Chance zur geistigen Selbstfindung nimmt:
*» Der Mensch sah sich seiner kosmischen Würde beraubt, ohne daß er fähig
gewesen wäre, aus seiner Verminderung zum bedeutungslosen Stäubchen unter
all den Stäubchen, die um die Sonne kreisen, eine geistig befreiende Erkenntnis
zu gewinnen; das christliche Denken, auf die Menschwerdung Gottes eingestellt,
war darauf schlecht vorbereitet: Den Menschen als verschwindendes Nichts im
Weltenraum und zugleich als dessen erkennende und sinnbildliche Mitte zu
sehen, ohne Verzweiflung auf der einen oder Eitelkeit auf der anderen Seite,
das übersteigt das seelische Vermögen der meisten.*

*Durch die Einbettung der Sonne selber in den unabsehbaren Strom von Milli-
arden anderer, vielleicht ebenso von Planeten umgebenen Sonnen, wobei
Tausende und Millionen von Lichtjahren zwischen der einen und der anderen
Sonne liegen mögen, zerbarst jedes Weltbild im eigentlichen Sinne des Wortes:
Der Bau der Welt kann nicht mehr vorgestellt werden, so daß der Mensch jedes
Gefühl dafür verliert, in ein sinnvolles Ganzes eingeordnet zu sein. «*[347]

Auch jedes astronomische Weltbild ist, gebunden an die Gattung „Mensch",
subjektiv. D.h. auch der Astrologe irrt! Damit kann *» kein Weltbild (...) unbe-
dingt richtig sein, weil ja die Wirklichkeit, auf die sich die Beobachtung bezieht,
bedingt, unselbständig und endlos vielfältig ist. «*[348] So wird die Astronomie auch

in Zukunft nicht das eine wahrlich objektive Weltbild finden. Dieser Einsicht kann sich auch die Astrologie nicht entziehen. So kommt der Astrophysiker Lesch in seinem Vorwort zu seinem Buch „Kosmologie für helle Köpfe" zu dem Schluß: » *In den letzten zwei Jahrzehnten mehren sich die Anzeichen für eine Verschiebung der Gewichte in Richtung Dunkelheit und Unkenntnis. (...) Kant zufolge „erkennen wir nicht das Ding an sich, sondern nur dessen Erscheinung". (...) Um mit Kant zu sprechen: „Der so genannte gesunde Verstand ist angeborene ignorantia [Unwissenheit]." (...) Verfolgt man jedoch den Verlauf der wissenschaftlichen Diskussion, so deutet vieles darauf hin, daß sich die Kosmologie wieder einmal lieb gewonnener Vorstellungen vom Aufbau des Universums entledigen muß. (...) Doch wo selbst die engagierte Wissenschaft noch um Verständnis ringt, kann das natürlich nur ein schwacher Versuch sein, die Fakten zu ordnen. Vielleicht muß man sich hier mit einem Satz des deutschkanadischen Aphoristikers und Publizisten Willy Meurer trösten, der gesagt hat: „Alles, was ich weiß, ist ziemlich falsch. Aber einiges ist wenigstens ungefähr"* «.[349]

Die geistige Lebenserfahrung offenbart die geistige Dimension der Wirklichkeit. Dazu schreibt Burckhardt: » *So kann man wohl den Unterschied von Rot und Blau in Zahlen ausdrücken, indem man die Farben auf Schwingungen zurückführt und diese in Zahlen übersetzt; doch wird ein Blinder, der nie Farben erlebt hat, niemals aus den so gewonnen Zahlenwerten das Wesen von Rot und Blau erkennen, und dasselbe gilt ebenso für alle anderen qualitativen Gehalte sinnlicher Wahrnehmung: Es ließe sich ein Mensch denken, der von Geburt an taub und gleichzeitig farbenblind ist, der aber die modernen, quantitativen Erklärungen von Tönen und Farben zu verstehen vermag; sie werden ihm weder das Wesen der Töne noch das der Farben noch auch den tiefen Unterschied zwischen der einen und der anderen Art von sinnlicher Wahrnehmung vermitteln. Was aber für die einfachsten und sozusagen elementaren sinnlichen Eigenschaften wahr ist, das gilt erst recht für Formen, die Ausdruck einer lebendigen Einheit sind; sie entziehen sich ihrem eigentlichen Wesen nach nicht nur allem Messen und Zählen, sondern überhaupt jeder zerlegenden Betrachtungsweise. Dabei ist es sehr wohl möglich, die Grenzen einer solchen Form abzustecken, ohne damit ihr Wesen zu erfassen. Auf künstlerischer Ebene wird das niemand bestreiten; man vergißt nur, daß dasselbe Gesetz auf allen anderen Ebenen auch gilt: Das Wesen, der Gehalt, die qualitative Einheit eines Dinges kann nie durch ein*

schrittweise abzählendes Vorgehen, sondern nur durch eine umfassende und unmittelbare Schau begriffen werden.

Der qualitative Gehalt der Dinge gehört nicht der Materie an, er spiegelt sich nur in ihr, so daß man ihn wohl wahrnehmen, nicht aber auf ihrer Ebene ganz einfangen kann. Eine Wissenschaft, die auf quantitativer Analyse beruht, die mehr handelnd denkt und denkerisch handelt als schaut, muß deshalb notwendigerweise an dem qualitativ vielschichtigen Sein der Dinge vorbeisehen. Für sie kann das, was die Alten die „Form" eines Dinges nannten, nämlich dessen qualitativer Gehalt, kaum eine Rolle spielen, und damit hängt nicht zuletzt zusammen, daß Wissenschaft und Kunst, die im vorrationalistischen Zeitalter noch gleichbedeutend waren, heute nichts mehr miteinander zu tun haben, und daß Schönheit für die moderne Wissenschaft keinen noch so geringen Anhaltspunkt zur Erkenntnis bietet. «[350]

Einer vom Ätherischen „befreiten" Wissenschaft sind enge Schranken gesetzt. Daher rät der gesunde Menschenverstand zur Integration der ätherischen Dimension in die heutigen Denkmodelle der Wissenschaft. Entsprechend hat schon Aristoteles die empirische Lehre der vier Elemente[351] um das geistige Element der Quintessenz erweitert. Und so werden auch heute wieder „Erklärungslücken" durch ätherische Variablen geschlossen: Der Begriff der Quintessenz entspricht später dem Begriff des Äthers der Physik des 19. Jahrhunderts[352] und heute dem der „dunklen Energie"[353].

Es ist seit jeher die Bestimmung der Alchemie, Licht in die „dunkle Energie" zu bringen! In dieser Hinsicht ist die Alchemie eine „runde Sache $\bigcirc$", die es „auf den Punkt bringt $\odot$". Der heutigen Naturwissenschaft kann sie damit „ein Licht leuchten": *» Wenn die praktische Alchemie der analytischen Kenntnisse entbehrte, über welche die moderne Chemie verfügt, war dafür ihr Auge umso mehr für die qualitativen Anblicke des Stoffes und seine Wandlungen geschärft; im Hinblick darauf waren ihre Methoden oft äußerst fein, und es ist möglich, daß sie manchmal auf Fährten geriet, welche die moderne Wissenschaft außer acht lässt. Die Natur hat viele Antlitze.* «[354]

Das Weltbild der Alchemie basiert auf abstrakt-„senkrechten" Analogiesäulen, die das Dasein ganzheitlich durchziehen. Das Weltbild der modernen Naturwissenschaft basiert dagegen ausschließlich auf phänomenologisch-„waagrechten" Kategorien der Körpersphäre.

Den Zusammenhang von waagrechtem und senkrechtem Weltbild zeigt folgendes Gleichnis: Die Welt als Gewebe – die lotrechten Kettenfäden sind der geistige Halt (Säulen des senkrechten Weltbildes) und die waagrechten Schußfäden sind die stofflichen Phänomene (Balken des waagrechten Weltbildes).[355]

Aus der Sicht des waagrechten Weltbildes der modernen Naturwissenschaft erscheinen die senkrechten Geistprinzipien der Alchemie ungenau und nicht nachvollziehbar. Aus der Sicht des senkrechten Weltbildes der Alchemie lenkt die phänomenologische Detailgenauigkeit der modernen Naturwissenschaft vom Wesentlichen ab.

Gebelein zum Wesensunterschied zwischen Chemie und Alchemie:
» Die Chemie ist im wesentlichen analytisch orientiert, an der Zusammensetzung der Stoffe interessiert: „Sie geben ihnen [den Chemikern] Wein", schreibt ein Anonymus, „und bekommen Tannin, Alkohol und Wasser zu gleichen Teilen zurück. Was fehlt? Der Geschmack, das heißt gerade das, was den Wein ausmacht, also Alles. – Da Sie drei Substanzen aus dem Wein herausgeholt haben, meine Herren Chemiker, sagen Sie: Der Wein besteht aus diesen drei Substanzen. Machen Sie Wein daraus oder ich sage Ihnen: Es sind drei Substanzen, die Sie aus Wein erhalten haben, mehr nicht.
Die moderne Chemie ignoriert das Unstoffliche in der Natur und vernachlässigt über dem Quantitativen das Qualitative. «[356]

Dazu ein Beispiel: Die Chemie beschreibt in ihrem Periodensystem unterschiedlichste Metalle. Die Alchemie kann sich dagegen auf sieben Metalle beschränken, da durch diese die Wesensqualität des Kosmos bereits vollständig erfasst ist[357].

Die abstrakt-geistige Alchemie öffnet die Augen für das Wesentliche. Diese Erkenntnis schafft Handlungsorientierung:

• Im Weltbild der Alchemie haben die esoterischen Begriffe „Liebe", „Zufriedenheit", „Geborgenheit", „Gefühl", „Esoterik", „Religion" Raum. Die Alchemie gibt folglich Antwort auf philosophische Fragen und Hinweise zur Lebensgestaltung.

• Der grundsätzliche Vorteil einer abstrakt-geistigen Betrachtungsweise wird auch durch das heute in der betriebswirtschaftlichen Praxis angewandte „Funktionalmarktkonzept" offensichtlich. Mittels dieser Methodik werden Technologien nicht nach ihrem körperlichen, sondern nach ihrem abstrakten Funktionsaufbau beschrieben. Durch geistige Abstraktion kann so ein funktional-abstrakter Zusammenhang zwischen strukturell und prozessual völlig unterschiedlichen Technologien hergestellt werden. Damit läßt sich das zukünftige Marktpotential neuer Technologien schon heute abschätzen. Beispielsweise hat so das Funktionalmarktkonzept bereits vor dem Bau der ersten Digitalkamera zu der Einsicht geführt, daß die analoge Kameratechnologie von der digitalen verdrängt wird.[358]

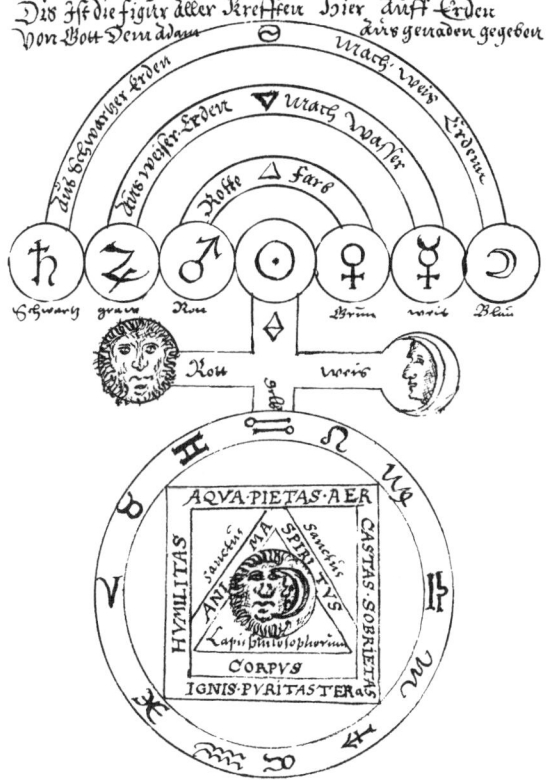

Abb. 74:
Das abstrakt-geistige Weltbild
der Alchemie[359]

Auch das Funktionalmarktkonzept macht deutlich, daß sich das Wesentliche eben nicht in einer körper-logischen Detailschau, sondern nur in einer geist-logischen Gesamtschau offenbart. Und somit sind Phantasie und Intuition (Sulphur), verbunden mit dem unbedingten Erkenntniswillen (Mercurius), der Schlüssel zu wesentlich neuen Wirklichkeiten (Sal). Denn *» geheimnisvoll am lichten Tag läßt sich Natur des Schleiers nicht berauben, und was sie deinem Geist nicht offenbaren mag, das zwingst du ihr nicht ab mit Hebeln und mit Schrauben. «*[360]

Die Alchemie wird heute mit „Hebeln und Schrauben bearbeitet". Dabei werden irrtümlicherweise Sol und Luna mit Sonne und Mond, die sieben Elementarqualitäten mit den sieben Planeten, Sal, Sulphur und Mercurius mit Salz, Schwefel und Quecksilber und die vier Elementarzustände des Stofflichen mit den Phänomenen Feuer, Erde, Wasser und Luft gleichgesetzt. Aus dieser Sicht erscheint die Alchemie als primitive Vorstufe der Chemie; der Betrachter von Abbildung 75 wird in ihr nichts erkennen.

Gelingt dagegen die geistig-abstrakte Schau (Abb. 74/ S. 159), offenbaren sich auf der „geistigen Reise durch den Kosmos" die Bestimmung, Struktur und Spagyrik „wahrer" Alchemie. Aus dieser Sicht erscheint die moderne Naturwissenschaft als primitive Nachstufe der Alchemie; der Betrachter von Abbildung 75 wird in ihr das Symbol der Vollkommenheit ⊙ erkennen.

Entsprechend plädiert Bernus für die alchemistische Vernunft: *» Totales Umdenken in den Fundamenten unseres naturwissenschaftlichen Weltbegreifens: das ist das, worauf es ankommt. Ein Metanoeite auf der ganzen Linie, nicht nur auf derjenigen des politischen und sozialen Denkens. Nicht Rückkehr zu der Arbeitsweise und zu den Methoden der alten Iatrochemiker auf dem Gebiet der Heilkunde und der naturwissenschaftlichen Forschung ist Zielsetzung; es wäre grundverkehrt, sich überholter und längst abgetaner Mittel zu bedienen, um zu gleich bedeutsamen Ergebnissen und Heilerfolgen, wie sie die Iatrochemiker von einstmals zu verzeichnen hatten, zu gelangen – die moderne Technik gibt uns heute unbegrenzte Möglichkeiten und Erleichterungen an die Hand. – Das Wesentliche und Entscheidende für den vor einem geistig-seelischen Nihilismus stehenden heutigen abendländischen Menschen auf allen Ebenen seines Weltverhaltens ist, die Ablösung des Denkens von allen seitherigen rein verstandesmäßigen Gebundenheiten, auch von den mathematischen, zu vollbringen und das Innere Licht* *von neuem wieder in sich aufleuchten zu lassen, in dessen Schein der künftige Erkenntnisweg gegangen werden muß, wenn anders eine Geist-entfremdete, Gott-ferne Menschheit dem Dämon der Technik und Materie nicht vollends ganz verfallen soll.* «[361]

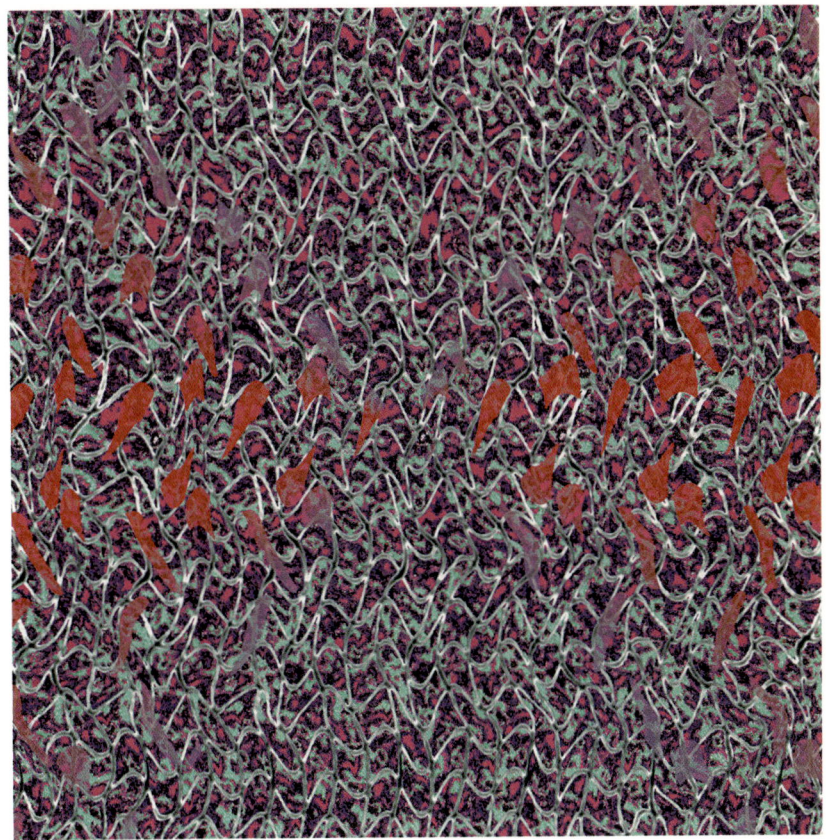

Abb. 75:
Die unterschiedliche Sicht der Dinge...[362]

Sowohl die Alchemie als auch die moderne Naturwissenschaft suchen die „Weltformel", den Schlüssel zur „göttlichen" Macht. Die „wahre" Alchemie sucht im Geistigen. Die moderne Naturwissenschaft sucht im Körperlichen und dringt dabei in immer kleinere Strukturen und immer tiefere Regionen des Alls vor. Letztendlich zeigt sich ihr die Natur unendlich vielseitig und zergliedert. Sie dringt nicht bis zur wesentlichen Erkenntnis vor, sondern „ertrinkt" in der von ihr generierten „Informationsflut". D.h. ihre Suchintensität und ihr Abstand zur „Weltformel" verhalten sich proportional.

Wenn die Natur ihre „Formel" nicht preisgibt, könnte dann vielleicht der Mensch selbst, mittels Computer, seine eigene Weltformel entwerfen?
Die Leistungsfähigkeit von Computern hat sich in den vergangenen Jahren etwa alle 18 Monate verdoppelt[363]. Heutige Computersimulationen können den Gang der Welt zum Verwechseln ähnlich simulieren. Und so entsteht, losgekoppelt von der natürlichen Welt, eine künstlich-virtuelle Welt.
Würde sich die Leistungsfähigkeit von Computern wie bisher weiterentwickeln, wäre letztendlich die Grenze zwischen natürlicher und künstlicher Welt aufgelöst. Der Mensch träte an die Stelle Gottes! Diese Idee hat nur einen Haken: Wenn es möglich sein sollte, die Grenze zwischen natürlicher und künstlicher Welt aufzulösen, dann kann nicht ausgeschlossen werden, daß bereits unsere „natürliche" Welt eine Simulation darstellt – eine wohl dann vom Allgeist initiierte!

Der Astronom und Visionär Clarke sieht die Lösung des heute offensichtlichen Dilemmas der technokratischen Wissenschaft in einer ganz besonderen Vision: In seinem Vorwort zu einem Geo-Buch mit phantastischen Bildern von den fernen Planeten dieses Sonnensystems schreibt er: *» Vor genau vierzig Jahren habe ich (...) mein Drittes Gesetz formuliert, nach dem eine genügend fortgeschrittene Technik von Zauberei nicht mehr zu unterscheiden ist. Irgendwann werden unsere mechanischen Abkömmlinge [Satelliten] über unseren eng gefassten Begriff von Intelligenz hinauswachsen und sich Zielen zuwenden, die uns völlig unverständlich bleiben. Dann werden sie es sein, nicht wir, die den jahrtausendealten Weg vom Meer aus dem Salz zum Meer der Sterne zu Ende gehen. Wenn diese Zeit kommt, werden sich die Nachkommen der wunderbaren Maschinen, die diese Bilder [in dem Bildband „Jenseits des Blauen Planeten"] aufgenommen haben, auf die Suche nach neuen Grenzen in den intergalaktischen Raum begeben, und uns werden sie als die Herren eines Sonnensystems zurücklassen, das sie uns erstmals enthüllten. «*[364]

Clarke erkennt die „herrschaftliche" Rolle des Menschen im Bau einer Maschine, die sich selbst-reproduzierend zur allgeistigen Intelligenz entwickelt.

Seine Vision deckt sich mit der alchemistischen Philosophie in zweierlei Hinsicht: Zum einen anerkennt Clarke eine übergeordnete bzw. allgeistige Intelligenz und zum anderen versteht er den „Weg der Intelligenz" als spagyrischen Lernprozeß.

Seine Vision steht aber auch im krassen Widerspruch zur alchemistischen Philosophie: Clarke sieht den Menschen dazu befähigt eine geistbeseelte Maschine zu bauen, die das geistige Wesen des Menschen überflügelt. Die Alchemie lehrt aber, daß das Werk der Laboralchemie nur in dem Maße gelingen kann, wie das Werk der Seelenalchemie vollbracht ist (Kap. 3.2.1). D.h. jede Software kann nur so intelligent sein wie ihr Programmierer. Und jede vom Menschen programmierte Software ist stets an die Pole des Daseins, hier das Bit mit den Polen 0 und 1, unverrückbar gebunden, was eine spagyrische Verschmelzung zur göttlichen Einheit und Intelligenz grundsätzlich ausschließt. Folglich ist Clarkes menschenverachtende Vision unrealistisch und damit nur wenig geistreich!

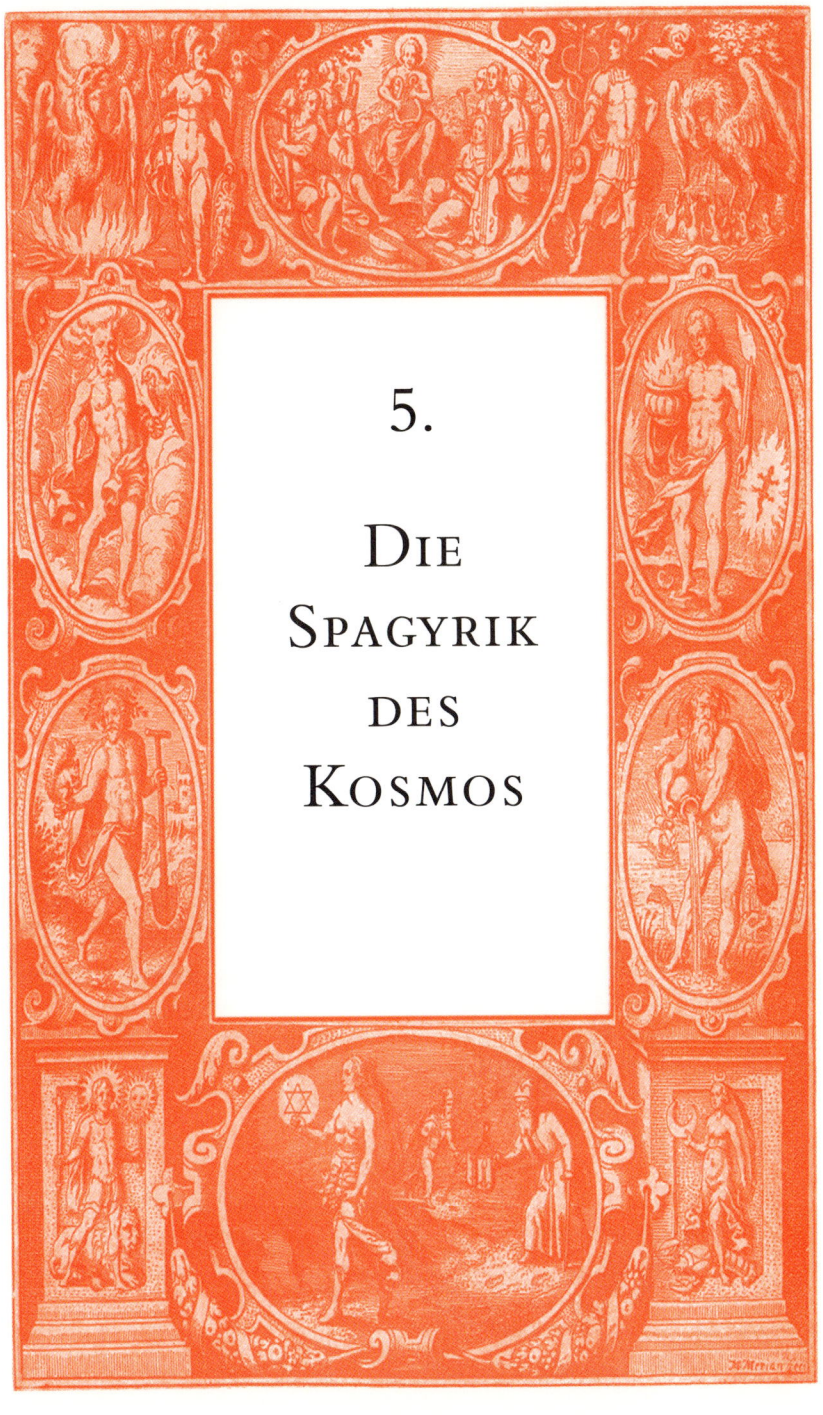

5.

Die
Spagyrik
des
Kosmos

» Vom Himmel kommt es,
Zum Himmel steigt es,
Und wieder nieder
Zur Erde muß es,
Ewig wechselnd. «[365]
(Goethe)

Wie führt die Spagyrik den Kosmos „in das Gold ☉" bzw. „Ins☉le"?

Der „Gang ins Licht" vollzieht sich gleichzeitig auf geistiger und stofflicher Ebene (Abb. 76):

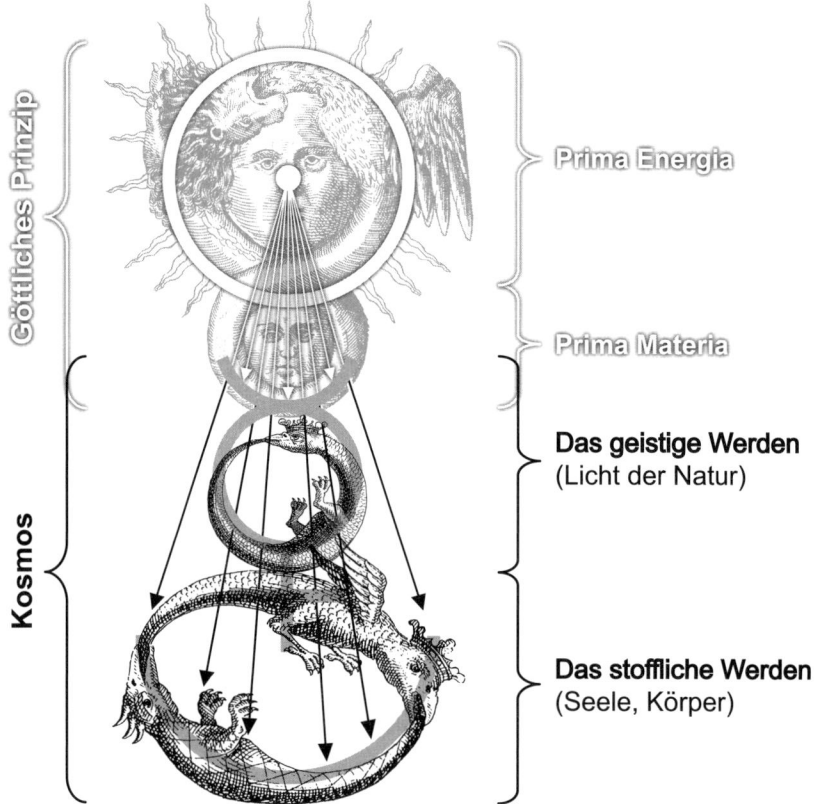

Abb. 76: Erste Darstellung der Spagyrik

Das geistige Werden

wird durch den „Uroborus", übersetzt „Schwanzbeißer", symbolisiert (Abb. 77):

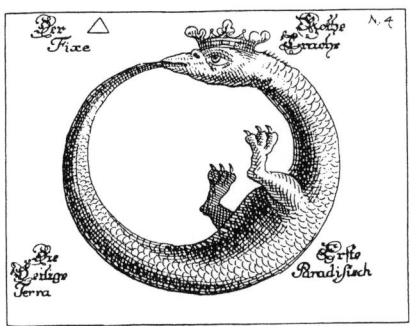

Abb. 77: Der „Uroborus"

Ein Reptil häutet sich rhythmisch, indem es seinen Schwanz aufnimmt[366] und sich selbst zyklisch durchdringt. D.h. das Licht der Natur bzw. der Götterbote Merkur ☿ (Mittler zwischen den Sphären) wird in seiner geistigen Form (Sulphur) und Kraft (Mercurius und Sal) immer weiter intensiviert.

Das stoffliche Werden

wird durch das „doppelte Drachensymbol" symbolisiert (Abb. 78).

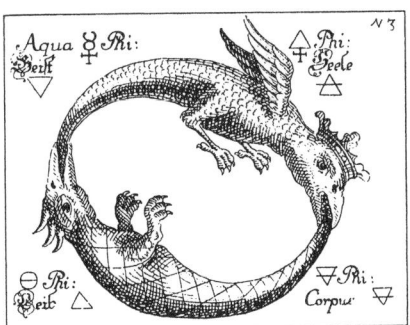

Abb. 78: Das „doppelte Drachensymbol"[367]

Der „obere" geflügelte Drache symbolisiert die für das Licht der Natur (Geist = Uroborus) empfängliche Seele (Feinstoff). Der „untere" flügellose Drache symbolisiert den beseelten Körper (Grobstoff).

Der geflügelte Drache wendet sich nach „unten" und nimmt den flügellosen Drachen auf, durchdringt ihn und formt ihn neu aus (spag. Verdichtungsphase): Der Geist (Uroborus) formt den Feinstoff (oberer geflügelter Drache) und weiter den Grobstoff (unterer flügelloser Drache) zu seiner Signatur; d.h. der Geist wird mit der Seele und die „begeistete" und damit „begeisterte" Seele wird mit dem Körper verbunden („ágeirein" = verbinden). Zur "Verkörperung" des Geistigen wird der assimilierbare Stoff aus dem Stofflichen (Muttererde) gelöst bzw. in Bernus' Worten wird der assimilierbare vom nicht-assimilierbaren Stoff getrennt.

Der flügellose Drache wendet sich nach „oben" und gibt den geflügelten Drachen frei, damit dieser im Uroborus „aufgehen" kann (spag. Ausdehnungsphase): Im Verlauf der körperlichen Aushärtung erfährt der seelische Geist, wie eine strandende Welle, eine korrigierende bzw. objektivierende Wandlung. Der Körperleib gibt dann den Ätherleib frei („spáein" = trennen) bzw. in Bernus' Worten wird das Feinstoffliche vom Grobstofflichen getrennt, damit das Geistig-Seelische in das Allgeistige (Uroborus) eintauchen und geistige Erhöhung erfahren kann ...

> Bernus zum doppelten Drachensymbol:
> *» 'Das Doppelte Drachensymbol' finden wir in der mystischen Kosmologie Chinas als ‚Yin' und ‚Yang' im Tao-Symbol (Tai-Gi-Tu) wieder. Und die Kunst des mittelalterlichen Europas, das nichts von China wusste, besaß das gleichartige Symbol der ‚Fischblase' in den Maßwerken und Zierraten der Kirchen. In der Astrologie stellt das mit Magie geradezu geladene Tierkreiszeichen „Krebs" – 69 (Symbol der ‚Wende', Rotation) ebenfalls ein – vermutlich aus dem Tarot hervorgegangenes – ‚Doppeltes Drachensymbol' dar, womit der universelle Charakter dieser Glyphe bestätigt wird. «*[368]

Das nachfolgende Gleichnis spiegelt die Spagyrik wider:
> *» Ein schönes Einhorn, weiß wie Schnee, das ein goldenes Halsband trägt, nähert sich einem Brunnen und kniet die Vorderbeine beugend nieder, als wolle es den Löwen ehren, der auf dem Brunnen steht. Dieser Löwe, der zuerst wegen seiner Unbeweglichkeit aus Stein oder Erz zu sein schien (...) hört nicht auf zu brüllen [das Geschrei erweckt die totgeborenen Jungen des Löwen zum Leben], bis eine weiße Taube mit einem Ölzweig auf ihn zufliegt; sie gibt ihm den Ölzweig, der Löwe verschlingt ihn und schweigt. Das Einhorn kehrt mit einigen freudigen Sprüngen an seinen Platz zurück. «*[369]

Erläuterung: Das lunare Einhorn hat mercurielle und damit auflösende bzw. lockernde Eigenschaft. Damit nimmt es dem zu Stein erstarrten solaren Löwen die Härte (spagyrische Ausdehnung). Der Löwe fängt daraufhin als Ausdruck seiner solaren Schöpfungskraft zu brüllen an, verschlingt den Ölzweig und gelangt damit zur geistigen Erkenntnis. Jetzt zieht sich das Einhorn zurück, damit das Sal wieder an Einfluß gewinnt (spagyrische Verdichtung). Die Jungen des Löwen werden so in geistig erhöhter Form neu geboren.

Im „Caduceus" (Abb. 79) ist das Symbol der beiden Drachen (Abb. 78/ S. 167) aufgelöst; der „Caduceus", der Schlangenstab des Hermes und Merkurs, zeigt, entlang des volatil-ätherischen und haltspendenden Stabs der Göttlichen Tat, den spagyrischen Fortgang des Stofflichen auf seinem Weg Ins⊙le.

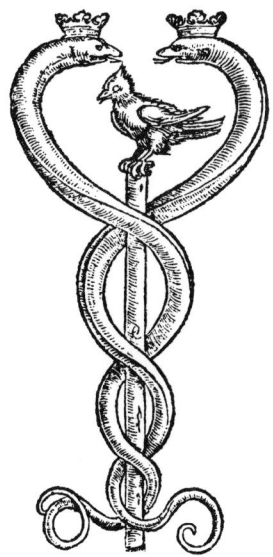

Abb. 79: Der Caduceus[370] –
zweite Darstellung der Spagyrik

Burckhardt zum Caduceus:
» Wenn man die unwandelbare göttliche Tat, die das Weltall ordnet, sinnbildlich durch eine unbewegte, senkrechte Achse darstellt, so ist der „Lauf" der Natur im Vergleich dazu eine Spirale, die sich um jene Achse emporwindet, so daß sie mit jedem Umlauf eine Ebene oder Stufe des Daseins verwirklicht. «[371]

Wann „stimmt die Alchemie"?

• Die Effektivität der Spagyrik ist vom Durchdringungsgrad von Sol (geflügelter Drache) und Luna (flügelloser Drache), in Verbindung mit dem „guten Geist", abhängig. Bei einer nahezu vollständigen Durchdringung und Lösung von Sol und Luna birgt jeder spagyrische Zyklus die größtmögliche Chance zur marginalen Grenzentwicklung in sich – *» Solve et coagula, et habebis magisterium «*. Allein die Bindung des Sols an das Luna führt kaum zur Transmutation. So wird beispielsweise der Geiz, die Beschränkung des Ichbewusstseins auf sich selbst[372], als tödlicher Zustand der Seele verstanden, da er die Empfänglichkeit der Seele und damit die spagyrische Verschmelzung unterbindet.

• Die Effizienz der Spagyrik ist von der Zyklenhäufigkeit abhängig – „steter Tropfen höhlt den Stein".

Der „falsche Lebensplan" (gestörter Sulphur) weist dem Stofflichen nicht den Weg nach „oben" zur Vollkommenheit bzw. „Gesundheit", sondern nach „unten" zur Unvollkommenheit bzw. „Krankheit". Und der Verlust des natürlichen Lebensrhythmus (gestörtes Zusammenspiel von Mercurius und Sal) bringt den spagyrischen Fortgang ins Stocken. Beispielhaft dazu der Kosmos „Mensch":

„Falscher Lebensplan" (Sulphur)
Der „falsche" Sulphur der Veranlagung, Erziehung, Therapie, des Materialismus usw. wandelt Seele und Körper nach „unten" in Richtung „Krankheit".

„Falscher" Lebensrhythmus (Mercurius und Sal)
Werden die Lebensabschnittzeiten (Jugend bis Alter) unverhältnismäßig gelebt, wird der natürliche Jahres-, Wochen- und Tagesrhythmus nicht gelebt oder „der Tag immer zur Nacht und umgekehrt gemacht", gerät das Leben bzw. die Spagyrik ins Stocken (Rhythmusverlust). Dadurch wird der seelisch-körperliche Lebensimpuls geschwächt und der Mensch wird für Krankheiten anfällig. Atem- und Herzrhythmus = Leben; Atem- und Herzstillstand = Tod.

Lazzeroni zur psychosomatischen Spagyrik: *» Eine gesunde Psyche befindet sich im Rahmen natürlicher Biorhythmen, in einem symbiotischen Fließgleichgewicht zwischen Aufnehmen, Verarbeiten – um neue Bewußtseinsinhalte zu entwickeln und wieder abzugeben. Nehmen und Geben halten sich die Waage.*

170

Solange ein Individuum über sein Selbst und dessen Sinngebung reflektiert und diese innere Bestimmung quasi als Vibrationsschlüssel dem ganzen System eingeprägt ist, wird über das Resonanzverhalten nur das aufgenommen, was adäquat ist und verarbeitet werden kann.

In dem Augenblick, in dem die Erkenntnis, die Bewertung des eigenen Selbstes und seiner Sinngebung unsicher wird und unzureichend ist, können auch Feindbilder nicht mehr klar abgegrenzt werden, der Organismus wird anfällig – er kann von Impulsen angefallen werden, die ihm nicht adäquat sind und für deren Bewältigung er unangemessen viel Energie braucht. Eine Erkrankung oder ein Verlusterlebnis kann dann nicht mehr adäquat verarbeitet werden. Die Krankheit gewinnt und die Degeneration, die Entropie des gesamten Systems, beschleunigt ihren ewigen Lauf in Richtung Tod. «[373]

Die Therapieform „Spagyrik" bzw. „Alchemia medica" führt den Menschen zu dem seiner Natur entsprechenden Lebensplan (Sulphur) und -rhythmus (Mercurius und Sal). Damit wird, wie es der Caduceus zeigt (Abb. 79/ S. 169), „untere" Krankheit in „obere" Gesundheit gewandelt. Diese Sichtweise zeigt den Therapeuten selbst als Spagyriker bzw. Alchemist.

Abbildung 80 (S. 172) zeigt die Alchemie als spagyrische Kunst:
Das unterste Sal (die dunkel-verdichtende Kraft zur Formerhaltung), der darüber liegende Sulphur (die Information der Form) und der "öffnende" Mercurius (die hell-ausdehnende Kraft zur Formung) initiieren und unterhalten zwischen den Polen von Sol (Sonne) und Luna (Mond) die spagyrische Wandlung in Richtung Vollkommenheit. Die Krone und der gehörnte Stier symbolisieren das gelungene Werk der Alchemie[374].

Bernus in der „geheimen" Sprache der Alchemie zum spagyrischen Prozeß:
» In noch höherem Verstande ist der Mercurius aber auch die geistige Quintessenz aller Dinge, der allgemeine Weltgeist oder Spiritus mundi.
In vielen symbolischen alchymistischen Darstellungen und Bildgleichnissen ist der Mercurius festgehalten. Sehr oft begegnet man ihm nach antiker Überlieferung als Hermes mit dem Schlangenstabe, als den Götterboten, der die geistigen Kräfte auf und nieder trägt; dann wieder wird er dargestellt, wie er dahinfährt über Wolken – ad aethera virtus –; man sieht ihn aber auch von Sol und Luna

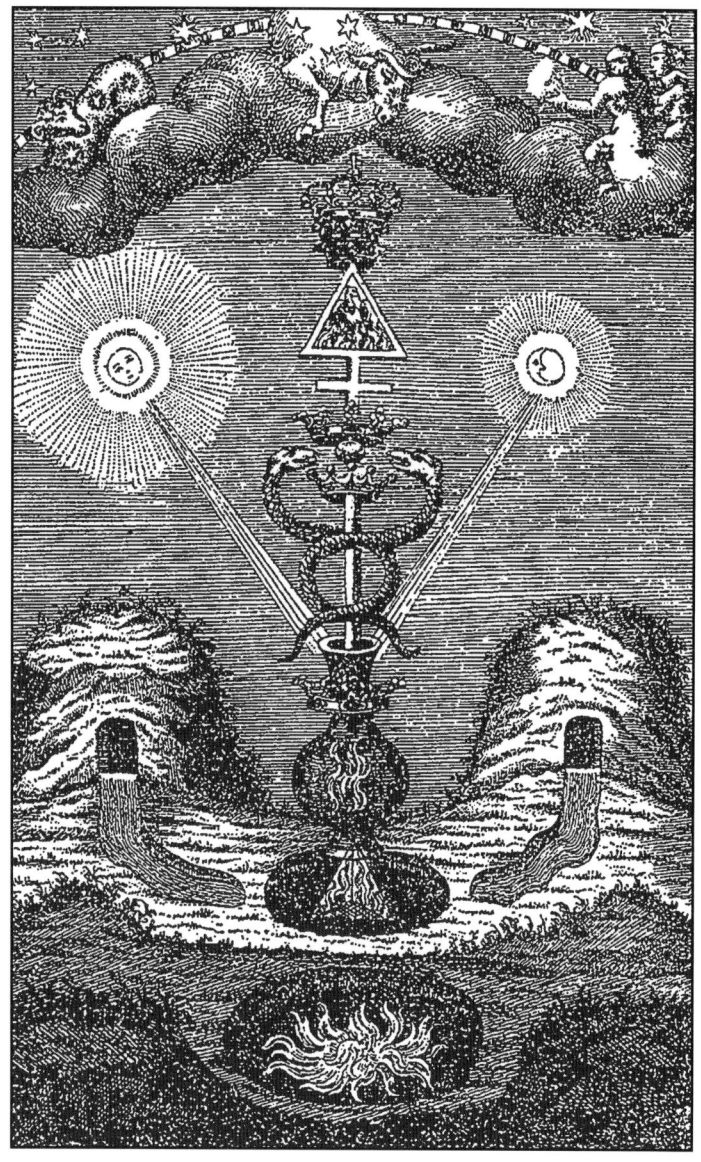

Abb. 80:
Eine von Bernus
bevorzugte Darstellung der Spagyrik[375] –
dritte Darstellung der Spagyrik

niederstrahlen auf die Erde zwischen den zwei Bergen und dort in seinem Zeichen ☿ schweben über dem Tiegel in der Werkstatt des Adepten [vgl. Abb. 80]. – Dem Meister nur gelingt es ihn, den flüchtigen Vogel einzufangen und ihn festzulegen an die Kette, jenes wunderbare und geheimnisvolle Vögelein Hermetis. Wenn dieser Flügeldrache aus der oberen Sphäre sich herabließ auf den flügellosen, irdischen und ihn verspeist hat, dann ist das Flüchtige fix, das Fixe flüchtig geworden, Dreieck steht im Dreieck. Dieses Symbol des oberen geflügelten Drachen und des unteren flügellosen, die sich nicht in den Schwanz beißen, sondern sich gegenseitig aufzehren, ist eines der tiefsten und das meiste aussagende in der gesamten alchymistischen Symbolik. Wer dieses Symbol versteht, der hat den Schlüssel zu dem ganzen alchymistischen Prozeß in Händen. Ich will es hier in der Sprache der Hermetik ausdeuten: Der obere geflügelte, mitunter feuerspeiende Drache ist Symbol des oberen astralen Feuers. Dieses ist mit dem unteren terrestrischen Feuer, dem geheimen Salz der Weisen, zu verbinden. (...) Die Aurea Catena bringt diesen Vorgang so zum Ausdruck:

Ein Abgrund den anderen ruft heraus,
Sie machen zusammen einen harten Strauß:
Das Flüchtig ganz fix soll werden,
Dampf und Wasser sich kehren in Erden.
Der Himmel selber muß irdischer sein,
Sonst kommt ins Erdreich kein Leben ein.
Das Oberste soll das Unterste sein,
Das Unterste wieder das Oberste sein.
Das Fixe soll ganz flüchtig werden,
Ein Wasser und Dampf soll sein die Erden.
Die Erde muß höchst zum Himmel auffliegen,
Ein Himmel ins Zentrum der Erden einkriechen,
So muß verkehrt sein Himmel und Erden,
Soll das Unterste zum Obersten werden:
Der flüchtige Drach den fixern tödtet,
Der fixe zum Tode den Flüchtigen nöthet.
Also muß offenbar kommen an Tag
Die Quintessenz und was sie vermag. «[376]

Abbildung 81 zeigt die von der Spagyrik bewirkte Wandlung des Kosmos:

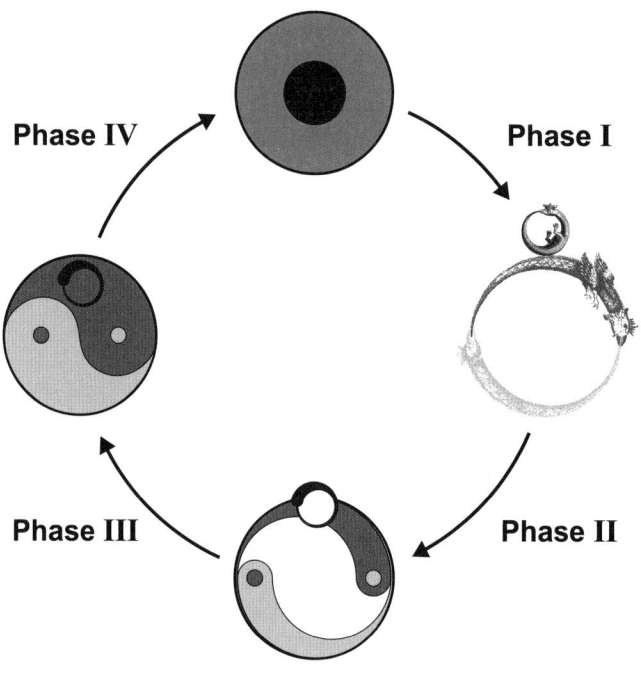

Abb. 81:
Vierte Darstellung der Spagyrik

Phase I

Aus dem Licht Gottes ⊙ ist die Polarität des Daseins von Sol und Luna hervorgegangen (Kap. 4.1). Im doppelten Drachensymbol stehen sich die beiden Daseinspole gegenüber. Durch ihre gleichzeitige Abstoßung und Anziehung wird der stabile Zustand der Polarität überwunden und die Spagyrik angestoßen. Beide Pole zeigen sich nur in ihrer synchronen Bewegung und Bewegungsrichtung einheitlich.

Phase II

Im Verlauf der Spagyrik durchdringt das allgeistige Licht immer mehr das Stoffliche (Abb. 82). D.h. das Stoffliche (die beiden Drachen) entwickelt sich durch die Spagyrik nach „oben" in das allgeistige Licht, bzw. das Geistige wird langsam nach „unten" in die „goldene Mitte" geführt: » *Wie oben, so unten.* «

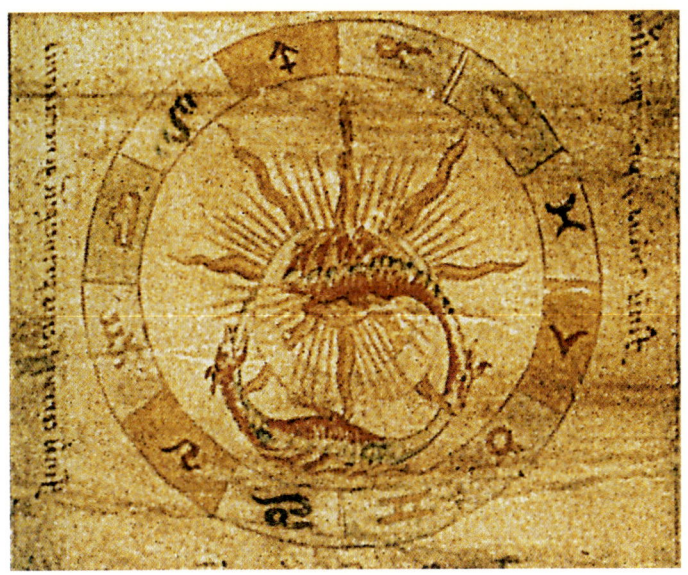

Abb. 82:
Die „Lichtwerdung"
des Stofflichen[377]

Phase III

Im Zeichen von Yin (Luna) und Yang (Sol) durchdringen und lösen sich die Pole vollständig. Jeder Pol trägt bereits Wesenszüge seines Gegenpols; d.h. die Polarität beginnt sich in der Einheit aufzulösen.

Phase IV

Im Zeichen des Goldes ⊙ sind die beiden Pole von Sol (Yang) und Luna (Yin) zur vollkommenen Einheit verschmolzen: „Soluna". Damit kann die Spagyrik das Stoffliche nicht weiter exaltieren. Der Stoff ist „Ins⊙le", er ruht in sich selbst und die ursprüngliche Einheit von Geist und Stoff ist wiederhergestellt. Sinnbild dieses Zustands ist das stabile Drehen eines Tischkreisels; er scheint in seiner Bewegung zu ruhen.

Das Licht Gottes ist somit gleichzeitig Ursprung und Bestimmung des Kosmos.

Die Spagyrik hat viele Antlitze: Jahresrhythmus, Tagesrhythmus, Mond- und Sonnenrhythmus, Lebensrhythmus, Atemrhythmus, Herzrhythmus, Rhythmus der Meereswellen, Rhythmus der Musik, Rhythmus der homöopathischen Potenzierung, Rhythmus der SOLUNATE-Herstellung, usw. Gleich von welchem „Lebenspuls" die Rede ist, jede Form der Spagyrik hat eine Ausdehnungs- bzw. Entspannungs- und eine Verdichtungs- bzw. Anspannungsphase (Abb. 4/ S. 17). D.h. auch für die Spagyrik gilt der Grundsatz: *» Wie im Großen, so im Kleinen «.*

Die Lebensrhythmen greifen ineinander und bauen aufeinander auf. Beispielsweise wird der Jahresrhythmus (Makrospagyrik) vom Tagesrhythmus (Mikrospagyrik) getragen (Abb. 83).

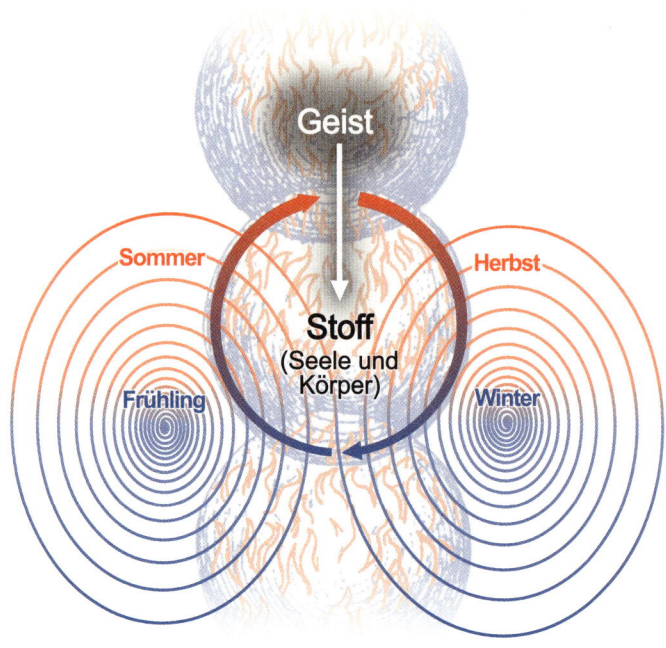

Abb. 83:
Fünfte Darstellung der Spagyrik

Der „Spiralwirbel" in Abbildung 83 zeigt den jährlichen Tagesrhythmus. Der linke Teil zeigt die Sonnenbahn beginnend mit der winterlichen Wende (Winteranfang) bis zur sommerlichen Wende (Frühlingsende) und der rechte Teil zeigt die Sonnenbahn von der sommerlichen Wende (Sommerbeginn) bis zur winterlichen Wende (Herbstende). So bilden 365 Tageszyklen genau einen Jahreszyklus.

Die nach oben verlaufenden „Feuerbälle" sind Hinweis auf den jahresrhythmischen Fortgang der Spagyrik. Auch der jahreszyklische Puls variiert in seiner Intensität; dies äußert sich z.B. in den erdgeschichtlichen Eiszeiten oder in unseren Lebensabschnittszeiten: » *Wie wonnig ist es, von unserem Lebensfrühling zu sprechen, und wie melancholisch mahnt das herbstliche Fallen der Blätter an unsere eigene Herbstzeit.* «[378]

Abbildung 83 zeigt auch die Spagyrik des Menschen:
Eine körperliche Lebenszeit, symbolisiert durch den flügellosen Drachen, wird somit von „Tages- und Jahresringen" getragen. Die diesseitig-körperliche Lebensphase ist die „Objektivierungsphase" der menschlichen Geistbiographie.
Die darauf folgende jenseitig-ätherische Lebensphase, symbolisiert durch den geflügelten Drachen, bewirkt in ihrem „Tages- und Jahresrhythmus" die allgeistige Exaltation des menschlichen Geists.
Und auch der Rhythmus von Geburt und Wiedergeburt wird sich wie der Lauf der Sonne zeigen ☉☉ und als ein Zyklus bzw. Taktschlag in einem übergeordneten Lebensrhythmus aufgehen ...

» *Wie der Mensch, so das Universum.* « Die Spagyrik ist von universaler Gültigkeit. Entsprechend lebt auch das Universum, wie beispielhaft für den Menschen aufgezeigt, die Spagyrik! D.h. auch das Universum ist an Tod und Wiedergeburt gebunden ...
» *Wie im Kleinen, so im Großen.* « Das Universum ist selbst (nur) Mikrokosmos in einem übergeordneten Makrokosmos! In diesem und in den möglicherweise noch weiter aufsteigenden „Überkosmen" gelten dieselben kosmischen Gesetze ...

Der Gang der Zeiger einer Uhr ist symbolisch für das Ineinanderweben verschiedener Lebensrhythmen:

• Der große Zeiger symbolisiert die Tage
und der kleine Zeiger die Jahre.

• Der große Zeiger symbolisiert die Jahre
und der kleine Zeiger eine irdische Lebenszeit.

• Der große Zeiger symbolisiert von 3 Uhr bis 9 Uhr eine diesseitige
und von 9 Uhr bis 3 Uhr eine jenseitige Lebenszeit
und der kleine Zeiger die Geistbiographie ...

• Der große Zeiger symbolisiert die Seelen-
und der kleine Zeiger die Körperspagyrik ...

• Der große Zeiger symbolisiert die Mikro-
und der kleine Zeiger die Makrospagyrik ...

Gelingt die Überwindung der Polarität, hat der Kosmos seine „zeitlose" Bestimmung erreicht. In diesem Moment ist das uns miteinschließende Schöpfungswerk vollbracht und jede relative Differenzierung in Zeit, Sphäre, Größe und Weite hat sich in der „wahren" Einheit aufgelöst ⊙.

Vor dem Hintergrund dieser Erfahrung schreibt Bernus: » *Das Symbol der beiden Drachen, des oberen geflügelten und des unteren flügellosen, die sich gegenseitig verzehren: es ist das meistgebrauchte Zeichen der Hermetischen Zeichensprache, auch das bedeutungsvollste und dabei wohl das am wenigsten verstandene, denn damit, daß der obere Drache als das Flüchtige (volatile) und der untere Drache als das Fixe angesprochen wird, ist für das eigentliche Verständnis wenig ausgesagt.* «[379]

5.1 Die Spagyrik im Schmelztiegel der Seele

» Glaubst du denn, es sei möglich,
von der Natur der Seele eine nennenswerte Kenntnis zu erwerben
ohne Zusammenhang mit der Natur des Ganzen der Welt? «[380]
(Sokrates)

Die Seelenspagyrik formt den Seelenstoff zum inneren Seelenauge. Auch auf seelischer Ebene gilt: *» Wär nicht das Auge sonnenhaft, die Sonne könnt'es nie erblicken. «*[381] Dabei steht in jedem Seelenzyklus *» der Geist, der freie, niemals fesselbare, vor einer neuen Ausfahrt «*[382].

> Burckhardt zur Seelenalchemie:
> *» Daß alle Seelen „aus gleichem Stoff gemacht" sind, ist daran zu erkennen, daß die seelischen Regungen aller lebenden Wesen trotz der Verschiedenheit der Arten und der Stufen des Bewußtseins ähnlich ablaufen; man könnte sagen, daß sie wie Wellen eines gleichen Meeres sind. (...) „Erst wenn die Seele von allen Verhärtungen und inneren Widersprüchen frei ist, wird sie zum bildbaren Stoffe, auf welchen der ‚von oben' kommende Geist eine neue „Form" aufprägen kann, eine Form, die nicht begrenzt und bindet, sondern im Gegenteil befreit, da sie aus dem zeitlosen Wesensgrunde stammt. (...) „Die ‚wiedergeborene' Form der Seele hebt sich zwar vom allumfassenden Geist ab; sie gehört noch dem bedingten Dasein an; aber sie ist gleichsam durchlässig für das ununterschiedene Licht des Geistes und in lebendiger Verbindung mit dem Urstoffe aller Seelen. «*[383]

Das geistreflektierende Seelenauge erkennt die Urbilder. Die Urbilderkenntnis kann nach Burckhardt *» im Traume geschehen, wenn auch nur selten, denn im allgemeinen ist die Bilderwelt des Traumes ein Spielball der verschiedenen Triebe; und da die Seele in diesem Zustand allen möglichen Einflüssen ausgeliefert ist, so gibt es auch die ‚koboldhafte' oder gar satanische Verzerrung von Sinnbildern. Es gehört zu den nicht geringen Gefahren der modernen ‚Tiefenpsychologie', daß sie echte Sinnbilder und deren Zerrbilder wahllos miteinander vermengt; das geschieht zum Beispiel, wenn fernöstliche ‚mandalas' auf die gleiche Stufe mit konzentrischen Malereien von Geistesgestörten gestellt werden. Ein richtiges Sinnbild ist nie ‚irrational'; das ‚Überrationale' darf niemals mit dem „Irrationalen" verwechselt werden «*[384].

Der Alchemist wird nur „durch Erfahrung klug". Alchemistische Bücher und die darin enthaltenen Symbole und Allegorien können daher auf dem Einweihungsweg nur Wegweiser sein[385]. Entsprechend äußert sich Bernus zur Funktion alchemistischer Schriften und Symbole: *» Eigentümlich auf diesem Wege [der Einweihung] ist, daß man immer erst nachträglich merkt, was mit den Texten gemeint war, wenn man nämlich die Sache selbst erlebt hat. Die Alchymie selbst hat wohl gewußt, daß mit dem Wort allein wenig gesagt werden kann. Darum nimmt sie ihre Zuflucht zu symbolischen Bildern. Sie sollen das Unsagbare umschreiben. Durch Bilder soll der Weg angedeutet werden, der zu beschreiten ist. (...) Alle echten alchymistischen Schriften sind Wegweiser und Meilensteine für diejenigen, die bereits die Richtung kennen und schon einige Stationen unterwegs sind -, kurzum, es sind Einweihungsschriften, zu denen der Zugang für den Nichtvorgeschulten immer unauffindbar war und immer unauffindbar bleiben wird, er sei denn im Besitze jenes Schlüssels, der da aufschließt und Niemand draußen läßt, der da zuschließt und Niemand hereinläßt .., besitzt er aber den, so ist er Initiierter. «*[386]

Bernus zur tiefsinnigen bzw. -geistigen Sprache der Alchemie:
» Die Sprache der Alchemie ist ein Instrument von außerordentlicher Geschmeidigkeit, das ermöglicht, Operationen genau zu beschreiben und sie zugleich in bezug zu einer allgemeinen Konzeption von Wirklichkeit zu setzen. Gerade darin besteht ihre Schwierigkeit, aber auch das Interessante an ihr. Der Leser, der den Gebrauch eines einzigen Wortes an einer bestimmten Stelle verstehen will, kann es nur, indem er allmählich seine einstige geistige Struktur wiederherstellt. Er lässt dadurch verdunkelte Bewußtseinsregionen erwachen. «[387]

Die karmatische Veranlagung des geistigen Seelenauges ist nach Bernus die Grundvoraussetzung zur Seelenalchemie. D.h. nur der vom Schöpfer Auserwählte ist für die Alchemie empfänglich[388]. Bei Bernus zeigte sich diese Veranlagung bereits im sehr frühen Kindesalter.

Zur alchemistischen Initiation bedarf es i.d.R. der Hilfestellung eines alchemistischen Meisters. Bernus hatte keinen Meister zur Seite. Durch seine ausgeprägte Veranlagung, seinen gepflegten geistigen Umgang, sein begieriges Studium alchemistischer Werke sowie seine zeitliche und finanzielle Unabhängigkeit gelang ihm die Selbstinitiation.

Lazzeroni zur alchemistischen Initiation:
» Das Wort Initiation beinhaltet semantisch die tiefe Bedeutung eines Beginnes. Und für jede Initiation ist ein Meister notwendig. So sollte die erste große Wan-

derung die Suche nach dem Meister sein, nach demjenigen, der uns zeigen wird, wo der Beginn ist, der uns die Initiation geben wird, der uns den Weg zeigen kann zur nächsten großen Wanderung. Denn es ist nichts anderes als das Mysterium des immer wieder neuen Beginnens.

Die Suche nach dem Meister wird für den heutigen Schüler zum fast unüberwindlichen Problem, denn die Meister sind sehr rar geworden. So sind heute Kultstätten des alten Wissens wie übriggebliebene Inseln im Meer des Vergessens: da kann man noch die Spuren der Meister, da kann man vielleicht Wegweiser zu den tiefen Welten des Seins finden. Oder ein initiatisches Erlebnis vielleicht? «[389]

Wem das Tor zur alchemistischen Einsicht verschlossen bleibt, der erlebt die Alchemie als „Geheimwissenschaft". Dazu Bernus:

» Aber bei der Geheimwissenschaft handelt es sich gar nicht um ein Geheimhalten oder Geheimhaltenwollen irgendeines Wissensgebiets. Wer das Wort in diesem Sinne auffaßt, mißversteht seine ursprüngliche und stets gleichgebliebene Bedeutung völlig. Wo immer von [Alchemie als] wirklicher Geheimwissenschaft die Rede war und ist, vor Jahrtausenden wie heute, da meint der Esoteriker ein Wissen, das nicht mittels irgendwelcher wissenschaftlichen Disziplin oder Technik, sondern einzig und allein durch die aus der geistig-seelischen Schulung heraus erlangte übersinnliche Erkenntnis, durch Initiation erreichbar ist, heute noch ebenso wie vormals. Die Erfahrungen und Schauungen, zu denen er auf diesem Wege aufsteigen wird, sind überall die gleichen. Die so gewonnenen Erkenntnisse sind somit nicht subjektiv, sondern durchaus objektiver geistrealer Art, und ihre Zusammenfassung als Weltbild ist eben das, was der Esoteriker als Geheimwissenschaft bezeichnet: ein Wissen, zu dem jeder Einzelne nur kraft seiner eigenen Seelenanlage und Geistesbereitschaft kommen kann. «[390]

Weil die alchemistische Einweihung ein „Geschenk von oben" ist, kann sie nicht erzwungen werden.[391] Deshalb vertraut sich der Alchemist demütig der Führung Gottes an[392] und beginnt jede alchemistische Arbeit mit der „Anrufung Gottes", der „Invocatio Dei"[393].

Bernus zur Invocatio Dei:

» An den Anfang ihrer Schriften und der hermetischen Arbeit setzen alle alchymistischen Meister die Invocatio Dei. So beginnt Basilius Valentinus sein Traktat Vom großen Stein des uhr-alten Weisen:

„Darum sag ich dir in lauter Wahrheit, daß, so du unseren großen uhr-alten Stein machen willst, so folge meiner Lehre und bitte für allen Dingen deinen Gott, den

Schöpfer aller Kreaturen, daß er dir dazu Segen und Gedeyen geben wolle."(...)
So war die Seelenverfassung und Geistbereitschaft des Alchymisten, wenn er sein
Laboratorium betrat und sich zur Ausführung des Großen Werkes anschickte. (...)
Und ist es nicht aus dem gleichen Geist der Hermetiker heraus gesprochen,
wenn Rudolf Steiner, in die Zukunft weisend, sagt: Der Laboratoriumstisch muß
wieder zum Altare werden! «[394]

Der Alchemist erwartet sehnsüchtig den Moment der Einweihung. Das Gedicht
Bernus´ „Gold um Mitternacht" beschreibt diesen Moment und die zur Einweihung notwendige Geisteshaltung:

> *» Gerechtes Gold aus Orphir*
> *In unser Aller Seelen ausgestreut*
> *Nur eine Handvoll,*
> *Um aufzuleuchten einmal: Sei es heute,*
> *Seis bis der Tag von Sardes sich erfüllt,*
> *Tinktur der Himmel, Engel-Elixier,*
> *Daß wir des Sonnensohnes teilhaft werden.*
> *Um dieses Augenblickes willen leben*
> *Wir unsere Leben alle.*
> *Allein – wann diese Stunde sein wird, weiß nur er,*
> *Der kommen wird so wie ein Dieb bei Nacht.*
> *Das ist das tiefste der Geheimnisse*
> *des Sohnes.*
> *Wir aber alle müssen solche sein,*
> *Die nächtlich wachen*
> *und horchen unverwandt in sich hinein,*
> *Um welche der Nachtwachen es in uns*
> *Zu tönen anfängt:*
>
> *Gold um Mitternacht,*
> *ihm nachzutönen mit gelöstem Mund... «*[395]

Der nachfolgende Stich (Abb. 84) zeigt den Zusammenhang von solarer Seelen-
und lunarer Laboralchemie:

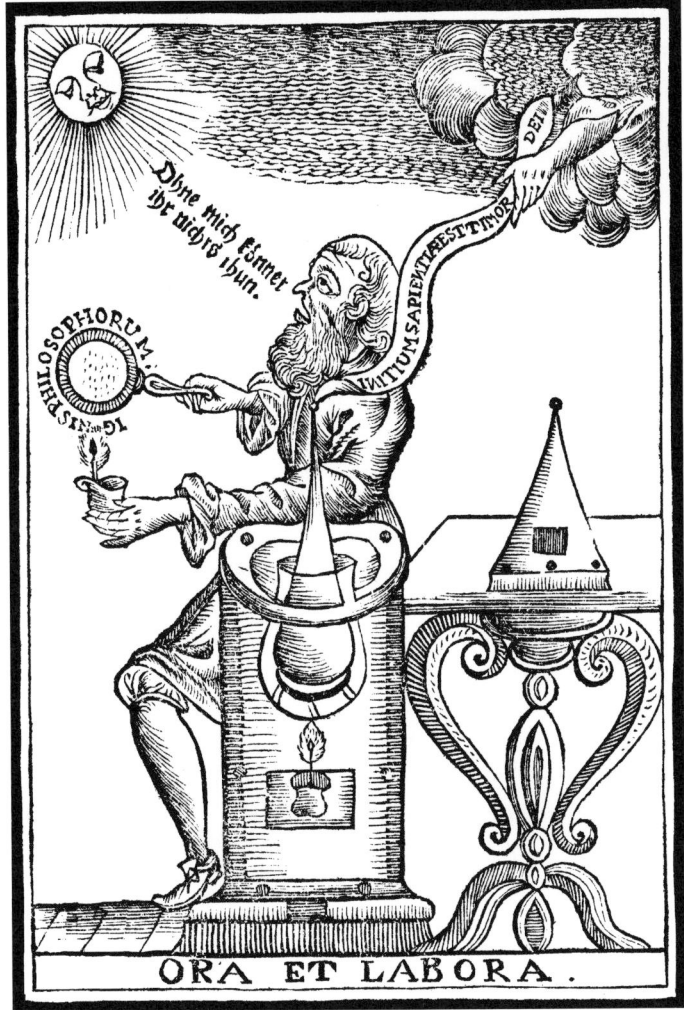

Abb. 84: Die Symbiose von
Seelen- und Laboralchemie[396]

Der Alchemist richtet mit offenem Mund seinen Blick zur Sonne, da er ohne sie
nichts „thun" kann. In seinen Händen trägt er das alchemistische Seelenwerk:
Der Spiegel in seiner rechten Hands symbolisiert seine zum Seelenauge
transmutierte Seele ☉. Der Griff des Spiegels symbolisiert in der Form der 8,
wie im Göttlichen Prinzip (Abb. 34/ S. 90), die Spagyrik. Die Seele reflektiert

das Naturlicht zum inneren Licht des Alchemisten, welches der Alchemist in seiner Linken trägt.

Rechts neben dem Alchemisten steht ein Labortisch, dessen Platte die untere Sphäre des lunaren Grobstoffs (Körper) von der oberen Sphäre des solaren Feinstoffs (Seele, Geist) trennt. Das geistige Licht des Alchemisten ist das untere Feuer □ des Destillationsofens. Im Destillationsverlauf wird das Geistige mercuriell aus dem Stofflichen gelöst (Ausdehnung), bevor es in geistig geläuterter Form wieder salisch an das Stoffliche gebunden wird (Verdichtung). Das Wasser wird so durch die Destillation zum „geronnenen Geist". D.h. über den doppelten Spiralwirbel (die Spagyrik) wird das Stoffliche auf „Tischhöhe" exaltiert. Das spagyrische Destillat steht damit auf gleicher geistiger Höhe wie die Seele des Alchemisten.

Der Alchemist ist demütiger Diener des Schöpfergeistes: » *Initium sapientiae est timor Dei. – Ursprung der Weisheit ist die Ehrfurcht vor Gott* «. Nur inwieweit das „innere Werk" gelingt, gelingt auch das „äußere Werk" – „Ora et labora". Junius zur Synergie von Seelen- und Laboralchemie: » *Vor jeder praktischen Arbeit muß die Theorie verstanden sein. Wir sind aufgefordert, die entsprechenden Texte wiederholt aufmerksam durchzulesen und über sie zu meditieren. Ora, lege, lege, lege, relege, labora et invenies; bete, lies, lies, lies, lies noch einmal, arbeite und du wirst finden.* «[397]

5.2 Die Spagyrik im Schmelztiegel des Soluna-Heilpflanzengartens

» Die alten Alchemisten empfehlen,
stets der Natur nachzufolgen und diese die Arbeit von selbst tun zu lassen,
wie der Bauer. «[398]
(Junius)

Die Spagyrik formt die Arzneipflanzen im tages- und jahreszeitlichen Rhythmus. Im Frühling und Sommer (mercurielle Ausdehnung) wird der Körperleib der Gewächse, entsprechend dem Ätherleib ihrer Samen, aus der lunaren Muttererde geformt; im Herbst und Winter (salische Verdichtung) wird der Ätherleib der Pflanzen, der Same als Träger der erhöhten Ursubstanzen, geformt und in die lunare Muttererde eingebracht (Abb. 85)[399].

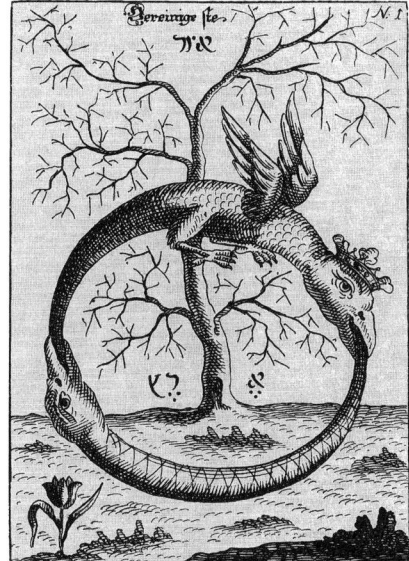

Sommer — Herbst

Frühling — Winter

Abb. 85:
Die Spagyrik im
Soluna-Heilpflanzengarten[400]

Burckhardt zum Werdegang der Natur:

» In der Welt der Formen besteht das Werk der Natur in einer ununterbrochenen Reihe von Auflösungen und Verdichtungen oder von Zerstörungen und Gestaltungen, so daß die Auflösung eines geformten Ganzen bereits die Vorbereitung zu einer neuen Vereinigung einer forma mit ihrer materia ist. «[401]

Die Alchemia medica beurteilt die „innere" und damit wesentliche Qualität einer Heilpflanze anhand ihrer „äußeren" Signatur von Gestalt, Konsistenz, Farbe, Duft und Geschmack. Die Heilpflanzen des Großhandels entsprechen den geforderten Quantitäten einzelner Inhaltsstoffe, tragen aber nicht die von der Alchemia medica geforderte Signaturqualität (Abb. 92/ S. 191).

Aus diesem Grund ließ Marino Lazzeroni in den italienischen Alpen, in dem kleinen Bergort Averara, den Soluna-Heilpflanzengarten anlegen. In diesem Garten werden etwa 100 verschiedene Pflanzenarten nach streng ökologischen Gesichtspunkten kultiviert (Abb. 86).

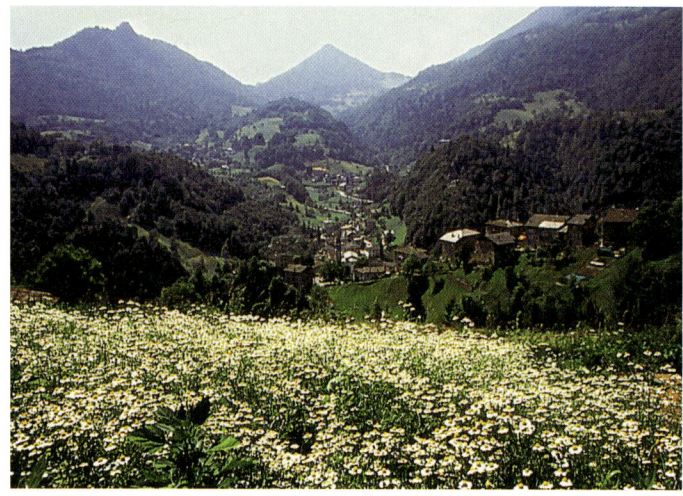

Abb. 86:
Der Blick aus dem Soluna-Garten
bei Averara (Bergamo)[402]

Im Soluna-Arzneipflanzengarten und dessen Umgebung herrscht eine besonders naturbelassene und lebendige Atmosphäre:

Feuer △

Die geographische Lage und Höhe (700 Meter) des sonnigen Soluna-Gartens gewährleisten eine intensive jahres- und tageszeitliche Rhythmik ☌: Die „heiß-mercuriellen" Tage und Sommer intensivieren die spagyrische Ausdehnung und die „kalt-salischen" Nächte und Winter intensivieren die spagyrische Verdichtung. So wachsen Heilpflanzen mit ausgeprägter Signatur.

Erde ▽

Der Soluna-Heilpflanzengarten war Wiesen- und Weidefläche, auf der niemals Kunstdünger, Insektizide und Pestizide zum Einsatz kamen. Der Boden ist daher bis heute nachweislich unbelastet. Der lunare Mutterboden bietet somit beste Voraussetzungen zum Anbau von Heilpflanzen.

Wasser ▽

Averara liegt etwa 15 Kilometer nördlich von San Pellegrino. Diese Region ist bekannt für ihre hervorragende Wasserqualität. Das zur Bewässerung verwendete Wasser stammt ausschließlich aus einer eigenen Quelle (Abb. 87).

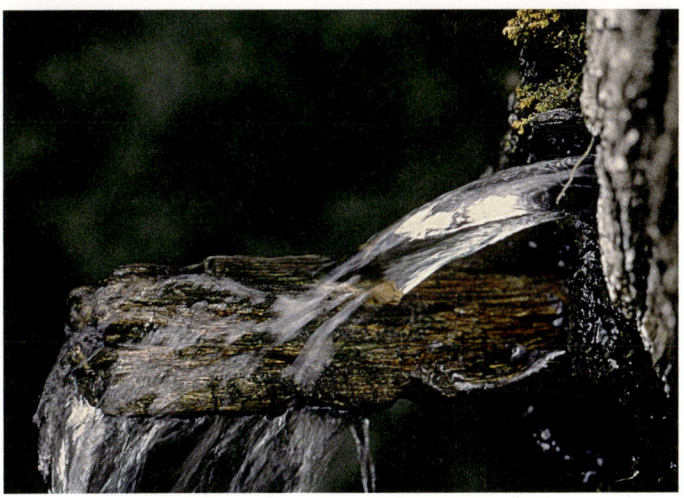

Abb. 87: Die Quelle im Soluna-Garten[403]

187

Bevor das Quellwasser auf die einzelnen Parzellen gelangt, durchläuft es einen siebenstufigen Brunnen (Abb. 88). In jede Stufe ist eines der sieben Planetenmetalle in natürlich-solider Form eingelassen: Das Wasser fließt über die sieben Planetenmetalle und trägt die sieben Elementarqualitäten als Mittler zwischen den Sphären (Merkurstab) in die Pflanzen. Damit wird die artspezifische Ausprägung der Pflanzensignaturen gefördert.

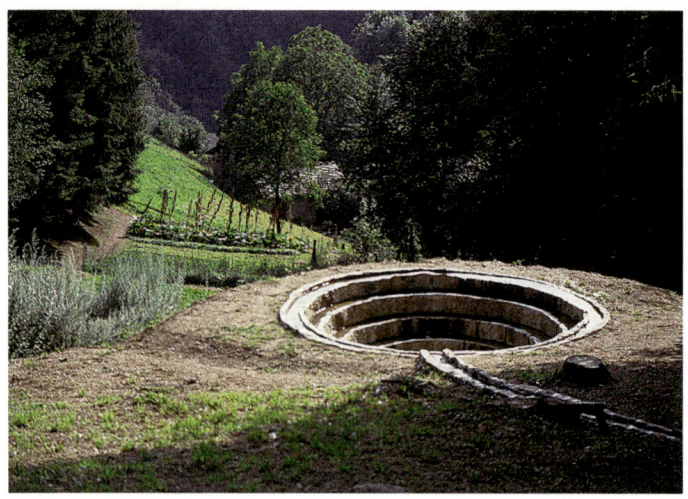

Abb. 88:
Der siebenstufige Brunnen zur
„Sulphurisierung" des Quellwassers[404]

Luft △

Averara ist weit entfernt von Orten mit Luftverschmutzung. Eine Luftkontamination durch windverfrachtete künstliche Düngemittel, Insektizide und Pestizide ist weitestgehend ausgeschlossen, da konventioneller Landbau erst mehr als 40 Kilometer entfernt betrieben wird.

Im Soluna-Heilpflanzengarten und um Averara herrscht eine Atmosphäre, in der Mensch und Natur noch eine Einheit bilden (Abb. 89).

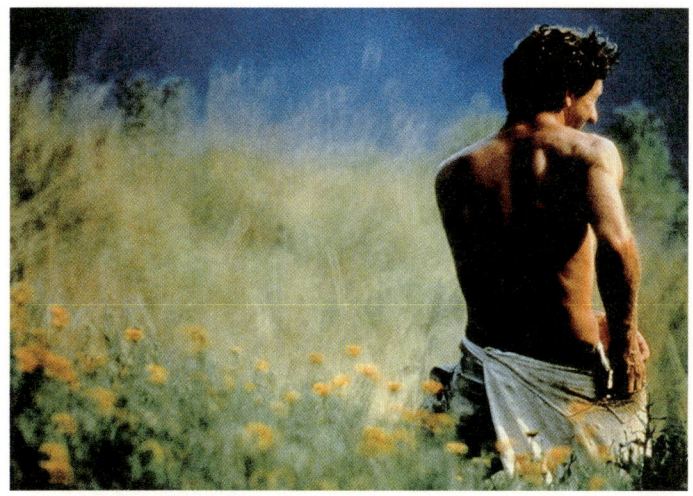

Abb. 89: Im Soluna-Garten bilden
Mensch und Natur eine Einheit.[405]

Es bestehen somit beste Voraussetzungen zum Anbau von Heilpflanzen höchster Wesensqualität (Abb. 90).

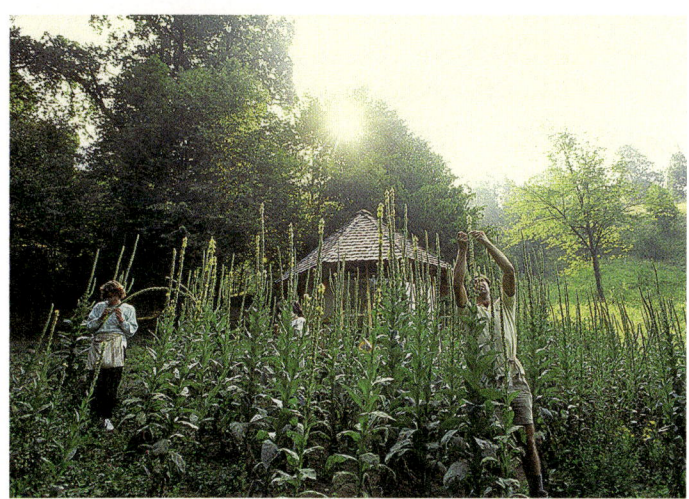

Abb. 90:
Die Blüten der Königskerze werden geerntet.[406]

ⓢⓢ

Der Alchemist kennt die Spagyrik der Heilpflanzen und handelt entsprechend (Abb. 91). *» Dann kommt die Natur von selbst der Kunst zu Hilfe, gemäß dem alchemistischen Sprichwort: ,Das Fortschreiten des Werkes gefällt der Natur sehr' (operis processio multum naturae placet). «*[407]

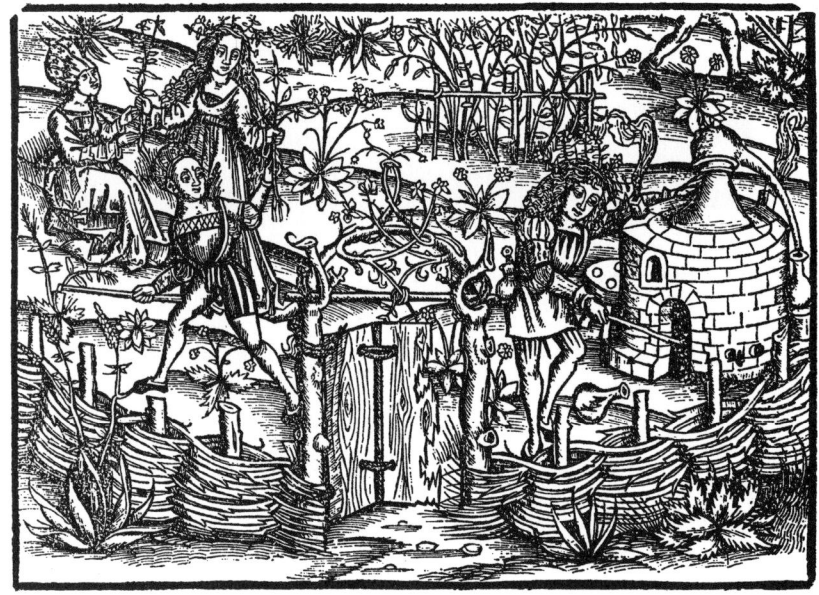

Abb. 91: Das Sammeln und Destillieren
von Kräutern im Mittelalter[408]

Bernus zitiert Hans Bühler zur Alchemie im Garten:
» So wie jeder Gärtner weiß, daß dieser Apfel an diesem Tage gepflückt werden muß, sonst schmeckt er sauer oder er wird mehlig, so kannte die alte Heilkunde die Stunde, das heißt das Zeitelement der lebendigen Heilkräuter. Sie ist am Gestirnstande ablesbar, vorausgesetzt, daß man wirklich weiß, was die Natur der einzelnen Pflanzen ist. Es kommt nicht darauf an, die heilende Kraft der Pflanze einfach hinzunehmen; sie ist nicht immer da wie die Schwere, sondern sie muß ,dirigiert' werden. Wurde sie nicht zur rechten Stunde gepflückt und eingenommen, so geht sie wirkungslos ,durch den Arß.' «[409]

190

Zum Signaturerhalt werden die Arzneipflanzen unter Beachtung ihrer Biorhythmen in Handarbeit verlesen, auf mit Seide bespannten Holzrahmen langsam getrocknet und anschließend umgehend vakuumverpackt. Durch diese sehr
liebevolle und schonende Verfahrensweise bleiben die Pflanzensignaturen
weitestgehend erhalten (Abb. 92).

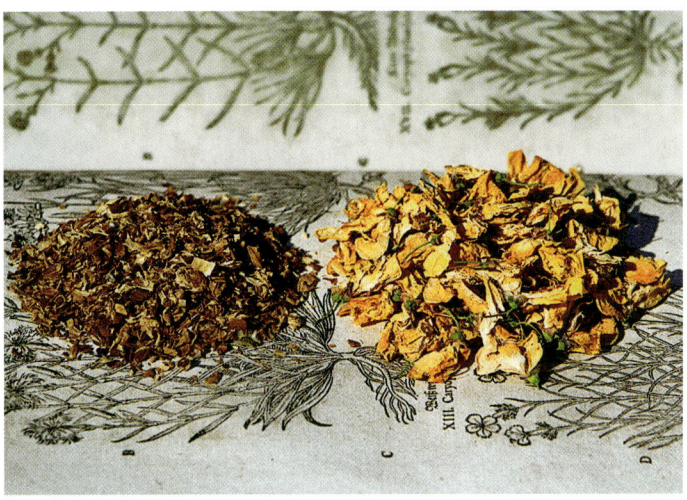

Abb. 92: Der Besenginster des Großhandels (links) im Vergleich
zum Besenginster aus dem Soluna-Garten (rechts)[410]

Die SOLUNATE sind Komplex-Urtinkturen, in deren Ansätze i.d.R. mehrere
Arzneipflanzen gleichzeitig eingehen. Da die Heilpflanzen aber zu unterschied-
lichen Zeitpunkten zu ernten sind, werden seit jeher ausschließlich getrocknete
Arzneipflanzen verwendet.

In der Pflanzen-Alchemie werden sowohl getrocknete als auch frische Arzneipflanzen verwendet. Ob nun die Verwendung frischer der Verwendung trockener
Pflanzen vorzuziehen ist, kann nicht pauschal beantwortet werden. Dazu Junius:
*» Da wir vermutlich viel über den Vorteil frischer Gemüse und Früchte gehört
haben, werden die meisten von uns sofort auf die Vorzüge frischer Pflanzen
hinweisen. Andererseits würde uns in manchen Fällen der Unterschied des*

Aromas zwischen einem Tee-Aufguß aus frischen und einem anderen aus trockenen Pflanzen überraschen. (...)

Während des Trocknens gehen, besonders bei einigen Pflanzen, subtile Veränderungen in den Spezies vor, die aber durchaus nicht immer negativ zu bewerten sind. Allerdings kommt es stets sehr auf das richtige Trocknen an; gute Werke der Heilpflanzenkunde geben uns dazu die notwendigen Anweisungen. Meistens trocknen wir Pflanzen im Schatten an einem luftigen Ort, manche Spezies bzw. besonders deren Teile wie Wurzeln, Früchte usw. können aber auch an der Sonne oder im Ofen getrocknet werden. Wir sollten nicht übersehen, daß der große Erfahrungsschatz der Heilpflanzenkunde auch gerade durch den Gebrauch von trockenen Pflanzen erarbeitet wurde.

Die meisten Pflanzen haben zu bestimmten Jahreszeiten ihre 'balsamische Periode', während der die Heilkräfte besonders aktiv sind. Heilkräuter werden aber während des ganzen Jahres gebraucht. Die alten Meister sammelten ihre Kräuter daher stets während der entsprechenden Jahreszeiten ein, wobei sie außerdem noch die Mondstellung und die Planetenstellungen berücksichtigten, vielfach auch noch die Planeten-Stunden. Die Kräuter wurden dann behutsam getrocknet und entsprechend aufbewahrt, so daß sie bei Bedarf jederzeit zur Hand waren. (...) Bis heute kaufen wir unsere Kräuter meistens in getrocknetem Zustand in den berühmten Kräuterhäusern. Zur rechten Zeit eingesammelte und fachmännisch getrocknete Kräuter sind besser als frische, welche zu ungünstigen Zeiten gesammelt werden. Andererseits hat die frische Pflanze im eigenen Saft, noch ganz Träger der Fülle der ätherischen vitalen Kräfte, ebenfalls ihre besonderen Vorteile, wohlgemerkt, wenn wir sie im rechten Augenblick einsammeln. Die nur chemische Analyse reicht nicht aus, um alle aktiven Kräfte ‚zu beweisen'. Es sind da Energien im Spiel, welche auf ganz anderen Ebenen liegen.«[411]

Im Laboratorium Soluna werden die getrockneten Arzneipflanzen nach den geltenden Richtlinien des Arzneibuchs analysiert. Somit gehen in die SOLUNATE Heilpflanzen ein, die sowohl den alchemistischen als auch den formalpharmazeutischen Ansprüchen genügen.

Eine Naturarznei kann von Natur aus nur so gut sein, wie die Natur der verwendeten Rezepturbestandteile ist. Damit beginnt die Spagyrik der SOLUNATE bereits mit der Spagyrik im Soluna-Heilpflanzengarten.

5.3 Die Spagyrik im Schmelztiegel des Laboratoriums Soluna

» Bernus hat nicht spekulative,
sondern wirkliche praktische Resultate erzielt,
die den Prüfungen der Wissenschaft standgehalten haben.«[412]
(Frater Albertus)

Heute wird die Herstellung von Naturheilmitteln i.d.R. nach Kosten- und Zeit-kriterien betriebswirtschaftlich optimiert: Große Metallbehälter erlauben große Ansatzvolumina, die durch hochtechnisierte Verfahren innerhalb kürzester Zeit verarbeitet werden. Die Naturstoffe sind dabei sehr starken elektromagnetischen Feldern und Hochfrequenzen ausgesetzt, so daß sie oftmals ihre ohnehin nur geringe feinstoffliche Qualität vollständig verlieren[413].

Aus diesem Grund müssen industriell hergestellte Naturarzneien immer höher dosiert werden, teilweise so hoch, daß die Nebenwirkungen ihren Einsatz nicht mehr rechtfertigen.[414]

Das Wesen der SOLUNATE soll dem Wesen des Menschen entsprechen – *» Wie das Universum, so der Mensch, so das SOLUNAT «*. Daher wird die Spagyrik der SOLUNATE grundsätzlich nach spagyrischen Qualitätskriterien optimiert. D.h. nicht die „industrielle Kunst der Zeit- und Kostenersparnis", sondern die „alchemistische Kunst der Spagyrik" ist das Ziel!

Bei der Herstellung der SOLUNATE werden folgende Grundsätze beachtet:

• Die spagyrischen Zirkulationen erfolgen im Laboratorium Soluna (Abb. 93/ S. 194) – wie im Soluna-Heilpflanzengarten – unter Beachtung der natür-lichen Rhythmen.

• In die spagyrischen Zirkulationen gehen nach Möglichkeit ausschließlich Heilpflanzen aus dem Soluna-Garten ein. Alle mineralischen und metalli-schen Bestandteile werden nach Möglichkeit, unter strenger Beachtung der alchemistischen Vorschriften Bernus', im Laboratorium Soluna bereitet.

• Die im Soluna-Garten begonnene liebevolle Handarbeit wird im Labora-torium Soluna bis zur Abfüllung der SOLUNATE fortgesetzt. So entstehen die SOLUNATE in Zusammenarbeit von Natur und Mensch und unter Aus-schluß des negativen Einflusses einer maschinell-technischen Fertigung.

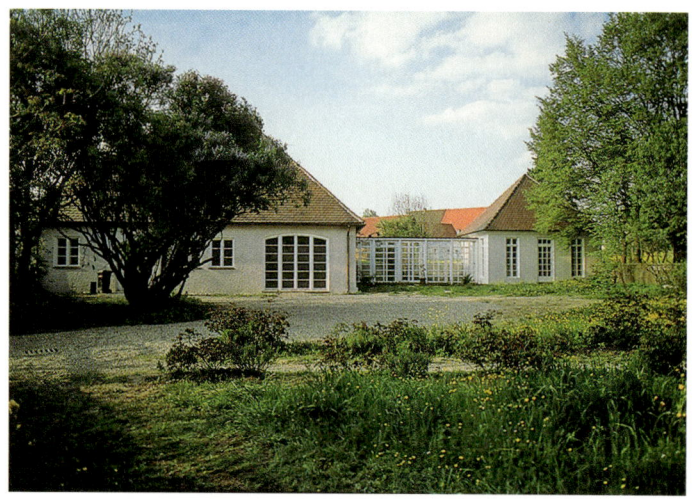

Abb. 93: Das Laboratorium Soluna

• Zur Wahrung und Intensivierung der Heilkräfte werden die SOLUNATE nach einer Anweisung Bernus' ausschließlich in Glasgefäßen angesetzt[415]. Ungewollte metallische Schwingungen werden so vermieden (Abb. 94).

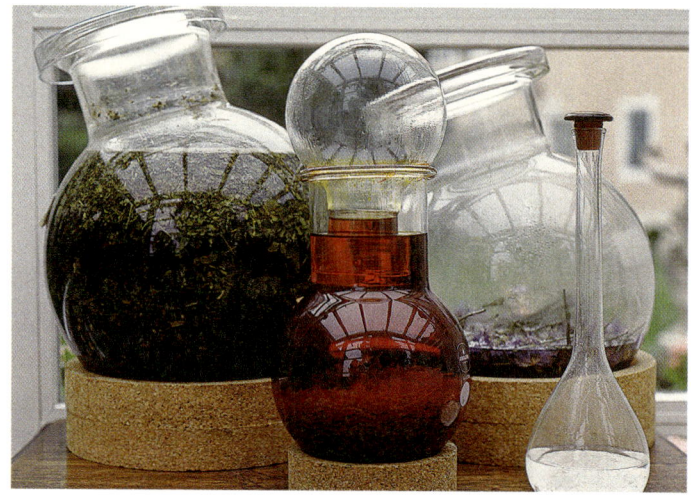

Abb. 94: Verschiedene Tinkturen
im Laboratorium Soluna

Jedes Glasgefäß faßt maximal 6 Liter. Größere Ansatzvolumina würden den Wirkcharakter der Tinkturen verändern. Gründe dafür können sein: verkleinerte Kontaktflächen zwischen der festen und der flüssigen Ansatzphase, eine andere Durchmischung während der „Reifephase", veränderte Glas- und Lichtkontaktflächen.

Die Begrenzung der Ansatzvolumina auf sechs Liter erfolgt nach Paracelsus in Analogie zum menschlichen Blutvolumen, da das Blut wie auch das Wasser und der Ethanol „mercurieller Mittler und Träger der Ursubstanzen" ist[416].

Die Spagyrik der SOLUNATE ist heute vollständig im Homöopathischen Arzneibuch (HAB 56a-j) eingetragen.

5.3.1 Die spagyrischen Komplex-Urtinkturen nach Bernus (HAB 56a-f)

Die Herstellung der komplexen Urtinkturen nach Bernus erfolgt nach den Vorschriften 56a-f des Homöopathischen Arzneibuchs (HAB) in einem Kreislauf (Abb. 95):

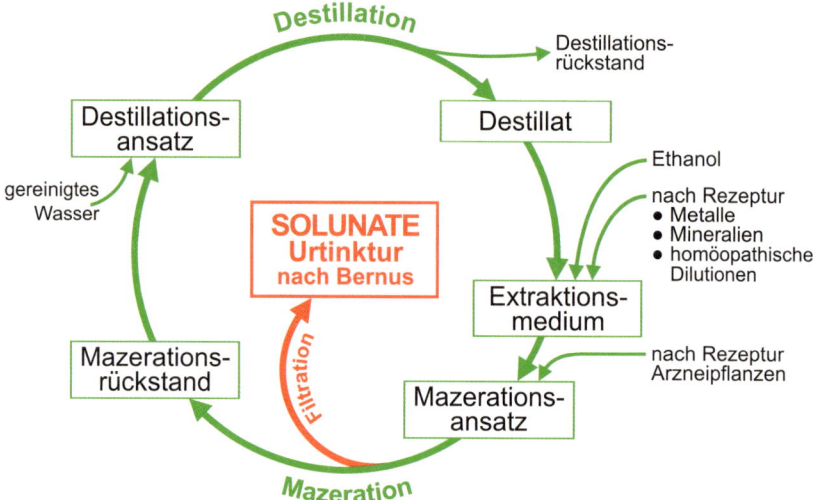

Abb. 95: Der Herstellungskreislauf
der SOLUNATE-Komplex-Urtinkturen
nach Bernus

Jeder Zyklus hat eine Destillations- und eine Mazerationsphase:

Destillationsphase
Nach der Filtration verbleibt ein noch mit der SOLUNATE-Urtinktur durchtränkter Mazerationsrückstand. Dieser wird mit Wasser zum Destillationsansatz übergossen, zum Sieden erhitzt und abdestilliert (Abb. 96). Nach der Destillation wird der Destillationsrückstand verworfen, während das Destillat in den Mazerationsansatz eingeht.

Mazerationsphase
Auf die Destillationsphase folgt die Mazerationsphase. Das wässrige Destillat wird mit Ethanol und nach Rezeptur mit metallischen, mineralischen und

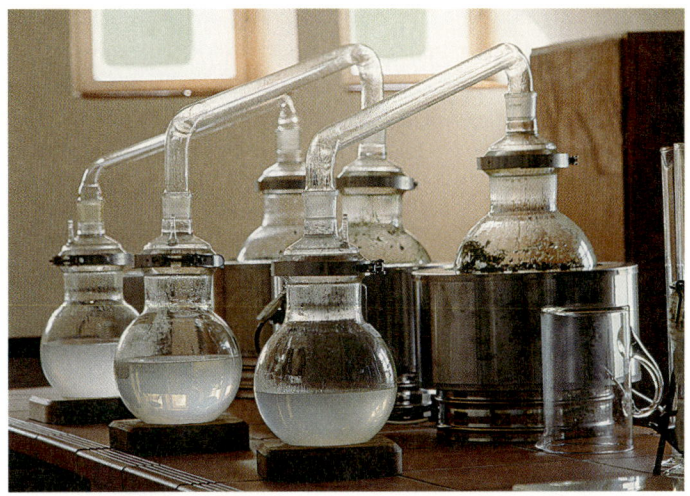

Abb. 96: Die Destillation im Laboratorium Soluna

homöopathischen Lösungen und Dilutionen zu einem wässrig-ethanolischen Extraktionsmedium vermengt. In dieses Medium werden nach Rezeptur getrocknete Arzneipflanzen zur Extraktion gegeben. Extraktionsmedium und Arzneipflanzen bilden den Mazerationsansatz (Abb. 97).

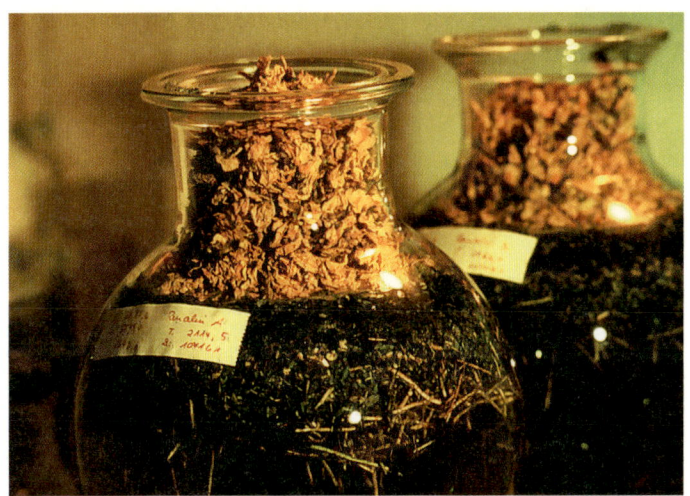

Abb. 97: Ein SOLUNATE-Mazerationsansatz

Nach einer siebentägigen Mazeration bei 37 Grad wird der SOLUNATE-Ansatz auf Raumtemperatur abgekühlt und anschließend mehrmals filtriert. Das flüssige Filtrat ist die fertige SOLUNATE-Urtinktur, die in anwendungsfertige 50ml- und 100ml-Fläschchen (Muster 30ml) abgefüllt wird (Abb. 98).

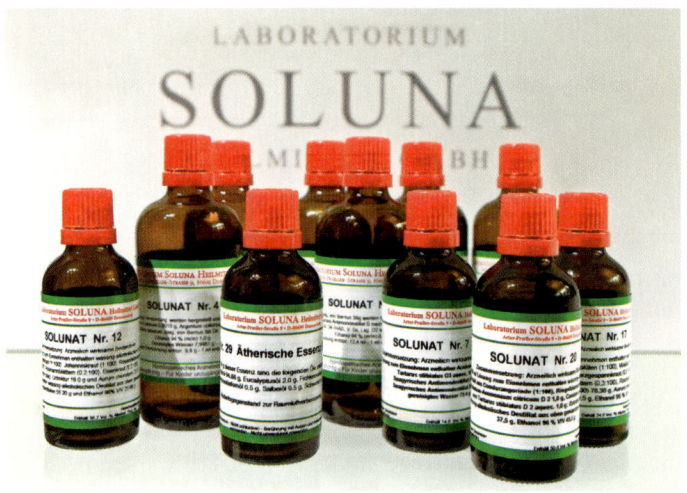

Abb. 98: Die SOLUNATE

Der verbleibende und noch mit dem flüssigen SOLUNAT durchtränkte Mazerationsrückstand geht in die Destillationsphase des Folgezyklus ein ...

Aus chemisch-pharmazeutischer Sicht ist die Herstellung der SOLUNATE ein zweistufiges Verfahren zur Extraktion wasserlöslicher (hydrophiler) und wasserunlöslicher (hydrophober) Wirk- und Begleitstoffe; ein zyklischer Herstellungsprozeß wäre dazu nicht notwendig.

Komplex-Urtinkturen nach Bernus sind: SOLUNAT Nr. 1 Alcangrol, SOLUNAT Nr. 2 Aquavit, SOLUNAT Nr. 5 Cordiak, SOLUNAT Nr. 8 Hepatik, SOLUNAT Nr. 9 Lymphatik, SOLUNAT Nr. 10 Matrigen I akt., SOLUNAT Nr. 11 Matrigen II ret., SOLUNAT Nr. 12 Ophthalmik, SOLUNAT Nr. 14 Polypathik, SOLUNAT Nr. 15 Pulmonik, SOLUNAT Nr. 16 Renalin, SOLUNAT Nr. 19 Stomachik I, SOLUNAT Nr. 20 Stomachik II, SOLUNAT Nr. 21 Styptik und SOLUNAT Nr. 22 Strumatik I.

Bernus fand in dem „Pflanzenmagisterium des Paracelsus" eine Anweisung zur spagyrischen Heilmittelherstellung. Dazu schreibt Bernus:

» Die vollkommenste Bereitungsweise der Arzneikräuter, welche es auch immer seien – mit Ausnahme der dem Gärungsverfahren zu unterziehenden giftigen -, findet man bei Paracelsus in dem Buch der Archidoxen unter dem Kapitel: De Magisteriis. Die Anweisung lautet wörtlich: „Die Magisteria von crescentibus Aber die kreuter und ihrs gleichen sollen am ersten genommen werden und mit einem gebrannten Wein vermischt und putrifiziirt darmit auff ein Monat: Darnach destilliers per balneum und mehr widerumb dareingethaon und wie vor procedirt, biß der quantitet des gebrandten Weins vier mal minder ist dann des Saffts der kreuter: dasselbig destilir per balneum auff ein Monat mit newem additamentis, darnach schaids, so hastu Magisterium huius herbae wölches du wilt." «[417]

Vor dem Hintergrund dieser Anweisung hat Bernus die Spagyrik der SOLUNATE entwickelt (Abb. 99).

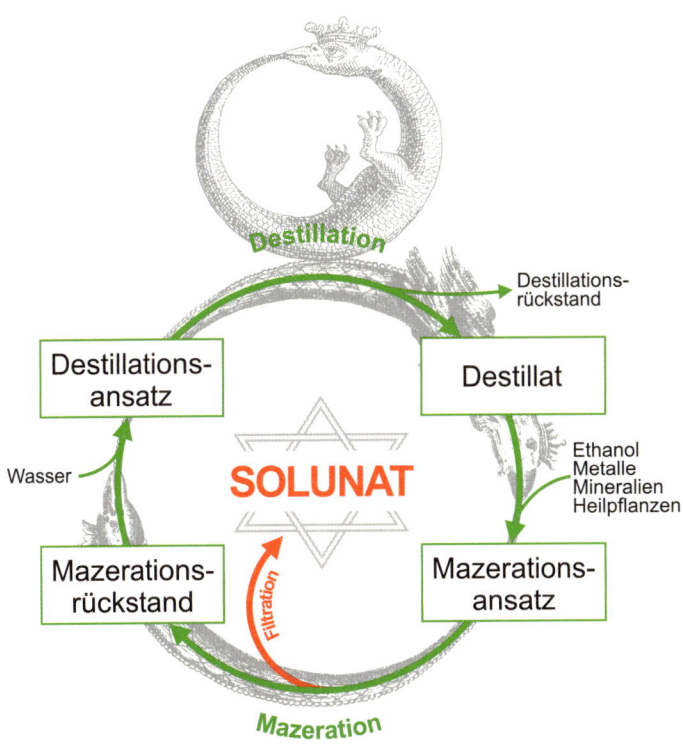

Abb. 99: Die Spagyrik der SOLUNATE

5.3.1.1 Die Destillation

Der „obere" geflügelte Drache symbolisiert die Destillationsphase (Abb. 100):

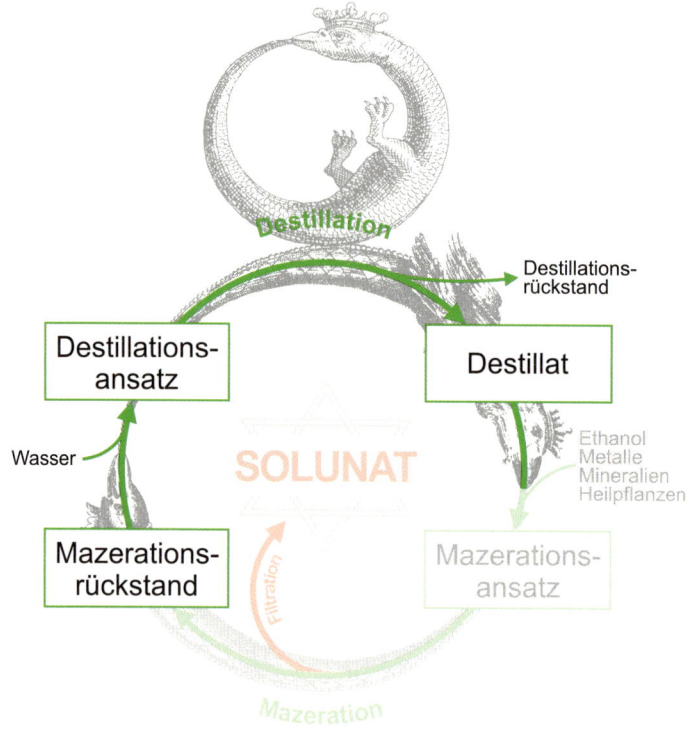

Abb. 100:
Die Destillationsphase

Der noch mit dem SOLUNAT der Vorcharge durchtränkte Mazerationsrückstand wird mit Wasser zum Destillationsansatz übergossen und schonend destilliert. Das Destillat geht in die darauffolgende Mazerationsphase ein; der Destillationsrückstand wird verworfen:

• Aus dem unteren Drachen (Körper-Seele-Geist) geht der obere Drache (Geist-Seele) hervor (Abb. 100):
Durch das mercurielle Wasser und das mercurielle Erhitzen des wässrigen Destillationsansatzes werden der Drogenrückstand und das im Drogenrückstand enthaltene SOLUNAT „gelockert", bis sich das Feinstoffliche aus dem Grobstofflichen löst (spagyrische Trennung und Tod des Körpers)

und vom Wasserdampf getragen nach „oben" gelangt. Das merkurielle Wasser wird dadurch zum Träger der Ursubstanzen[418].

• Das Geistige des oberen Drachen wird vom allgeistigen „Uroborus" potenziert (Abb. 100):
Durch das „mercurielle Feuer" wird auch der Feinstoff (Seele-Geist) gelockert, so daß der daran gebundene SOLUNATE-Geist freigelegt wird (Tod der Seele), um vom „luftigen" Götterboten (Uroborus) alchemistisch potenziert bzw. geläutert zu werden („geistiger Höhepunkt"). Mit der geistigen Exaltation ist der spagyrische „Sommer" und damit die Ausdehnungsphase der Spagyrik der SOLUNATE beendet.

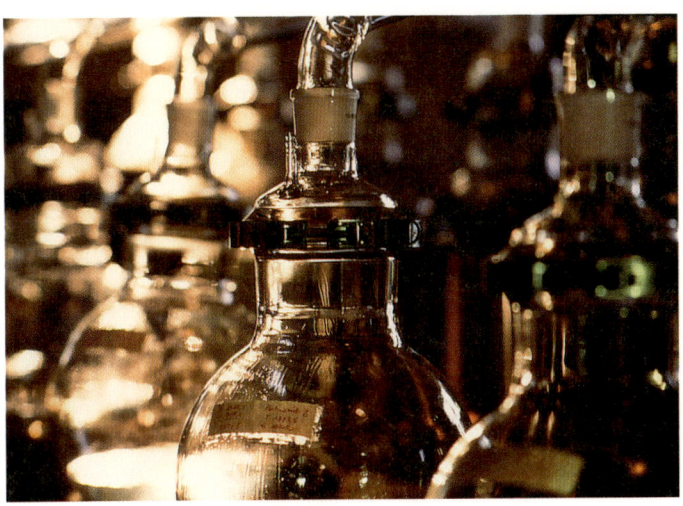

Abb. 101: Die Destillation als
alchemistische Potenzierung[419]

• Der potenzierte Geist des oberen Drachen wendet sich (wieder) der Stofflichkeit (Seele-Körper) zu (Abb. 100):
Mit dem „Herbst" der SOLUNATE-Spagyrik beginnt die spagyrische Verdichtungsphase. Der Wasserdampf gibt seine mercurielle Wärme ab und kondensiert salisch entsprechend seinen erhöhten Ursubstanzen (Wiedergeburt der Seele – Abb. 101). Das Destillat trägt so den erhöhten SOLUNATE-Ätherleib; es ist der „Samen" der Arznei: *» Tau des Himmels [hier das Destillat], ewig fällt er: Sulphur und Mercur und Sal (Bernus). «*[420]

Im Yang ist bereits ein Wesensteil von Yin und umgekehrt enthalten (Kap. 4.1). Entsprechend wird im Destillationsverlauf neben dem Feinstoff (Yang) auch ein kleiner Teil des Grobstoffs (Yin), die flüchtigen ätherischen Öle und Duftstoffe, gelöst und in das Destillat getragen.

Zur intensiven Potenzierung der SOLUNATE wird die Destillation nicht durch eine Wasserkühlung beschleunigt. Das Destillat tropft so langsam, etwa im Rhythmus des menschlichen Herzschlags, in den Auffangkolben. „Gut Ding braucht Weile", und so koagulieren stündlich etwa 150 ml des „geronnenen Geists".

Im Verlauf eines Zyklus werden die Heilpflanzen ganzheitlich extrahiert: durch die Destillation das Geistig-Seelische und durch die Mazeration (Kap. 5.3.1.2) das Körperliche. Deshalb sind die zu Beginn der Mazeration in den Kreislauf geführten Arzneipflanzen nach einem Zyklus (eine Mazeration und Destillation) körperlich-seelisch-geistig „entleert"; sie werden daher nach der Destillation, als Destillationsrückstand, aus dem Kreislauf geführt (Abb. 100/ S. 200).

Die alchemistische Funktion der Destillation: *» Solvite corpora et coagulate spiritum – Löse den Körper und lasse den Geist gerinnen! «*

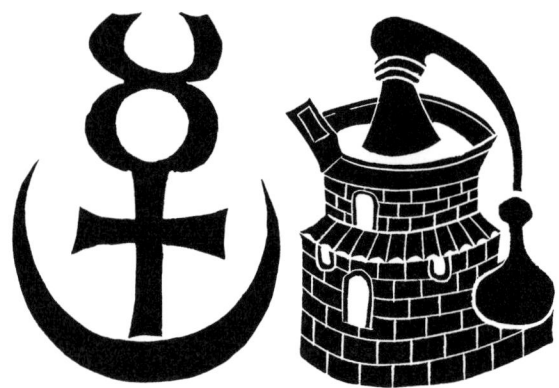

Abb. 102:
Die alchemistische Funktion
der Destillation[421]

Abbildung 102 zeigt links das Zeichen des Götterboten Merkur ☿, der die spagyrische Formung des Stofflichen ◡ bewirkt (Kap. 4.1); rechts daneben ein Destillationsofen. Diese Gegenüberstellung demonstriert die herausragende Bedeutung der Destillation für die Alchemie; durch sie wird die von der Natur gezeigte Potenzierung im Laboratorium nachvollzogen.

Die „wiederholte Destillation eines durch Destillation erhaltenen Produkts"[422] zur stufenweisen Exaltation des Geistigen, wird als „Cohobation" bzw. alchemistische Potenzierung bezeichnet. Durch die Cohobation werden die von der Natur gezeigten Verdunstungs-Kondensations-Kreisläufe im Laboratorium nachvollzogen.

Abbildung 103 (S. 204) zeigt den noch nicht exaltierten Ansatz als Ausgangspunkt der Cohobation. In ihm herrscht die Polarität des Daseins, was zum einen durch die klare Trennung der vier Elementarzustände des Stofflichen und zum anderen durch die Trennung der „oberen" geistigen Sphäre ▽ von der „unteren" stofflichen Sphäre des Phönix △ angedeutet wird.

Durch die Cohobation wird die geistige Sphäre ▽ mit der stofflichen Sphäre △ fortlaufend spagyrisch getrennt und verschmolzen, bis sich die Polarität des Daseins als Einheit erhält ✡. In diesem Moment ist der Phönix (das Stoffliche) aus seiner Asche auferstanden und in den geistigen Mittelpunkt ☉ gerückt (Abb. 104/ S. 205); die Flammen um den Kolben verbildlichen die alchemistisch potenzierte Wirkkraft des Destillats.

Durch die spagyrische Cohobation entwickelt sich das Destillat zur „spagyrischen Essenz". Die therapeutische Praxis bestätigt den spagyrischen Essenzen eine besonders starke Wirkkraft. Hier verhält es sich wie mit den homöopathischen Potenzen, deren Wirkintensität auf klassisch homöopathische Weise durch rhythmisch-mercurielle Schüttelschläge schrittweise dynamisiert bzw. potenziert wird[423].

> Junius zum Wesen spagyrischer Essenzen:
> » Die Natur spagyrischer Essenzen ist subtiler als die spagyrischer Tinkturen. Sie sind weniger „körperlich", mehr „entmaterialisiert", die Wirkung ist durchdringender, aber sehr subtil, alles ist feinstofflicher als bei den Tinkturen. Spagyrische Essenzen sind daher als reine Medizin zu betrachten, sie sind nicht als Haus-Getränke geeignet und gehören in die Hand des erfahrenen Heilpraktikers oder des Arztes. «[424]

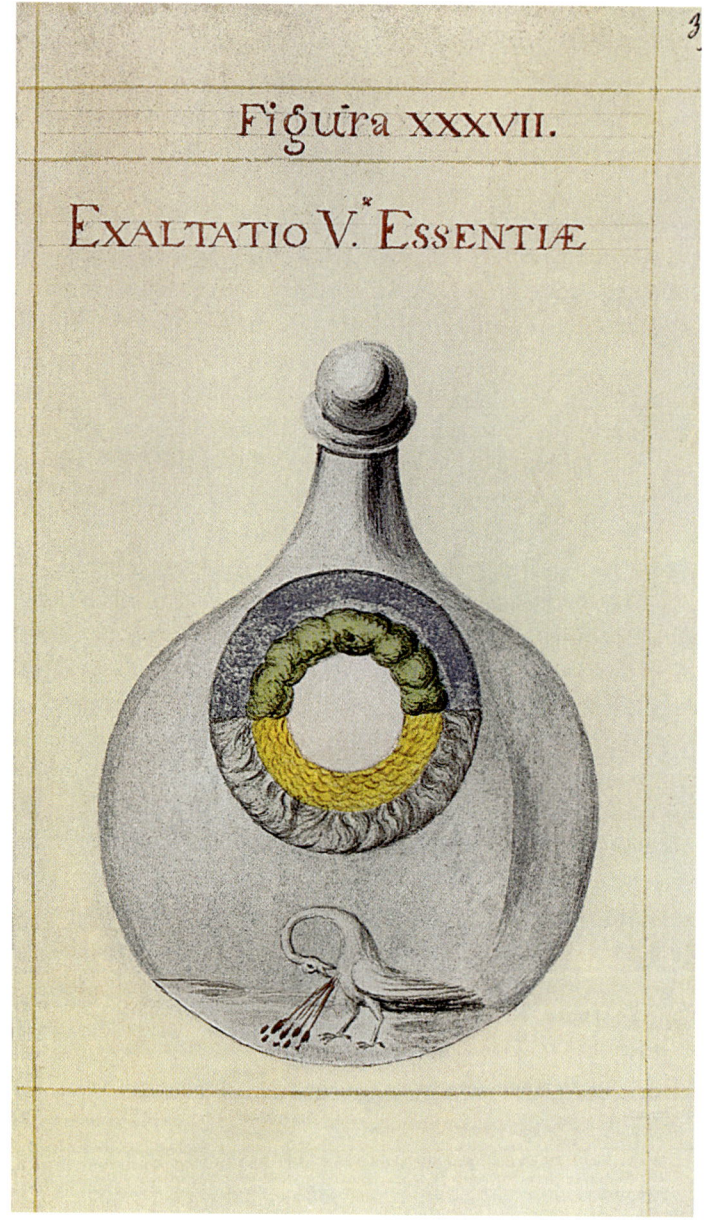

Abb. 103:
Der unvollkommene Kosmos[425]

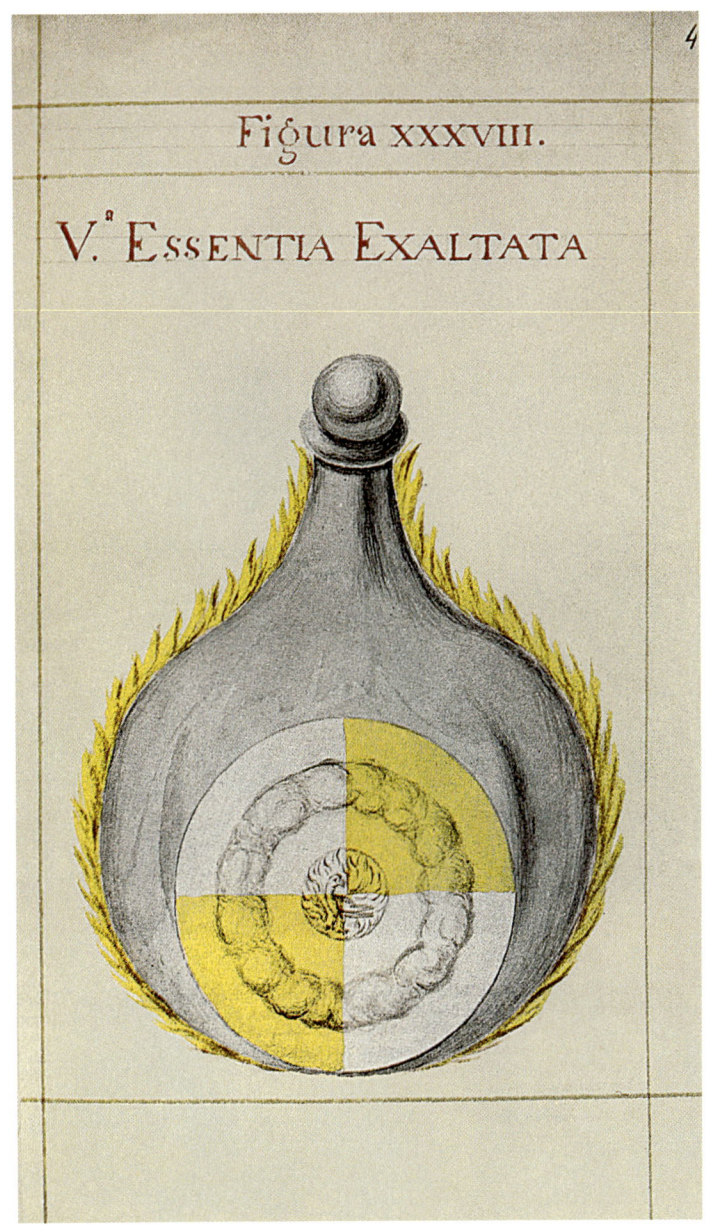

Abb. 104:
Der vollkommene Kosmos[426]

Das SOLUNATE-Destillat geht in die Mazerationsphase des Folgezyklus ein und wird anschließend erneut destilliert und damit alchemistisch potenziert. Somit entwickelt sich das Destillat mit jedem Chargenzyklus mehr zur spagy-rischen Essenz. Der von Bernus konzipierte Herstellungskreislauf ist damit eine ganzheitliche Form der alchemistischen Cohobation.

5.3.1.2 Die Mazeration

Der „untere" flügellose Drache symbolisiert die Mazerationsphase (Abb. 105):

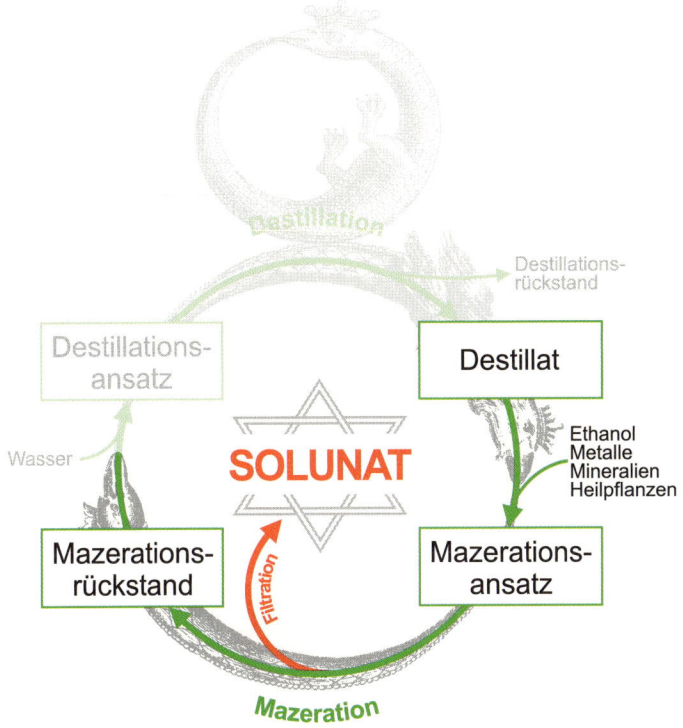

Abb. 105: Die Mazerationsphase

Das Destillat wird nach Rezeptur mit Ethanol, metallischen, mineralischen und homöopathischen Dilutionen vermengt. Dabei entsteht ein wässrig-ethanolisches Extraktionsmedium, in welches nach Rezeptur unterschiedliche Heilpflanzen eingewogen werden (Abb. 105). Anschließend erfolgt eine siebentägige Mazeration (Auszug der Heilpflanzen). Nach der Mazeration wird der flüssige Extrakt abfiltriert; das Filtrat ist das flüssige SOLUNAT und der verbleibende Mazerationsrückstand wird in der Destillation des Folgezyklus destilliert (Kap. 5.3.1.1) ...

• Der obere Drache (Geist-Seele) nimmt den unteren Drachen (Körper) auf (Abb. 105):
Die Formbildungskräfte des Destillats (solarer Ätherkörper bzw. Samen)

werden quasi in die Heilpflanzen – den lunaren Mutterkörper – eingebracht. Diesen Vorgang bezeichnet die Alchemie als „Conjunction" (Abb. 106): *» In der Alchymie oder Astrologie ein Vorgang, bei welchem zwei oder mehr Gegenstände miteinander verbunden werden oder zumindest in harmonische Beziehungen gebracht werden. «*[427] Mit der Conjunction ist der spagyrische „Winter" und damit die spagyrische Verdichtungsphase abgeschlossen.

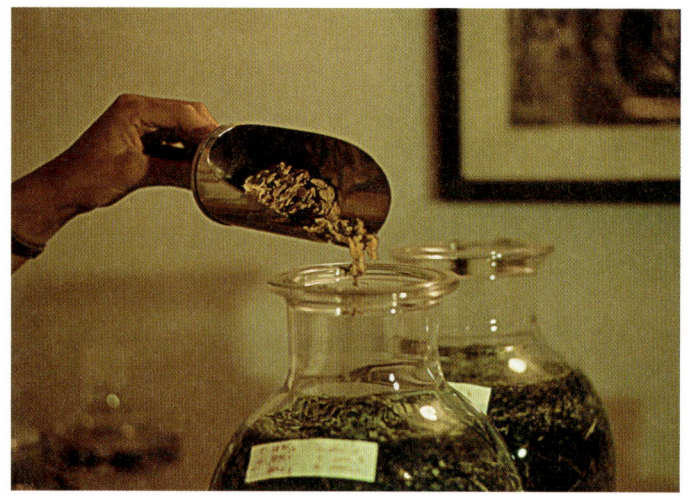

Abb. 106: Die „Conjunction"
der SOLUNATE-Rezepturbestandteile[428]

• Der obere Drache (Geist-Seele) durchdringt den unteren Drachen (Körper) und formt ihn entsprechend seinem Ätherbild. Damit wendet sich der untere Drache nach „oben" (Abb. 105/ S. 207):
Das wässrig-ethanolische Extraktionsmedium hat mercurielle und damit „flüchtigmachend-lockernde" Eigenschaft. Der Mercurius wird moderat verstärkt, indem die Mazeration bei 37 Grad Celsius Körpertemperatur erfolgt. So wird mit Beginn der spagyrischen Ausdehnungsphase bzw. des spagyrischen „Frühlings" das Stoffliche der Arzneipflanzen mercuriell gelockert. Damit können die vom Destillat getragenen Formbildungskräfte (Sal, Sulphur, Mercurius) als Magisterium wirken, und genau die körperlichen Grobstoffe aus den Heilpflanzen spagyrisch lösen und räumlich im flüssigen Extraktionsmedium anordnen, die das körperliche Abbild (Tinktur) des vom Destillat getragenen Ätherleibs bilden (Wiedergeburt des Körpers).

Nach Bernus entsteht im Mazerationsverlauf der SOLUNATE-Körperleib (Tinktur) durch Assimilation des Körpers (Heilpflanzen) nach dem Vorbild des SOLUNATE-Ätherleibs (Destillat); d.h. es wird die Trennung des Assimilierbaren vom Nicht-Assimilierbaren vollzogen[429]. Damit enthält jede SOLUNATE-Urtinktur ihre spezifische Signatur in Farbe, Geruch, Geschmack und v.a. Heilwirkung (Abb. 107). Mit der „Körperbildung" ist der „spagyrische Frühling" der SOLUNATE abgeschlossen.

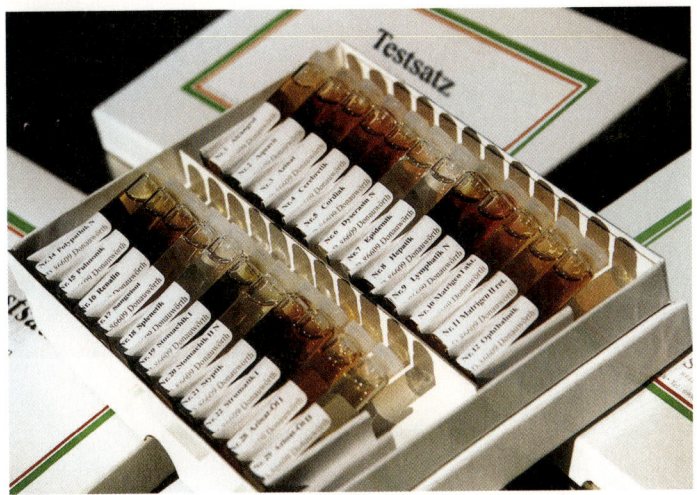

Abb. 107:
Der Testsatz der flüssigen SOLUNATE[430]

Nach der Mazeration wird die tingierte bzw. „gefärbte" flüssige Phase des Mazerationsansatzes, die SOLUNAT-Urtinktur, auf Raumtemperatur abgekühlt, mehrmals filtriert bzw. „geerntet" und anschließend verbrauchsfertig abgefüllt. Der verbleibende Mazerationsrückstand wird im Folgezyklus mit Wasser übergossen und destilliert ...

Wie jede Form der Spagyrik wird auch die Spagyrik der SOLUNATE von der Magia naturalis bewirkt. Daher ist im Laboratorium Soluna der Arbeitsbereich des Menschen vom Arbeitsbereich der Natur getrennt.

Der Arbeitsbereich der Natur – der Mazerationsbereich – liegt in einer von der Natur bevorzugten raum-zeitlichen Atmosphäre, dem sogenannten „Dom" (Abb. 108).

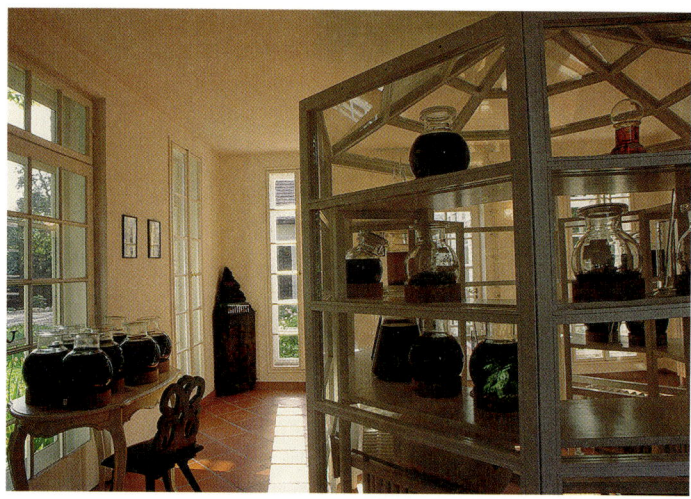

Abb. 108:
Die Mazeration der SOLUNATE-Ansätze[431]

Der Standort des Doms wurde nach geomantischen Gesichtspunkten ausgewählt und ist, entsprechend vielen christlichen Gebäuden und Taufbecken, achteckig bzw. oktogonal. Die Form der Zahl 8 ist Symbol des spagyrischen Prozesses und die Zahl 8 ist Symbol der Vollkommenheit durch Überwindung der sieben Elementarqualitäten. Zur geistigen Konzentration ist das Dach des Doms pyramidenförmig.

Gebelein zur Wesenskraft der Pyramidenform:
» *Über die Pyramidenkraft ist viel geschrieben worden. Nur ein Modell mit der Form der Cheopspyramide, das exakt nach Norden ausgerichtet ist, hat eine Wirkung. Inzwischen wurden an der TU München von Prof. Dr. J. Eichmeier Forschungen über Pyramidenenergie durchgeführt, die die Angaben bestätigen. Die Alchemisten haben der Form ihrer Gefäße große Bedeutung beigemessen, vielleicht doch zu Recht. Bekannt ist auch, daß die Form der Gläser den Geschmack von Wein beeinflusst.* «[432]

Die in ihren Glasgefäßen reifenden Tinkturen erfahren im lichtdurchfluteten Dom den spagyrischen Rhythmus von Tag (Ausdehnung) und Nacht (Verdichtung). Zur intensiven Rhythmisierung werden die Mazerationsansätze morgens und abends mit einem Glasstab von Hand gerührt. Die Spagyrik der SOLUNATE (Makrospagyrik) trägt somit eine siebentägige bzw. -stufige Spagyrik der Mazeration (Mikrospagyrik) in sich.

Im Verlauf der siebentägigen Mazeration wird das „Wachstum" der SOLUNATE von allen sieben planetaren Schwingungsqualitäten begleitet. Hier wird der Forderung Junius entsprochen, nach der die Spagyrik mit dem Gestirn gehen soll.

> Junius zur Beachtung der kosmischen Rhythmen:
> » *Auch wenn die spagyrischen Aufbereitungen, als solche heilkräftig sind, das „Mit den Gestirnen gehen" kann nach Ansicht der Überlieferung die Ergebnisse verbessern. Es ist wie beim Segeln. Auch mit wenig Wind geht es bei geschickter Manipulierung voran, aber es geht besser mit dem günstigeren Wind und dem entsprechenden Segel.* «[433]

Im Yang ist bereits ein Wesensteil von Yin und umgekehrt enthalten (Kap. 4.1). Entsprechend wird im Mazerationsverlauf neben dem Grobstoff (Yin) auch ein kleiner Teil des Feinstoffs (Yang) gelöst. Dieser Feinstoff bewirkt die Korrektur bzw. Objektivierung des Geistigen der SOLUNATE. Der feuchte, nicht abgepresste Mazerationsrückstand enthält so das Geistige der SOLUNATE in objektivierter Form. D.h. auch im Verlauf der Mazeration erwärmt sich das Stoffliche für das Geistige.

5.3.1.3 Der Destillations-Mazerations-Kreislauf

Bernus hält sich zur Spagyrik der SOLUNATE bedeckt. Nur an einer Stelle beschreibt er die Spagyrik in allgemeingültiger Form:

» Läßt der Begriff Spagyrik sich kurzerweg auf eine runde Formel bringen? Auf diese Frage eine bündige Antwort: Nein-, denn die Spagyrik ist kein scharf umrissenes chemisch-therapeutisches Verfahren, mag immerhin die Ableitung des erst von Paracelsus in den alchymistischen Sprachgebrauch eingeführten Wortes (...) seine Entstehung dem Grundaxiom alchymistischer Praktik: solve et coagula verdanken. ...

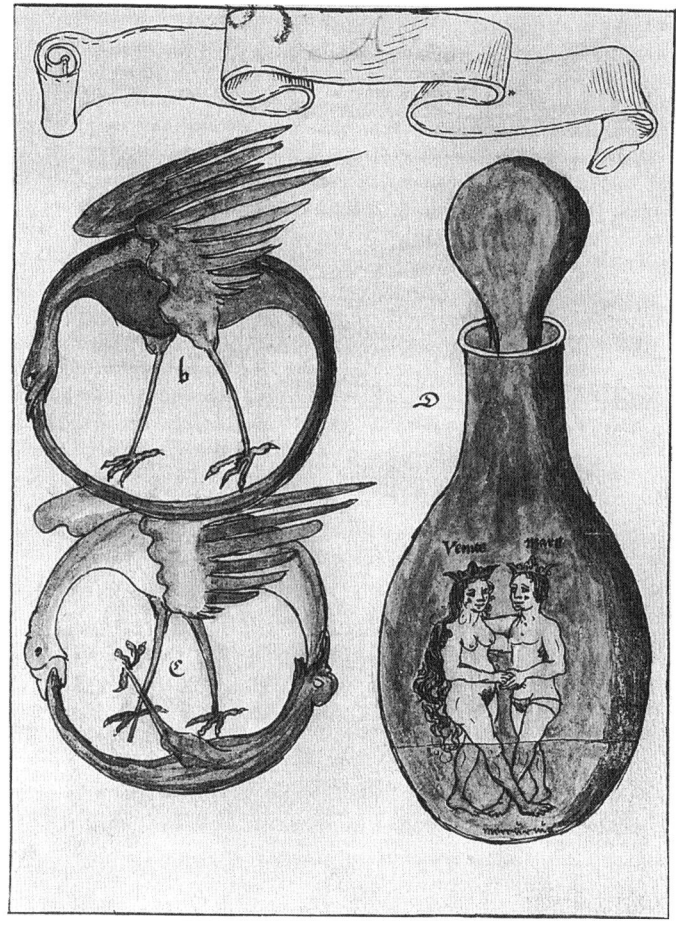

Abb. 109: Die Entsprechung von Natur- und Laborspagyrik[434]

... Scheidekunst also ist die Spagyrik, aber nicht im Sinne heutiger Analyse, sondern in dem der Trennung des Feinstofflichen von dem Terrestrischen, Grobstofflichen, des Assimilierbaren vom Nichtassimilierbaren, eine völlig andere Denk- und Arbeitsweise als die heutige, aber in sich nicht minder konsequent, exakt und wissenschaftlich – nur eben von ganz anderer Seite kommend.«[435]

Durch die SOLUNATE-Destillation wird der Feinstoff (Geist-Seele) vom Grobstoff (Körper) getrennt (Spa-), und durch die SOLUNATE-Mazeration wird der erhöhte Feinstoff mit dem assimilierten Grobstoff verbunden (-gyrik). Der von Bernus initiierte spagyrische Kreislauf exaltiert das kosmische Wesen der SOLUNATE ganzheitlich zu ihrem vollkommenen Wesen.
Die Laborspagyrik der SOLUNATE (rechts in Abb. 109) steht somit in Entsprechung zu der von der Natur gezeigten Spagyrik (links in Abb. 109).

Bernus zeigt in seinen alchemistischen Werken stets das „Signet der Alchemie" (Abb. 110).

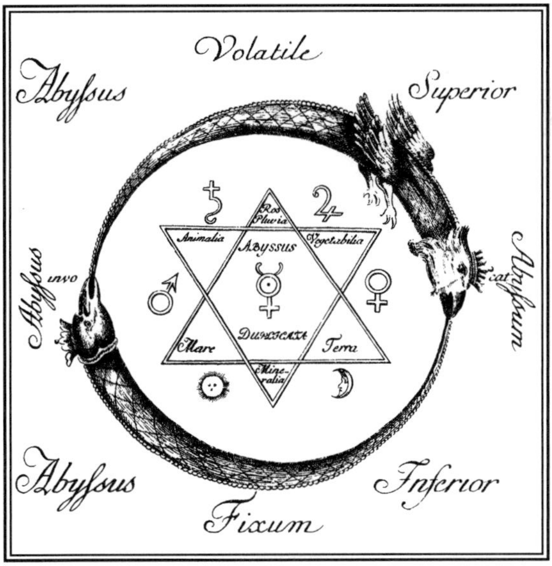

Abb. 110: Das Signet der Alchemie[436]

Dieses Signet zeigt die sieben Planetenprinzipien als Rezepturhintergrund der SOLUNATE (vgl. Kap. 4.2.2). Durch den spagyrischen Prozeß der Destillation (oberer Drache) und Mazeration (unterer Drache) wird das Wesensprinzip der SOLUNATE fortwährend exaltiert ✡.

Im Signet steht mittig das Zeichen des Götterboten Merkur ☿ und in seinem solaren Teil steht, als Hinweis auf sein Werk, mittig ein Punkt ☉. Wird durch diesen Punkt der Merkurstab gedacht, ergibt sich im Perspektivenwechsel das „Signet des Laboratoriums Soluna" (Abb. 111).

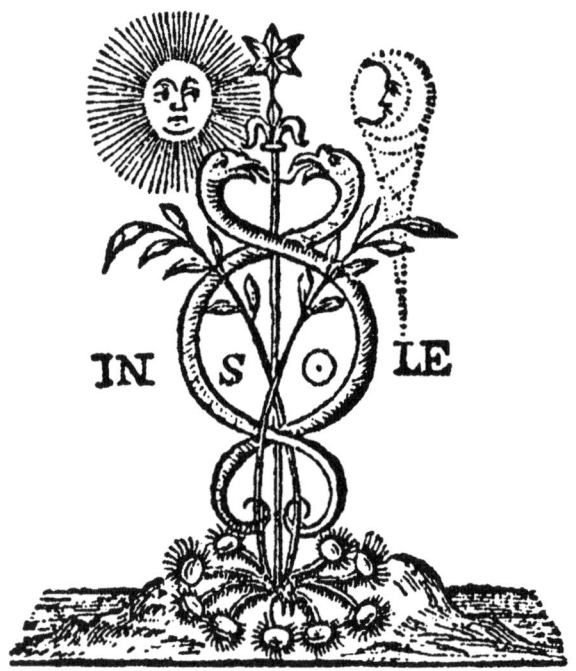

Abb. 111: Das Signet des Laboratoriums Soluna[437]

Das „Signet des Laboratoriums Soluna" zeigt die Spagyrik als Gang des Stofflichen zwischen den Polen von Sol (Sonne) und Luna (Mond) zur Vollkommenheit (Stern und Lilie am oberen Ende des Merkurstabs) bzw. als Gang ins Licht: Ins☉le.

Als Alchemist wollte Bernus in seinem Laboratorium einen Naturkreislauf initiieren, der eine sich fortwährend spagyrisch entwickelnde Wesensneuschöpfung hervorbringt. Dieses Ziel hat er mit der Spagyrik der SOLUNATE erreicht: Ein sich spagyrisch entwickelndes SOLUNAT (links in Abb. 112) ist mehr als die Summe seiner Einzelstoffe (rechts in Abb. 112)!

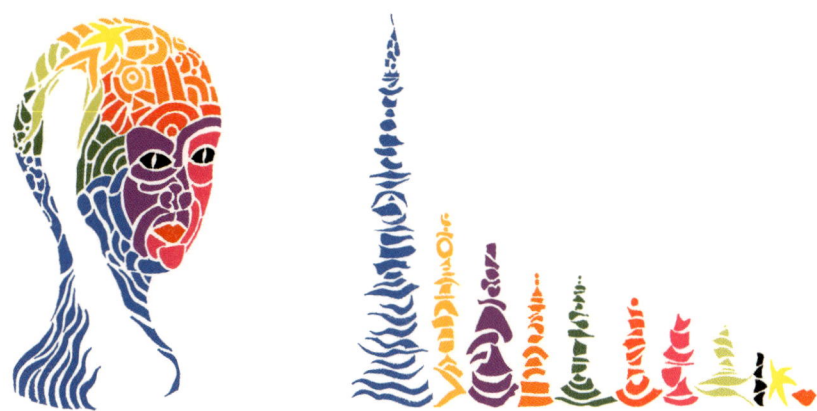

Abb. 112: Die SOLUNATE aus alchemistischer und chemischer Sicht[438]

Paracelsus zur Heilkraft spagyrischer Magisterien:
» Das Magisterium hat mehr Kraft und Wirkung wie der nichtpräparierte Stoff, und ein Lot Magisterium aus einer Pflanze hat mehr Wirkung wie 100 Gewichtsteile der Pflanze selbst. Weiter aber kann dann die ganze Menge der betreffenden Pflanze durch das Magisterium selbst zu einem Magisterium gemacht werden, das einer echten Quintessenz nahe kommt. «[439]

An dieser Stelle ist zu erwähnen, daß nach dem Tod Bernus die Firma Wala die SOLUNATE-Zirkulationen freundlicherweise fortsetzte, bis sie 1988 von Lazzeroni ins Laboratorium Soluna zurückgeholt wurden. Daher besteht der „spagyrische Fortschritt", als bedeutendes Qualitätsmerkmal der SOLUNATE, seit 1921!

Die Spagyrik der SOLUNATE "heilt" die SOLUNATE; die durch die SOLUNATE initiierte Spagyrik heilt den Menschen. Als Magisterien sind die SOLUNATE dem Menschen der Merkurstab (Abb. 79/ S. 169)!

5.3.2 Die spagyrischen Einzel-Urtinkturen und deren Dilutionen nach Bernus (HAB 56i-j)

Bei der Spagyrik der komplexen Urtinkturen gehen unterschiedliche Arzneipflanzen in den Herstellungszyklus ein (Kap. 5.3.1), während bei der Spagyrik der Einzel-Urtinkturen nur eine Arzneipflanze eingeht. Die so gewonnenen Einzel-Urtinkturen werden teilweise bis zur homöopathischen Dilution D4 verdünnt.

Die Einzel-Urtinkturen und deren Dilutionen sind Rezepturbestandteile der Komplex-Urtinkturen (HAB 56a-f) und spagyrischen Mischungen nach Bernus (HAB 56g). Das SOLUNAT Nr. 4 Cerebretik ist nach HAB 56i registriert.

5.3.3 Die spagyrischen Destillate nach Bernus (HAB-Vorschrift 56h)

Die Herstellung der spagyrischen Destillate nach Bernus erfolgt nach HAB 56h in einem zweistufigen Destillationskreislauf (Abb. 113).

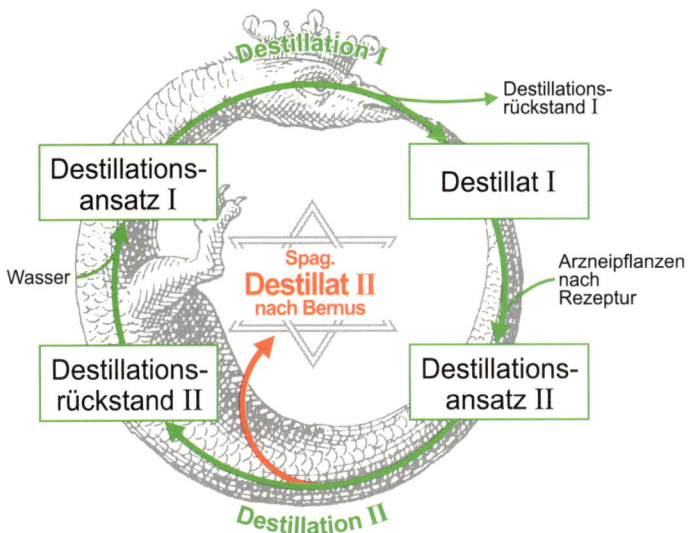

Abb. 113: Der spagyrische Destillationskreislauf
nach Bernus

Im Vergleich zum Herstellungskreislauf der spagyrischen Komplex-Urtinkturen ist die „untere" Mazerationsphase durch eine zweite Destillationsphase ersetzt: Der Destillationsrückstand II wird mit Wasser zum Destillationsansatz I übergossen und destilliert (Destillation I). Der verbleibende Destillationsrückstand I wird verworfen, während das Destillat I mit neu eingeführten Arzneipflanzen nach Rezeptur zum Destillationsansatz II versetzt und destilliert wird (Destillation II). Es ergibt sich das spagyrische Destillat II nach Bernus.
Zu Beginn des Folgezyklus wird der verbleibende Destillationsrückstand II mit Wasser zum Destillationsansatz I übergossen und destilliert ...

Im Anschluß wird das spagyrische Destillat II nach Bernus mit weiteren homöopathischen Urtinkturen, Dilutionen und Ethanol zum SOLUNATE-Ansatz vermischt. Diese Mischungen werden anschließend im Dom in einem siebentägigen spagyrischen Prozeß zu den fertigen SOLUNATEN rhythmisiert.

Wie bei der Herstellung der Komplex-Urtinkturen (vgl. Kap. 5.3.1) werden bei der Herstellung der spagyrischen Destillate ebenfalls mehrere Arzneipflanzen gleichzeitig angesetzt. Damit bildet sich wie bei den SOLUNATE-Urtinkturen aus mehreren Arzneipflanzen ein übergeordnetes Wesens- und Wirkprinzip.

Destillat I entsteht durch Destillation (Destillation I) des schon zuvor abdestillierten (Destillation II) Arzneipflanzenansatzes (Destillationsansatz II). Damit trägt Destillat I den Feinstoff des Vordestillats in potenzierter Form; in ihm sind kaum ätherische Öle und Duftstoffe enthalten, da diese bereits im Verlauf der Vordestillation (Destillation II) extrahiert wurden.

Destillat II entsteht durch Destillation (Destillation II) der in Destillat I neu eingeführten Arzneipflanzen. Damit ist Destillat II als spagyrische Potenz von Destillat I zu verstehen, das auch den Feinstoff und die ätherischen Öle und Duftstoffe der destillierten Heilpflanzen (Yang-Anteil im Yin) enthält.

In Destillationsrückstand II (wird nicht abgepresst) ist der vorzyklisch potenzierte Feinstoff enthalten. So wird mit der wieder folgenden Destillation I die stufenweise Potenzierung fortgesetzt.
Damit ist der Destillationskreislauf nach Bernus eine besondere Form der Cohobation zur Herstellung spagyrisch potenzierter Essenzen ✡.

Das SOLUNAT Nr.17 Sanguisol ist nach der HAB-Vorschrift 56h registriert. In den Destillationskreislauf von SOLUNAT Nr.17 Sanguisol gehen die gleichen Arzneipflanzen in gleichen Quantitäten ein, wie in den kombinierten Destillations-Mazerations-Kreislauf von SOLUNAT Nr.5 Cordiak.
Erst im Anschluß an die Bereitung des Destillats von SOLUNAT Nr.17 Sanguisol wird dieses mit weiteren solaren Rezepturbestandteilen, wie einer spagyrischen Safranurtinktur (Abb. 114/ S. 219), vermischt. Diese Mischung wird anschließend im Dom, in einem siebentägigen spagyrischen Prozeß, zum fertigen SOLUNAT rhythmisiert.

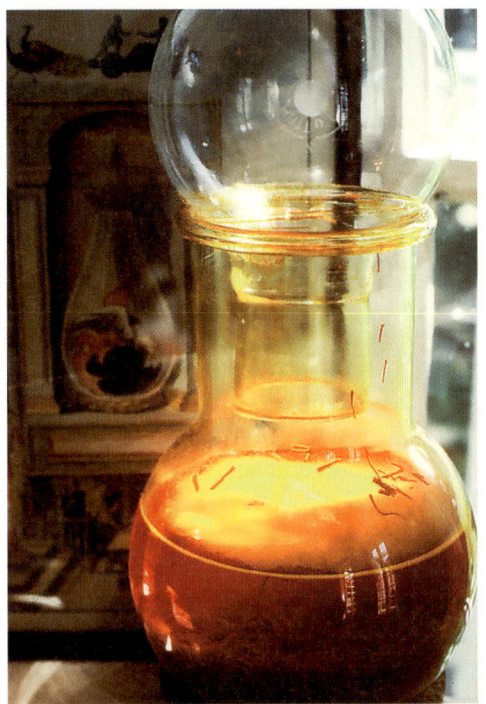

Abb. 114:
Der Rezepturbestandteil „Safranurtinktur"
von SOLUNAT Nr. 17 Sanguisol[440]

D.h. auf der Grundlage zweier fast identischer Rezepturen läßt Bernus, durch die Konzeption zweier verschiedener spagyrischer Kreisläufe, zwei auf verschiedener Ebene wirkende SOLUNATE entstehen:

• SOLUNAT Nr. 17 Sanguisol enthält primär alchemistisch potenzierten solaren Feinstoff zur primären Behandlung des solar-feinstofflichen Gemüts.

• SOLUNAT Nr. 5 Cordiak enthält primär alchemistisch potenzierten solaren Grobstoff zur primären Behandlung des solar-grobstofflichen Herzens.

5.3.4 Die spagyrischen Mischungen (HAB 56g) und deren Antimondestillate (HAB-Monographie) nach Bernus

SOLUNAT Nr.3 Azinat, SOLUNAT Nr.6 Dyscrasin, SOLUNAT Nr.7 Epidemik und SOLUNAT Nr.18 Splenetik sind spagyrische Mischungen nach Bernus (HAB 56g), aus mineralischen Dilutionen und spagyrischen Antimondestillaten nach Bernus. Diese Mischungen werden anschließend im Dom, in einem sieben-tägigen spagyrischen Prozeß, zu den fertigen SOLUNATEN rhythmisiert.

Der von Bernus konzipierte Prozeß zur spagyrischen Antimondestillation ist mit der Monographie „Stibium sulfuratum nigrum spag. von Bernus" im HAB aufgenommen. Es werden zwei Antimondestillate unterschieden:

• Zur Bereitung des spagyrischen Antimondestillats „A" bilden Antimon-sulfid, Natriumnitrat und gereinigtes Wasser den Destillationsansatz. In einem geeigneten Destillationsverfahren – an dieser Stelle wird dem Grund-satz Bernus' *» Das Beste, was du wissen kannst, darfst du den Schülern doch nicht sagen « (Faust I)*[441] entsprochen – wird der Destillationsansatz destilliert (Spa-). Der verbleibende Destillationsrückstand wird wieder mit gereinigtem Wasser übergossen und erneut destilliert ... Nach der 12. Destillation werden die zwölf Destillate vereinigt (-gyrik) und nach einer mehrstufigen Filtration mit Ethanol versetzt (Abb. 115).

• Die Bereitung des spagyrischen Antimondestillats „B" entspricht der Herstellung des spagyrischen Antimondestillats „A" – allerdings mit dem Unterschied, daß nur Stibium sulfuratum nigrum in Ethanol und nicht in Wasser destilliert wird.

Durch die Destillation wird der ungiftige Ätherleib vom giftigen Körperleib des Antimons gelöst. Die Destillate sind Bestandteile der oben genannten spagyri-schen SOLUNATE-Mischungen nach Bernus.

Frater Albertus bemerkt zu den spagyrischen Antimonessenzen Bernus': *» Zur Richtigstellung der spagyrisch aufgeschlossenen Mineralien in den Soluna-Mitteln kann hinzugefügt werden, daß ich aus meiner eigenen Erfahrung mit Bernus* *bestätigen kann, daß es ihm bekannt war, bestimmte Mineralien einschließlich des Antimons aufzuschließen. In dieser Hinsicht war er bestimmt den vorhandenen Angaben gemäß Zimpel voraus. Bernus war bis zu den mineralisch-metallischen Tinkturen vorgedrungen. Das meint, er konnte aus dem Mineral Antimon mit seinem Auflösungsmittel die Tinctura antimonii herstellen.«*[442]

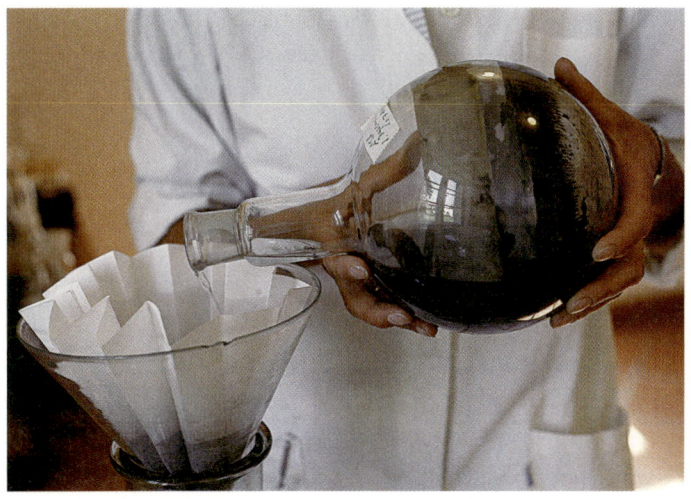

Abb. 115: Ein Arbeitsschritt zur
spagyrischen Aufschließung des Antimons[443]

5.3.5 Die Stellung der Spagyrik der SOLUNATE im Homöopathischen Arzneibuch (HAB)

Im HAB sind weitere Herstellungsverfahren unter dem Begriff „Spagyrik" eingetragen. Durch diese Verfahren sollen die drei Wirkprinzipien einer Heilpflanze, Mercurius, Sulphur und Sal, auf voneinander getrennten Trägersubstanzen dargestellt (Spa- = Trennen) und anschließend zur Arzneiform vereinigt werden (-gyrik = Zusammenfügen).
Prof. Junius beschreibt dazu die klassische Vorgehensweise, bei der alle drei Wirkprinzipien einer Heilpflanze in die Arznei eingehen:[444]

1. Schritt – Trennung des „flüchtigen Sulphurs"
Die zu verarbeitende Arzneipflanze wird mit Wasser versetzt und destilliert. Anschließend werden die sich im Destillat absetzenden flüchtigen Grobstoffe, die ätherischen Öle und Duftstoffe, als Träger des „flüchtigen Sulphurs", abpipettiert.

2. Schritt – Trennung des „fixen Sulphurs"
Der im Destillationskolben verbliebene feuchte Rückstand wird abgepreßt. Die dabei gewonnene flüssige Phase wird mit dem bereits abpipettierten Hydrolat des Destillats vermengt. Dieses Gemisch wird immer stärker erhitzt und damit verdampft. Die sich dabei absetzenden Salze werden mehrmals mit Wasser, mit Hilfe eines Trichters und Filterpapier, ausgewaschen. Die im Wasser gelösten Salze sind Träger des „fixen Sulphurs", der im Filterpapier verbleibende Rückstand wird als sogenanntes „Caput Mortuum" (Totenkopf) verworfen.

3. Schritt – Vergärung des Destillationsrückstands
Der verbliebene feste Destillationsrückstand wird mit Wasser, Hefe und ggf. Zucker versetzt und vergoren. Dabei werden die im Vergärungsansatz enthaltenen Kohlenhydrate durch Mikroorganismen in Alkohol und Kohlendioxyd gewandelt.
Durch die Vergärung wird wie bei der Destillation das Stoffliche gelockert und der Ätherleib vom Grobstofflichen gelöst[445]. Die flüssige Vergärungsmasse ist damit Träger des Ätherleibs einer Heilpflanze. Sie ist aber kein geeigneter Arzneiträger, weil sie mit Mikroorganismen und deren Stoffwechselprodukten belastet ist. Daher sind die von ihr getragenen Ursubstanzen durch weitere alchemistische Operationen aus der Vergärungsmasse zu lösen und an andere grobstoffliche Träger zu binden (Punkt 4 und 5).

4. Schritt – Trennung des „Mercurius"

Der im Gärungsverlauf entstandene Ethanol wird durch Destillation von der flüssigen Gärmasse getrennt. Der Ethanol ist Träger des „Mercurius".

5. Schritt – Trennung des „Sals"

Der verbliebene Vergärungsrückstand wird durch Verdampfen konzentriert und durch fortlaufende Temperaturerhöhung verascht. Die Asche wird anschließend mit Wasser mehrmals ausgewaschen. Die im Wasser gelösten Salze sind Träger des „Sals", der im Filterpapier verbleibende Rückstand wird als Caput Mortuum verworfen.

6. Schritt – Zusammenfügen der drei Ursubstanzen

Die drei auf verschiedenen Trägersubstanzen dargestellten Ursubstanzen werden in einem bestimmten Mischungsverhältnis zur Einzel-Urtinktur zusammengefügt. Dieser Vorgang wird als „Chymische Hochzeit" bezeichnet. Oftmals werden die Einzel-Urtinkturen weiter homöopathisch potenziert und dann zu Komplexmitteln vermischt.

Die weiteren unter dem Begriff „Spagyrik" im HAB aufgeführten Herstellungsverfahren folgen teilweise der von Prof. Junius aufgezeigten Vorgehensweise.

Warum lehnt Bernus die Vergärungsmethode ab?

Wie Bernus bemerkt, wird durch die Vergärungsmethode wie bei der SOLUNATE-Destillation das Feinstoffliche vom Grobstofflichen getrennt. Allerdings gehen durch die Vergärung signaturbedeutende und damit zu erhaltende körperliche Inhaltsstoffe, *» integrierende Bestandteile mit großer Heilwirkung (Bernus) «*, verloren.

Bernus begründet, warum er die Methode der Vergärung i.d.R. ablehnt:
» Die Heilkräuter dagegen, welcherart auch immer, durchweg dem spagyrischen Verfahren, das bedeutet hier dem Gärungsverfahren, zu unterziehen, ist weder vorteilhaft noch ratsam, weil viele von ihnen dadurch gerade ihrer wirksamsten Bestandteile mehr oder minder verlustig gehen. (...) Nur die giftigen Arzneikräuter, wie etwa Conium maculatum (Schierling), Nux vomica (Brechnuß), Semen strychnii usw. haben die spagyrische Behandlung im genannten

Sinne nötig, während beispielsweise alle nicht-giftigen, Bitterstoffe enthaltenden Heilpflanzen, wie Chelidonium (Schöllkraut), Lignum Quassiae (Quassiaholz), Taraxacum (Löwenzahn), Cichorium intybus (Wegwarte) usw. keinesfalls durch unangebrachte Gärung ihres Bitterstoffes beraubt werden dürfen, da nach dem Gesetze ,similia similibus curantur' bei den Erkrankungen von Leber und Gallenblase eben diese Bitterstoffe in erster Linie wirksam sind. – Und ähnlich verhält es sich mit vielen anderen Bitterstoffen und Alkaloiden, die, in ihrem organischen Zusammenhang belassen, als integrierender Bestandteil der gesamten Pflanze von großer Heilbedeutung sind, und deren Ausscheidung durch die Gärung daher tunlichst vermieden werden muß. «[446]

In welcher Form enthalten die SOLUNATE den Mercurius?

Die Alchemie versteht die „anfachende" Lebensenergie des Mercurius als anonym-objektive und damit austauschbare Kraft. D.h. der Mercurius kann, gleichsam „wie Strom aus der Steckdose", auf verschiedenste Weise gewonnen und verwendet werden; bei der Herstellung der SOLUNATE wird er v.a. in Form des Ethanols von außen zugegeben.

Prof. Junius zur Anonymität des mercuriellen Ethanols:
» Es ist wichtig für uns festzuhalten, daß das Merkur-Prinzip stets anonym ist, also nicht an die individuelle Pflanzenspezies gebunden erscheint. Durch das ganze Pflanzenreich ist der Äthylalkohol der Merkur-Träger, während der Sulphur und das Salz ausschließlich der jeweiligen Spezies zugehören. Wir können den Merkur im Pflanzenreich daher zu jeder Zeit „von außen" ersetzen, also z.B. auch in der Apotheke kaufen. Und diesen reinen Äthylalkohol können wir in allen spagyrischen Aufbereitungen aus Pflanzen dann getrost als Merkur gebrauchen, da er nicht arteigen ist.«[447]

Neben dem Ethanol wird auch Wasser bei der SOLUNATE-Herstellung zugegeben, denn auch Wasser ist mit seiner „lockernden" bzw. „flüchtigmachenden" Funktion Träger des Mercurius.

Darüber hinaus ist der Mercurius des SOLUNATE-Ansatzes im SOLUNATE-Destillat enthalten:

Durch das kombinierte Mazerations-Destillations-Verfahren wird wie bei der Vergärung das Stoffliche gelockert und der Ätherleib eines SOLUNATS von dessen Grobstoff getrennt. Das Destillat ist keimfreier Träger des Ätherleibs eines SOLUNATS und bildet mit Ethanol einen geeigneten Arzneiträger. Damit geht der Mercurius des SOLUNATE-Ansatzes vom Destillat getragen in das SOLUNAT ein.

Der Ethanol, als Sinnbild des Mercurius, ist eben nur ein möglicher Träger des Mercurius. Die Gewinnung des Mercurius ist damit nicht an die kombinierte Vergärungs-Destillations-Methode gebunden. Entsprechend äußert sich Zimpel: *» Es soll nämlich durch dieselbe die Rektifikation des aus dem Subjekte gezogenen Wassers, welches dann auch die drei Grundelemente Salz [Sal], Schwefel [Sulphur] und Merkur [Mercurius] in sich enthält, so lange fortgesetzt werden, bis daßelbe einen außerordentlich lieblichen Geruch und Geschmack bekommt, der mit nichts in der Welt zu vergleichen ist. Dieß geschieht, indem man die dazu bestimmte Materie destilliert und digerirt, und diesen Prozeß so lange wiederholt, bis man das genannte Wasser für rein genug hält, worauf man daßelbe in einem Gefäß so lange auf- und absteigen lässt, bis die gestellte Bedingung des Geruchs und Geschmacks erfüllt ist. «*[448]

Warum verascht Bernus nicht?

Wie der Mercurius, so geht auch das Sal eines SOLUNATE-Ansatzes vom Destillat getragen ein. Die Asche, als Sinnbild des Sals, ist eben nur ein möglicher Träger des Sals. Die Gewinnung des Sals ist damit nicht an die kombinierte Vergärungs-Veraschungs-Methode gebunden!

Worin bestehen weitere Unterscheidungsmerkmale?

Mit der Vereinung der drei zuvor getrennten Ursubstanzen zur Einzel-Urtinktur und bei der Vermischung verschiedener Einzel-Urtinkturen zu Komplexmitteln bestimmt der Mensch die fein- und grobstofflichen Mischungsverhältnisse der Arznei.

Anders bei den SOLUNATEN: Bei ihrer Herstellung regelt die Natur die stofflichen Mischungsverhältnisse der Arznei. Es wird so gehalten, wie es die Alchemie fordert: *» Die alten Meister empfehlen, stets der Natur nachzufolgen und diese die Arbeit selbst tun zu lassen, wie der Bauer «.*

Durch die weiteren spagyrischen HAB-Verfahren werden die Heilkräfte stets nur einer Heilpflanze alchemistisch aufgeschlossen und in Arzneiform gebracht. Anders bei den SOLUNATEN: Durch die Spagyrik der SOLUNATE entstehen sie aus therapeutisch gleichgerichteten Metallen, Mineralien und Heilpflanzen, als „Natur-Neuschöpfung". D.h., wie die „Magia naturalis" die Heilpflanzen hervorbringt, bringt sie mit den SOLUNATEN ein den Rezepturbestandteilen übergeordnetes Wirkprinzip hervor. Hier wird im alchemistischen Laboratorium das Ziel der Alchemie, die Initiierung und Fortentwicklung einer Naturneuschöpfung, erreicht.

Das Prozeßprinzip der anderen HAB-Verfahren ist linear und damit im Vergleich zum Kreislauf der SOLUNATE quasi (nur) einzyklisch. Die Anwendung alchemistischer Methoden dient hier (nur) der Übertragung der Heilkraft von Arzneipflanzen auf einen Arzneiträger; die Produktion von Heilmitteln steht im Vordergrund. Unter dem Begriff „Spagyrik" wird, in diesem „iatrochemischen" Sinne, die Anwendung alchemistischer Methoden zur Heilmittelherstellung verstanden. Der Apotheker Müller zur iatrochemischen Spagyrik: *» Das Wort Spagyrik ist abgeleitet aus dem Griechischen spaein = trennen, lösen und ageirein = vereinigen, binden. Ein Spagyriker war demnach ein Mensch, der einen Ausgangsstoff zerlegte und die wertvollen Teile nach Ausscheidung unerwünschter oder schädlicher Stoffe zu einer neuen Einheit zusammenfügte. Im Grunde also der gleiche Arbeitsvorgang, den der Chemiker heute mit Analyse und Synthese bezeichnet. «*[449]

Anders bei den SOLUNATEN: Paracelsus und Bernus verwenden die Begriffe „Alchemie" und „Spagyrik" synonym, da nur durch einen spagyrischen Potenzierungskreislauf das alchemistische Ziel, die Erhöhung des Stofflichen durch dessen Vergeistigung, erreicht werden kann. Dementsprechend verbindet Bernus alchemistische Methoden zu einem der Natur nachempfundenen Kreislauf, durch den die SOLUNATE ganzheitlich – d.h. Geist-Seele-Körper übergreifend – zu ihrer Vollkommenheit ✡ geführt werden: *» Wie das Universum, so der Mensch, so das SOLUNAT. «*

5.4 Die Spagyrik im Vergleich mit dem Prozeßprinzip der modernen Naturwissenschaft

» It is a long, long journey, with no end, a race with no finish line.
Some people never start down this long road because they see no end.
Others start jogging down the road and stop under a shady tree,
never to reenter the race.
Others get up every day, get back on the road, and make real progress. «[450]
(Harrington)

Auch der Geist der modernen Naturwissenschaft entwickelt sich spagyrisch: Die Seele des Menschen reflektiert in ihrem geistigen Licht die körperliche Welt. Die dabei erscheinenden Phantasiebilder sind Anstoß zur Bildung wissenschaftlicher Fragestellungen, die den „geistigen Scheinwerfer der Erkenntnis" als Richtungsgeber und Orientierungshilfe auf bisher noch unerforschte Wirklichkeiten lenken.

> Süssenguth zur geistigen Vorstellung als Vorbote der Erkenntnis:
> *» Der Ausfall des Experimentes ist wesentlich von dem Experimentierenden*
> *abhängig und mitbedingt. Dieser muß das, was er will, sich zuerst vorstellen.*
> *Sobald er diese Vorstellung hat, muß er das Vorgestellte wollen. Er muß wissen,*
> *was er will. Dann hat er den Weg des Erfolges beschritten. «*[451]

Die Alchemie erkennt das spagyrische Schulungsprinzip nicht nur auf geistig-seelischer (Kritik an C. G. Jung, Kap. 3.2), sondern ganzheitlich auf geistig-seelisch-körperlicher Ebene. Beispiele sind dafür ist die Psychosomatik des Menschen, die Spagyrik der SOLUNATE und die von der Alchemie angenommene spagyrische Evolution der Arten und chemischen Elemente im erdgeschichtlichen Verlauf[452].

Ein spagyrischer Zyklus erfolgt unter geringem Energieeinsatz und einer entsprechend marginalen Grenzentwicklung. Erst eine hohe Zyklenanzahl macht den spagyrischen Fortgang erkennbar, denn nur „steter Tropfen höhlt den Stein".[453] Gleichnishaft verhält es sich bei der Spagyrik wie bei der Bildsequenz eines Films: Zwei benachbarte Filmbilder lassen auf den ersten Blick keinen

Unterschied erkennen. Erst die schnell aufeinanderfolgende Belichtung einer Bildsequenz zeigt die Handlung.

Die modern-chemischen und -physikalischen Prozesse haben nichts mit dem spagyrischen Naturkreislauf gemein: Das Körperliche wird „schlagartig" unter sehr hohem physikalischen Energieeinsatz gewandelt; Körper wirkt auf Körper. Diese Prozesse entsprechen daher nicht der Wesensnatur des Kosmos und damit auch nicht der Wesensnatur des Menschen.

> Junius zum alchemistischen und chemisch-physikalischen Prozeßprinzip:
> *» Die klassischen Meister der Alchemie bedienten sich nicht dieser enorm hohen momentanen Energien, sondern äußerst subtiler Energien wie der des mensch-lichen Organismus, dagegen vollziehen sich viele alchemistische Prozesse mit unendlicher Langsamkeit. Arbeiten über viele Jahre und selbst Jahrzehnte sind keine Seltenheit. Viele Wissenschaftler bestehen darauf, daß Transmutationen nur mit riesigem Energieaufwand möglich sind, sich dann allerdings mit großer Schnelle vollziehen. Warum sollte es nicht möglich sein, Transmutationen mit niedrigeren Energien, aber mit größerem Zeitaufwand zu erzielen? Ist es viel-leicht wie beim Flaschenzug: entweder „viel Kraftaufwand und wenig Zeit, oder wenig Kraftaufwand und viel Zeit?" Außerdem, wie kann man die entsprechenden Energien messen? Besonders, wenn diese nicht einmal bekannt sind! «* [454]

Auch für Darwin ist das Werden der Arten und der Körper das Ergebnis eines Evolutionsprozesses. Im Unterschied zur Alchemie versteht er aber die Arten als Produkt des Zufalls und nicht als Signatur des Allgeists. Dabei scheint Darwin zu übersehen, daß *» nicht der Zufall die Welt leitet, sondern Vernunft und Wille. Wir müssen an Begriffen wie Auslese, Mutation und Entwicklung festhalten, können aber das Irrationale, das Unbegreifliche, das Wunder nicht leugnen. «* [455] Auch an dieser Stelle erscheint die hermetische Philosophie der Alchemie – als gleichzeitig induktive und deduktive, objektive und subjektive, esoterische und exoterische Methode – als Brücke zwischen den einseitigen Religionen des Geistig-Seelischen und den einseitigen rein körperlich fixierten Teildisziplinen der modernen Naturwissenschaft!

Das Ehepaar Curie entdeckte das radioaktive Element Radium. Damit war das von der Atomphysik selbst verkündete Postulat der „Unwandelbarkeit chemischer Elementarstoffe" zu revidieren, während die seit jeher bestehende Erkenntnis der Alchemie bestätigt wurde, daß grundsätzlich auch jedes chemische Element durch Änderung seiner „Mischungsverhältnisse" wandelbar ist.

Der Atomphysik ist erstmals 1919 die Transmutation chemischer Elemente nachweislich gelungen[456]. Hahn hat maßgeblich zu den Erfolgen der heutigen Atomphysik beigetragen[457]. Die von ihm durchgeführten elementaren Transmutationen sind das Ergebnis einstufiger, sehr kurzzeitiger und dabei enorm energieaufwendiger Prozesse[458]. Dieser Prozessaufbau – kurz, höchst energetisch und schlagartig – steht im krassen Gegensatz zum Alchemistischen – zyklisch, gering energetisch und langwierig!

Es ist daher nicht gerechtfertigt, wenn Hahn die Atomphysik als „moderne Alchemie"[459], den Atomphysiker als den „wahren Alchemisten"[460] und den Kernreaktor als „modernen Lapis philosophorum"[461] bezeichnet. Entsprechend hart urteilt auch Bernus: *» Der heute in exakt- und populär-wissenschaftlichen Schriften immer wiederholte Satz: die Träume der einstigen Alchymisten hätten in der heutigen Atomphysik ihre Erfüllung gefunden, ist barer Unsinn. Die Atomphysik ist aber keine Alchymie, sondern Zerstörung der Materie und ein Untertauchen ins Untersinnliche, eine furchtbare Beschwörung der Dämonen, die in der Materie wohnen; die dadurch hervorgerufene Bedrohung des ganzen Planeten erlebt die Menschheit heute in grauenhafter Weise. Das Zerfallen des Elementes Radium im Lauf langer Zeiträume ist zwar ein alchymistischer Naturvorgang, doch ohne Zutun des Atomphysikers. --- Nein, die ‚Träume der Alchymisten', die sich auch realisierten, gingen ganz andere Wege. – Um den entscheidenden Gegensatz zwischen der Atomphysik und der Alchymie in einen kurzen, für die heutige Denkweise vielleicht abwegigen Satz zu fassen: Die Gewinnung von Energie erfolgt bei der Atomphysik durch die Zerstörung der Materie, bei der Alchymie geht es um die Erlösung des in die Materie verzauberten Lichtes. «*[462]

Gerade weil die heutige Atomphysik eine Teildisziplin der von Geist, Sinn und Moral entleerten und uns heute prägenden modernen Naturwissenschaft ist, hat der Mensch das zerstörerische Potential der Atomphysik gegen sich selbst gerichtet und auch schon eingesetzt. Aus diesem Grund hatte Hahn zu Recht die große Sorge, daß seine Entdeckungen letztendlich nicht zum Wohle der Menschheit, sondern zu ihrer Zerstörung beitragen werden[463].

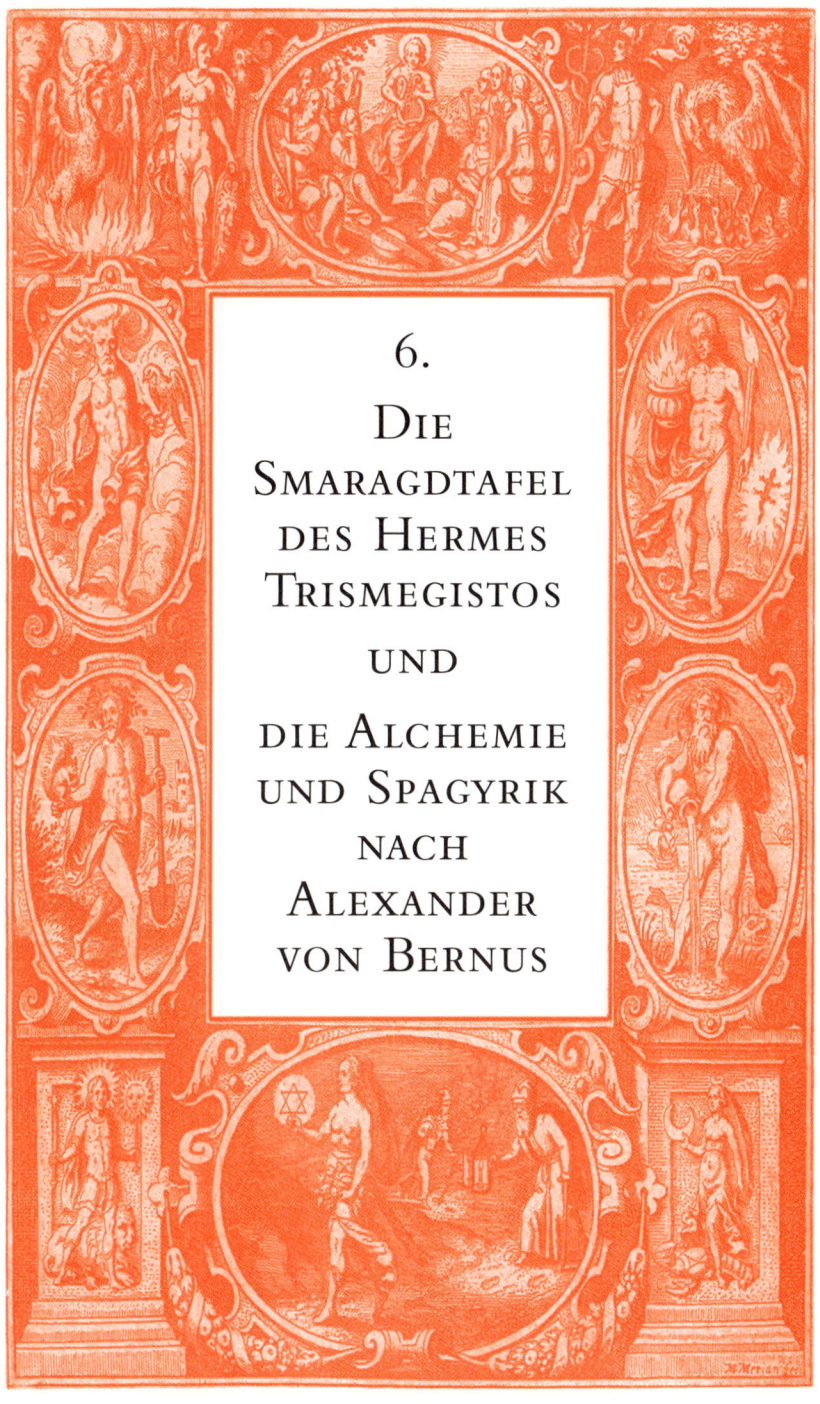

6.

Die Smaragdtafel des Hermes Trismegistos

und

die Alchemie und Spagyrik nach Alexander von Bernus

*» Steh´ auf und umfasse mich mit deinem ganzen Wesen,
und ich will dir wunderbare Dinge zeigen. «*[464]
(Hermes Trismegistos)

Die Grundzüge des feststehenden Weltanschauungssystems der Alchemie[465] sind in die sogenannte „Smaragdtafel des Hermes Trismegistos", die auch als „Glaubensbekenntnis"[466], „Credo"[467], „Manifest"[468] und die „Bibel"[469] der Alchemie bezeichnet wird, „eingemeißelt" (Abb. 116).
Bernus, dessen Arbeitsbibliothek auch mehrere Werke des Hermes Trismegistos enthält, erwähnt die Tafel als ein grundlegendes Werk „wahrer" Einweihung[470].

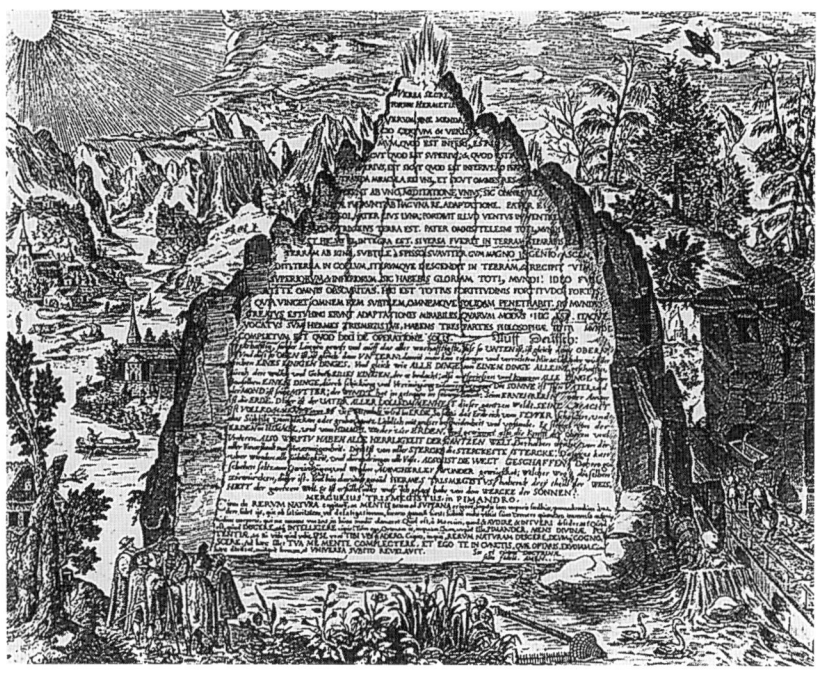

Abb. 116: Die Smaragdtafel des Hermes Trismegistos –
der Merkurstab der Alchemie[471]

Die Alchemie bezieht sich seit dem Mittelalter auf die Inhalte der Tafel[472], nach der Legende eine Offenbarung eines „Hermes Trismegistos". Die Tafel liegt körperlich nicht vor und es ist unklar, ob sie jemals existiert hat[473].

Genauso ist der Name „Hermes Trismegistos" ein fiktives Pseudonym, mit dem der Hinweis erfolgt, daß die Tafelinhalte der Alchemie als haltspendender (Mercurius und Sal) und richtungsweisender (Sulphur) Hermes- bzw. Merkurstab dienen. Entsprechend ist Abbildung 116 – links oben Sol, rechts oben Luna und die Tafel als Hermes- bzw. Merkurstab – an die allgemeine Darstellung der spagyrischen Entwicklung zwischen den Polen von „Sol" und „Luna" entlang des Hermesstabs angelehnt (Abb. 37/ S. 93, Abb. 80/ S. 172 und Abb. 111/ S. 214).

Die Tafel wird erstmals in einer arabischen Schrift aus dem achten Jahrhundert erwähnt[474]. Von der späteren lateinischen Fassung[475] ist die deutsche Übersetzung abgeleitet:

» In Wahrheit, gewiß und ohne Zweifel:
Das Untere ist gleich dem Oberen und das Obere gleich dem Unteren,
zu wirken die Wunder eines Dinges.

So wie alle Dinge aus Einem
und durch die Betrachtung eines Einzigen hervorgegangen sind,
so werden auch alle Dinge aus diesem Einen durch Abwandlung geboren.

Sein Vater ist die Sonne, und seine Mutter ist der Mond.
Der Wind trug es in seinem Bauche, und seine Amme ist die Erde.

Es ist der Vater aller Wunderwerke der ganzen Welt.

Seine Kraft ist vollkommen, wenn es in Erde verwandelt wird.

Scheide die Erde vom Feuer und das Feine vom Groben,
sanft und mit großer Vorsicht.

Es steigt von der Erde zum Himmel empor und
kehrt von dort zur Erde zurück,
auf daß es die Kraft der Oberen und der Unteren empfange.
So wirst du das Licht der ganzen Welt besitzen,
und alle Finsternis wird von dir weichen.

Das ist die Kraft aller Kräfte,
denn sie siegt über alles Feine und durchdringt alles Feste.

Also wird die kleine Welt nach dem Vorbild der großen Welt erschaffen.

Daher und auf diese Weise werden wunderbare Anwendungen bewirkt.

Und darum werde ich Hermes Trismegistos genannt,
denn ich besitze die drei Teile der Weisheit der ganzen Welt.

Vollendet ist, was ich vom Werk der Sonne gesagt habe. «

Interpretation von ...

... Satz 1:
» In Wahrheit, gewiß und ohne Zweifel (1):
Das Untere ist gleich dem Oberen und das Obere gleich dem Unteren (2),
zu wirken die Wunder eines Dinges (3). «

Der erste Satz postuliert die zeitlose Gültigkeit der Tafelinhalte (1).
Die Gesetze der Alchemie sind in jedem Kosmos und auf jeder kosmischen
Sphäre gleichermaßen gültig – *» wie oben im Himmel, so unten auf Erden «*,
» wie innen, so außen « und *» wie im Großen, so im Kleinen «* (2).
Das kosmische Werden wird einzig durch den Allgeist bewirkt (3).

... Satz 2:
» So wie alle Dinge aus Einem und durch die Betrachtung eines Einzigen her-
vorgegangen sind (4),
so werden auch alle Dinge aus diesem Einen durch Abwandlung geboren (5). «

Die solare Prima energia (die Betrachtung eines Einzigen) formt aus der Prima
materia (alle Dinge sind aus Einem hervorgegangen) das stoffliche Dasein (4).
Die Prima materia bringt als „Wurzel der Andersheit" (alle Dinge sind aus
Einem durch Abwandlung hervorgegangen), alle Phänomene als Signatur der
Prima energia hervor (5).

234

... Satz 3:

» Sein Vater ist die Sonne, und seine Mutter ist der Mond (6).
Der Wind trug es in seinem Bauche (7),
und seine Amme ist die Erde (8). «

Dieser Satz beschreibt die Initiation und das Werden des Kosmos:
Die Sonne ist Symbol der solaren Prima energia, der Mond ist die lunare Prima materia. Durch die Spagyrik von Prima energia und Prima materia erstrahlt das Schöpfungslicht (6).

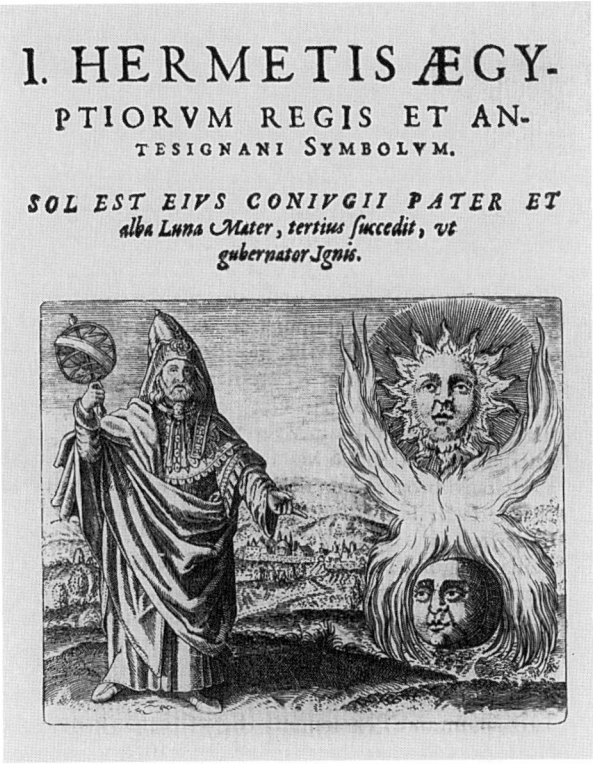

Abb. 117: Der Verkünder der kosmischen Gesetze –
Hermes Trismegistos als Götterbote der Alchemie[476]

Abbildung 117 zeigt das Göttliche Prinzip als Verbindung von Prima energia und Prima materia. Die im „Himmel" veranlagten Formen (Prima energia) treten fortlaufend auf der „Erde" ins stoffliche Dasein (Prima materia). Hermes Trismegistos weist auf das Göttliche Prinzip und verkündet die Gesetze des Kosmos.

Der merkurielle Wind, der Götterbote (Abb. 118), verbindet Geist und Stoff und trägt so das Schöpfungslicht in die lunare Muttererde (7).

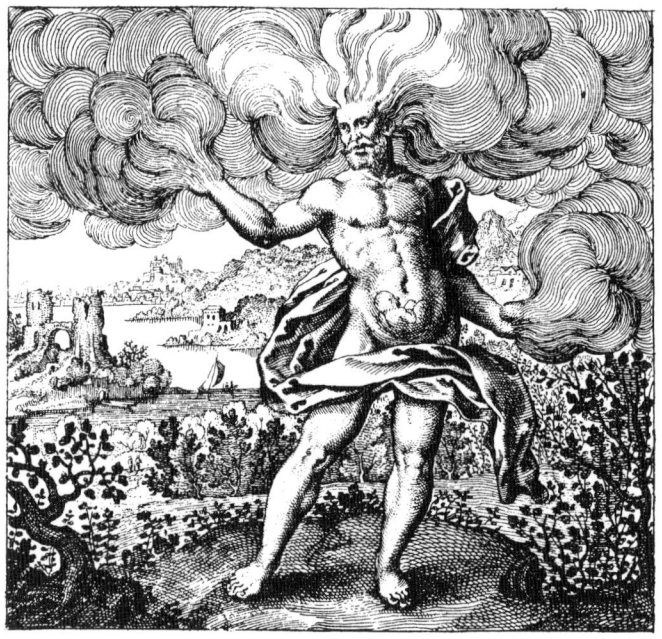

Abb. 118: Der Wind als Götterbote Merkur[477]

Aus der lunaren Muttererde formt sich das stoffliche Dasein als Signatur des Allgeists (8).

... Satz 4:

» Es ist der Vater aller Wunderwerke der ganzen Welt. (9) «

Die solare Prima energia (Vater) führt die lunare Prima materia (Mutter) in sein Licht zurück und bewirkt dabei die „Wunderwerke der ganzen Welt". Damit ist die in dieser Hinsicht dominierende und formweisende Funktion des männlichen Sol-Prinzips angesprochen (9).

... Satz 5:

» Seine Kraft ist vollkommen, wenn es in Erde verwandelt wird (10). «

Der Geist der Prima energia (seine Kraft) formt die stoffliche Prima Materia (Erde) zur Signatur ☉. In diesem Moment ist die Polarität des Kosmos im Licht Gottes (wieder) überwunden. Die Einheit von allgeistiger Kraft (Sol) und stofflicher Erde (Luna) ist (wieder) hergestellt (10).

... Satz 6:

» Scheide die Erde vom Feuer und das Feine vom Groben, sanft und mit großer Vorsicht (11). «

Die Spagyrik (sanft und mit großer Vorsicht) bewirkt die Trennung und Verbindung von Feinstoff ☯ Grobstoff bzw. Geist ☯ Seele ☯ Körper und führt dabei das Stoffliche durch seine Elementarzustände Erde ☯ Feuer (11).

... Satz 7:

» Es steigt von der Erde zum Himmel empor und kehrt von dort zur Erde zurück (12), auf daß es die Kraft der Oberen und der Unteren empfange (13).
So wirst du das Licht der ganzen Welt besitzen, und alle Finsternis wird von dir weichen (14). «

Alchemistische Ausdehnung – *» es steigt von der Erde zum Himmel empor... «* – und Verdichtung – *» ...und kehrt von dort zur Erde zurück «* – bilden den spagyrischen Prozeß. *» Solvite corpora et coagulate spiritum «* – Löse den Körper auf und lasse den Geist gerinnen (12).
Das Dasein erhält die geistige Kraft „oben" durch geistige Potenzierung und „unten" durch geistige Objektivierung (13).
So wird die „dunkle" Seele (Seelenalchemie) und in Folge der „dunkle" Körper (Laboralchemie) als Träger des allgeistigen Lichts erhellt (14).

... Satz 8:

» Das ist die Kraft aller Kräfte (15),
denn sie siegt über alles Feine und durchdringt alles Feste (16). «

Der Allgeist ist höchstes Magisterium (15).
Die Wellen des allgeistigen Lichts assimilieren die Seele (alles Feine) und den Körper (alles Feste) zur allgeistigen Signatur (16).

... Satz 9:
» Also wird die kleine Welt nach dem Vorbild der großen Welt erschaffen (17). «

» Wie im Großen, so im Kleinen « – die Spagyrik ist von universaler Gültigkeit und kann auch im Laboratorium nachvollzogen werden: *» Wie der Makrokosmos, so der Mikrokosmos – Wie die Makrospagyrik, so die Mikrospagyrik «* (17).

... Satz 10:
» Daher (18) und auf diese Weise (19)
werden wunderbare Anwendungen bewirkt (20). «

Die allgeistige Kraft (18) bewirkt durch den spagyrischen Prozeß (19)
die Vervollkommnung des Kosmos (20).

... Satz 11:
» Und darum werde ich Hermes Trismegistos genannt, denn ich besitze die drei Teile der Weisheit der ganzen Welt (21). «

„Trismegistos" bedeutet „dreimal groß" oder „dreimal mächtig"[478]: In der Kunst der Alchemie ist Trismegistos der Götterbote Merkur, der Träger und Vermittler „ihrer" drei Ursubstanzen.

... Satz 12:
» Vollendet ist, was ich vom Werk der Sonne gesagt habe (22). «

Die Tafel enthält alle Wesensmerkmale der Alchemie; die Alchemie als „Werk der Sonne" (22).

Die von einem Philosophen getragene „Tabula chymica" verbildlicht die wesentlichen Inhalte der Smaragdtafel (Abb. 119)[479]:

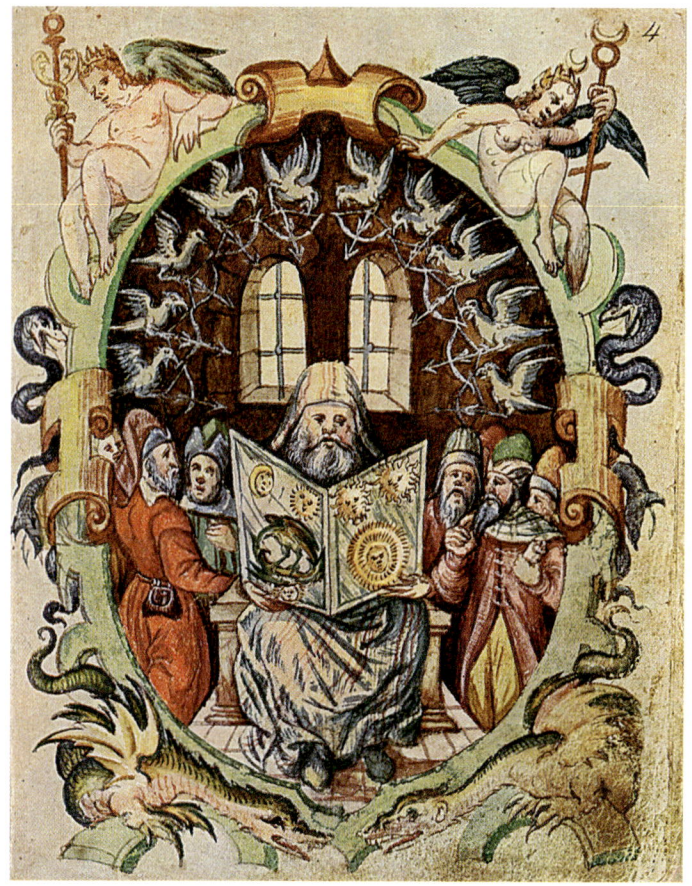

Abb. 119:
Die Tabula chymica[480]

Die rechte Tafelseite zeigt im Zeichen des Goldes ⊙ die Bestimmung der Alchemie, den polaren Kosmos zum Einklang von Allgeist, Natur und Mensch zu führen. Die linke Tafelseite zeigt die Spagyrik als Weg „Ins⊙le".

Die Inhalte der Smaragdtafel fassen die Inhalte dieses Buchs zusammen.

Somit trägt die Alchemie und Spagyrik nach Alexander von Bernus alle Merkmale „wahrer" Alchemie und Spagyrik.

Somit ist die Alchemia medica nach Alexander von Bernus „wahrer" Ausdruck der therapeutischen Seite der Alchemie.

Somit ist die Spagyrik der SOLUNATE „wahrer" Ausdruck alchemistischer Laborarbeit.

Egal wann, wo und von wem „die geistige Reise durch den Kosmos" angetreten wird, die zurückbleibenden Eindrücke sind immer dieselben. Dieser unvergänglich-zeitlose Gehalt macht die Alchemie zum Ursprung bzw. zur „Mutter" jeder „wahren" Wissenschaft.

Eine Wissenschaft, deren Forschung nicht in den zeitlos-vernünftigen Gehalt der Alchemie einklingt, neigt zur zeitgeistig-unvernünftigen Erkenntnis. In diesem Sinn abschließend die einleitenden Worte Bernus´ aus seinem Buch „Alchymie und Heilkunst":

> *» Wer Natur in ihrem Innern*
> *Zu ergründen sich vermisst,*
> *Muß sich erst daran erinnern,*
> *Was des Menschen Ursprung ist «*[481]

Danksagung

„No matter what reality surrounded us,
the circumstances around us seemed hopeless and inevitable.
You could oppose all of this with your own individual project,
your personal dream, albeit a small fantasy
born in the depths of your heart.

And no matter how ridiculous it looked from the outside,
and no matter how unrealistic it looked from the inside,
it had to be realized!
(Ilya Kabakov)

Dank Marino Lazzeroni lebt die Tradition der Spagyrik nach Alexander von Bernus bis heute fort. Ohne ihn wäre der letzte Beweis der spagyrischen Kunst der alchemistischen Heilmittelherstellung verschwunden.

Wie Marino Lazzeroni bemerkt, ist die Suche nach einem alchemistischen Meister zum fast unüberwindlichen Problem geworden. Daher empfinde ich es als sehr großes Glück, ihm im Verlauf einiger Jahre begegnet zu sein!

Dank meiner Mutter Karin Prœller sind die SOLUNATE registrierte Arzneimittel, deren Herstellung im Homöopathischen Arzneibuch eingetragen ist. Durch ihr Engagement hat die Spagyrik nach Alexander von Bernus ihren festen Platz in der Naturheilkunde eingenommen.

Karin Prœller hat die Entstehung dieses Buchs begleitet. Dank ihrer scharfsinnigen Reflexion hat es in die hier vorliegende Form gefunden!

Stichwortverzeichnis

Literatur und Literaturangabe

Albertus, F.: Praktische Alchemie im zwanzigsten Jahrhundert, CH-Interlaken, 1970   Albertus, F.: Der Alchemist von den Rocky Mountains, CH-Zürich, 1980   Bernus, A.: Das Reich – Vierteljahresschrift, München, Juli 1918   Bernus, A.: Alchymie und Heilkunst, 1. Auflage, Nürnberg, 1936   Bernus, A.: Wachsen am Wunder, Gelnhausen-Gettenbach, 1943   Bernus, A.: Alchymie und Heilkunst, 2. Auflage, Nürnberg, 1948   Bernus, A.: Gold um Mitternacht, 1. Auflage, Nürnberg, 1949   Bernus, A.: Das Geheimnis der Adepten, 2. Auflage, Sersheim, 1957   Bernus, A.: Alchymie und Heilkunst, 3. Auflage, Nürnberg, 1972   Bernus, A.: Vom Sinn des Lebens, Stuttgart, 1983   Bernus, A.: Alchymie und Heilkunst, 5. Auflage, Nürnberg, 1994   Bernus, A.: Unveröffentlichte Manuskripte, Laboratorium Soluna   Bernus, A.: Goldmachen – Wahre alchymistische Begebenheiten, Heilbronn   Benson, M.: Jenseits des blauen Planeten, München, 2004   Benz, R.: Heidelberg – Schicksal und Geist, Wiesbaden, 1961   Blüher, H.: Traktat über die Heilkunde, Jena, 1926   Burckhardt, T.: Alchemie – Sinn und Weltbild, Freiburg, 1960   Coudert, A.: Der Stein der Weisen – Die geheime Kunst der Alchemisten, Bern, 1992   Darmstaedter, E.: Paracelsusstudien – Arznei und Alchemie, 1931   Doucet, A.: Geschichte der Geheimwissenschaft, München, 1982   Duden – Das Fremdwörterbuch, Mannheim-Wien-Zürich, 1982   Ende, M.: Tonmitschnitt aus „Bayern 2" des Bayrischen Rundfunks   Figalla, K. u.a. (Hrsg.): Hermetik & Alchemie, Gaggenau, 2003   Fuchs, L.: Alt-Kräuterbüchlein des Leonhart Fuchs, Frankfurt am Main, 1980   Gaarder, J.: Sofies Welt – Roman über die Geschichte der Philosophie, München, 1993   Gartner, W.B.: Words lead to deeds: Towards an organizational emergence vocabulary, in: Journal of Business Venturing 8, 1993, S.231-239   Gebelein, H.: Alchemie – Die Magie des Stofflichen, München, 2000   Geßmann, G.W.: Die Geheimsymbole der Alchymie, Arzneikunde, Astrologie, Berlin, 1922   Grohmann, J.: Das Wunder von Bern, in: Der Spiegel, Heft 3/2005   Haage, B.D.: Alchemie im Mittelalter, Düsseldorf, 2000   Hahn, O.: Moderne Alchemie, Heft 2, Wuppertal-Elberfeld   Hartlaub, G. F.: Der Stein der Weisen – Wesen und Bildwelt der Alchemie, München, 1959   Hartmann, F.: Das Wesen der Alchemie – Eine Abhandlung über die Chemie seelischer und geistiger Kräfte im Menschen und im Kosmos, Argentinien-Buenos Aires   Harrington, H. J.: Business process improvement: the breakthrough strategy for total quality, productivity, and competitiveness, New-York, 1991   Helmstädter, A.: Spagyrische Arzneimittel, Stuttgart, 1990   Hofmann, A.: Die spagyrische Kunst, Pfullingen, 1923   Junius, M.: Pflanzen-Alchemie, CH-Interlaken, 1982   Kalbermatten, R.: Wesen und Signatur der Heilpflanzen, 3. Auflage, CH-Aarau, 2003   Kunrath, H.: Amphiteatrum sapientiae aeternae solius verae, 1595 - Original bei Laboratorium Soluna   Laboratorium Soluna: Kompendium der SOLUNATE, 1949   Laboratorium Soluna: Kompendium der SOLUNATE, 1960   Laboratorium Soluna: Kompendium der SOLUNATE, 1996   Laboratorium Soluna: Kompendium der SOLUNATE, 2007   Lazzeroni, M.: Unveröffentlichte Manuskripte, Laboratorium Soluna   Lazzeroni, M.: Im Lichte der Natur schauen können, Naturheilpraxis, Heft 6/93   Lesch H., Müller J.: Kosmologie für helle Köpfe – Die dunklen Seiten des Universums, München, 2006   Maack, F.: Das Wesen der Alchemie, Pufflingen, 1921   Madaus-Arzneimittel: Jahrbuch Dr. Madaus – Die Lehre von der Signatur in neuer Erkenntnis, Dresden-Radebeul, 1932   Mann, K.: Der Wendepunkt – Ein Lebensbericht, München, 1987   Meiruh, D.: Ein Alchemist auf Reisen, Nördlingen, 1980   Moderne Alchemisten: Retschlag-Hofmann-Wiedenmann-Maack-unbekannter Alchemist, Sinzheim, 2000   Müller, C.: Spagyrische Arzneimittel-Lehre, Göppingen, 1938   Paracelsus Research Society: Quinta Essentia, Zeitschrift für Alchemie, Astrologie, Qabalah, Heft 4, 1977   Paracelsus Research Society: Quinta Essentia, Zeitschrift für Alchemie, Astrologie, Qabalah, Heft 6, 1977   Paracelsus Research Society: Quinta Essentia, Zeitschrift für Alchemie, Astrologie, Qabalah, Heft 9, 1978   Pelikan, W.: Sieben Metalle, CH-Dornach, 1981   Pfeiffer, u.a.: Technologie-Portfolio zum Management strategischer Zukunftsgeschäftsfelder, Nürnberg, 1997   Pfeiffer, u.a.: Funktionalmarkt-Konzept zum strategischen Management prinzipieller technologischer Innovationen, Nürnberg, 1998   Ploss, E. E. u.a.: Alchimia – Ideologie und Technologie, München, 1970   Prisner, C. und Figalla, K.: Alchemie – Lexikon einer hermetischen Wissenschaft, München, 1998   Retschlag, M.: Das Gold der Alchemie, Leipzig, 1921   Retschlag, M.: Die Alchemie und ihr großes Meisterwerk der Stein der Weisen, Leipzig, 1934   Rippe, O. u.a.: Paracelsusmedizin – Altes Wissen in der Heilkunst von heute, 2. Auflage, CH-Aarau, 2001   Rola, S. K.: Alchemie – Die geheime Kunst, Stuttgart, 1974   Roob, A.: Alchemie & Mystik, Köln, 1996   Saint-Exupéry, A.: Der Kleine Prinz, Düsseldorf, 1956   Schmitt, F.A.: Alexander von Bernus – Dichter und Alchymist, 1971   Schoeler, A.: Theoretischer und praktischer Leitfaden der Alchemie, Freiburg, 1955   Selawry, A.: Metall-Funktionstypen in Psychologie und Medizin, Heidelberg, 1991   Sladek, M.: Alexander von Bernus, Nürnberg, 1981   Stückinger, A.: Die Alchemiebibliothek Alexander von Bernus in der Badischen Landesbibliothek Karlsruhe, Wiesbaden, 1997   Surya, G. W.: Die verborgenen Heilkräfte der Pflanzen, Freiburg, 1960   Süssenguth, A.: Die Alchemie im Lichte des 20. Jahrhunderts, Leipzig, 1938   Telle, G.: Sol und Luna, Stuttgart, 1980   Thews, u.a.: Anatomie, Physiologie, Pathophysiologie des Menschen, 4. Auflage, Stuttgart, 1991   Uecker, D.: Die Heilkunst mit Metallen, Hohenfurch, 2004   Uecker, D.: Unveröffentlichte Manuskripte, Laboratorium Soluna   Wolfskehl, K.: Schwabinger Schattenspiele, München, 1907

1 Lazzeroni, Laboratorium Soluna   2 Bernus, 1994, S.36,37   3 Albertus, 1970, S.69-71   4 Bild – Laboratorium Soluna   5 Albertus, 1980, S.71   6 Bernus, 1994, S.197   7 Bernus, 1994 S.197   8 Gaarder, 1993, S.431   9 Gaarder, 1993, S.428   10 Lichtenberg zitiert in Gebelein, 1996, S.9   11 Bernus, 1936, S.30,52 und Bernus, 1948, S.42,43   12 Bernus, 1936, S.80   13 Bernus, 1948, S.9   14 Bernus, 1994, S.115 und Bernus, unveröffentlichtes Manuskript   15 Bernus, 1994, S.172   16 Bernus, 1994, S.52   17 Bernus, 1994, S.219   18 Bernus,

1994, S.38,39   **19** Bernus, 1936, S.79-102   **20** Bernus, 1994, S.54-56   **21** aus Gebelein, 1996, S.263   **22** Bernus, 1936, S.101 und Bernus, 1957, S.47,58,60   **23** Retschlag, 1934, S.2   **24** Bernus, 1994, S.96   **25** Bernus, 1994, S.96   **26** Bernus, 1994, S.96   **27** Hahn, 1964, S.5   **28** Geßmann, 1922, Nr. 214   **29** Burckhardt, 1960, S.63,174   **30** Geßmann, 1922, Nr. 180   **31** Bernus, 1994, S.59   **32** Goethe zitiert in Bernus, 1994, S.60   **33** Bernus, 1994, S.96 und Junius, 1982, S.11 und Prisner, 1998, S.56 und Haage, 2000 S.191   **34** Bernus, 1994, S.96   **35** aus Roob, 1996, S.279   **36** Retschlag, 1921, S.31   **37** Paracelsus zitiert in Bernus, 1994, S.31   **38** Bernus, 1994, S.105   **39** Stückinger, 1997, S.3,23   **40** Bernus, 1994, S.96   **41** Blüher, 1926, S.4   **42** Bernus, 1994, S.134   **43** Bernus, 1994, S.36   **44** Bernus, 1949, S.14   **45** Bernus, 1994, S.295   **46** Prisner, 1989, S.157,158   **47** Geßmann, 1921, S.47   **48** Burckhardt, 1960, S.128   **49** aus Telle, 1980, S.214   **50** aus Bernus, Juli 1918, S.245   **51** Bernus, 1948, S.90   **52** Bernus, 1983, S.7   **53** Bernus, 1994, S.80   **54** Burckhardt, 1960, S.126,127   **55** Geßmann, 1922, S.36   **56** Süssenguth, 1938, S.72,73   **57** Maack, 1921, S.4,5   **58** Grohmann, 3/2005, S.132   **59** www.wikipedia.de - Äquivalenz von Masse und Energie   **60** Süssenguth, 1938, S.75-80   **61** Bernus, 1994, S.70   **62** Blavatsky zitiert aus Maack, 1921, S.4   **63** Bernus, 1994, S.33   **64** Paracelsus zitiert in Maack, 1921, S.3   **65** Burckhardt, 1960, S.28   **66** Paracelsus zitiert in Bernus, 1994, S.80   **67** Burckhardt, 1960, S.90,91   **68** Saint-Exupéry, 1956, S.1   **69** Newton zitiert in Gebelein, 1996, S.307,308,310   **70** aus Roob, 1996, S.505   **71** Burckhardt, 1960, S.7,8   **72** Burckhardt, 1960, S.8   **73** Bernus, 1994, S.46,47   **74** Bernus, 1994, S.116   **75** Lipidus zitiert in Gebelein, 1996, S.66   **76** Junius, 1982, S.11   **77** aus Selawry, 1991, S.37   **78** Bernus, 1994, S.101 und Burckhardt, 1960, S.8   **79** Bernus, 1994, S.31   **80** Bernus, 1994, S.45   **81** Ende – Bayrischer Rundfunk „Bayern 2"   **82** aus Kunrath, 1595, S.15   **83** Junius, 1982, S.36,37   **84** aus Roob, 1996, S.3   **85** Burckhardt, 1960, S.10   **86** Burckhardt, 1960, S.132   **87** Junius, 1982, S.27   **88** Sladek, 1981, S.11   **89** Haage, 2000, S.235,236   **90** Bernus, 1994, S.46   **91** Bernus, 1994, S.48,49   **92** Bernus, 1948, S.95-98   **93** Burckhardt, 1960, S.33,34   **94** Bernus, Goldmachen, S.7   **95** Selawry, 1991, S.36   **96** Albertus, 1970, S.3-5   **97** Burckhardt, 1960, S.36-38   **98** Burckhardt, 1960, S.36-38   **99** Burckhardt, 1960, S.36-38   **100** Burckhardt, 1960, S.36-38   **101** aus Roob, 1996, S.534   **102** Burckhardt, 1960, S. 60,61   **103** aus Bernus, Goldmachen, S.33   **104** Geßmann, 1922, S.30   **105** Bernus, 1994, S.31   **106** Haage, 2000, S.35   **107** Haage, 2000, S.34,35   **108** Rilke zitiert in Haage, 2000, S.34,35   **109** Original bei Laboratorium Soluna   **110** Im Original bei Laboratorium Soluna   **111** Burckhardt, 1960, S.27 und Prisner, 1998, S.245   **112** Bernus, 1994, S.198   **113** Bernus, 1994, S.193,194   **114** Burckhardt, 1960, S.22   **115** Bernus, 1994, S.52   **116** Geßmann, 1922, S.34   **117** Telle, 1980, S. 289   **118** Im Original bei Laboratorium Soluna   **119** Bernus, 1948, S.90   **120** Bernus, 1994, S.131   **121** Gebelein, 2000, S.24   **122** Gebelein, 2000, S.24 und Junius, 1982, S.18-27   **123** Bernus, 1994, S.36,37   **124** Bernus, 1994, S.148-150   **125** Bernus, 1994, S.149   **126** Bernus, 1994, S.149,150   **127** Bernus, 1994, S.154-157   **128** Paracelsus zitiert aus Rippe, 2001, S.193   **129** Bernus, 1994, S.79   **130** Im Original bei Laboratorium Soluna   **131** Bernus, 1994, S.79-81   **132** Bernus, 1994, S.84   **133** Bernus, 1994, S.301,302   **134** Mitterer zitiert in Sladek, 1981, S.122   **135** Bernus, 1994, S.194   **136** Schmitt, 1971, S.10   **137** aus Schmitt, 1971, S.51   **138** aus Sladek, 1981, S.19   **139** Bernus, 1943, S.66ff.   **140** Mann, 1987, S.138,139   **141** Sladek, 1981, S.34   **142** Bernus, 1943, S.70   **143** Bernus, 1936, S.66   **144** aus Sladek, 1981, S.64   **145** Schmitt, 1971, S.37   **146** Schmitt, 1971, S.42ff.   **147** Original im Laboratorium Soluna   **148** Sladek, 1981, S.69   **149** zitiert aus Sladek, 1981, S.70   **150** Sladek, 1981, S.70   **151** Sladek, 1981, S.69-71   **152** Sladek, 1981, S.74   **153** Sladek, 1981, S.69   **154** Original im Laboratorium Soluna   **155** zitiert aus Lazzeroni, 6/93, S.663   **156** Schmitt, 1971, S.77ff.   **157** Schmitt, 1971, S.130,143   **158** Sladek, 1981, S.96   **159** zitiert aus Sladek, 1981, S.96   **160** Bernus, 1957, S.23   **161** Mann, 1987, S.137   **162** aus Fuchs, 1980, S.151   **163** zitiert aus Sladek, 1981, S.104   **164** Bild – Laboratorium Soluna   **165** Bernus, 1957, S.125   **166** Bernus, 1957, S.127   **167** zitiert aus Sladek, 1981, S.136   **168** zitiert aus Sladek, 1981, S.139   **169** Bild – Laboratorium Soluna   **170** Bernus, 1949, S.214   **171** Helmstädter, 1990, S. 150, 151   **172** Stückinger, 1997, S.17   **173** zitiert aus Sladek, 1981, S.118   **174** Bernus, 1994, S.81,82   **175** Bernus, 1994, S.82   **176** Bernus, 1994, S.68   **177** Fulcanelli zitiert aus Gebelein, 1996, S.126-128   **178** Bernus, 1994, S.199   **179** Bernus, 1994, S.197-201   **180** Bernus, 1994, S.66-70,199   **181** Burckhardt, 1960, S.105   **182** Burckhardt, 1960, S.128   **183** Bernus, 1994, S.58   **184** Bernus, 1994, S.58   **185** Bernus, 1994, S.197-200   **186** Bernus, 1949, S.212   **187** Burckhardt, 1960, S.41-43   **188** Burckhardt, 1960, S.41-43   **189** Lazzeroni, unveröffentlichtes Manuskript   **190** Burckhardt, 1960, S.72   **191** Burckhardt, 1960, S.45-59   **192** Burckhardt, 1960, S.45-59   **193** Burckhardt, 1960, S.91   **194** Photo – Laboratorium Soluna   **195** Burckhardt, 1960, S.11,12   **196** aus Meiruh, 1980, S.7   **197** Junius, 1982, S.50,51   **198** aus Meiruh, 1980, S.8   **199** Burckhardt, 1960, S.87   **200** Junius, 1982, S.50,51 und Burckhardt, 1960, S.72   **201** Photo – Laboratorium Soluna   **202** aus Hartlaub, 1959, S.33   **203** Junius, 1982, S.51   **204** aus Madaus, 1932, S.8   **205** aus Bernus, 1994, S.177   **206** Burckhardt, 1960, S.71   **207** Burckhardt, 1960, S.71   **208** Burckhardt, 1960, S.154 und Junius, 1982, S.50   **209** Burckhardt, 1960, S.144,145   **210** Burckhardt, 1960, S.164 und Bernus, 1994, S.101,102   **211** aus Paracelsus Research Society, 1977, Einband   **212** Metallplatte – Laboratorium Soluna   **213** Prisner, 1998, S.245   **214** aus Burckhardt, 1960, S.217   **215** Burckhardt, 1960, S.136   **216** aus Roob, 1996, S.629   **217** Photo – Laboratorium Soluna   **218** Bernus, 1948, S.124   **219** Bernus, 1994, S.101   **220** Hofmann, 1923, S.8 und Haage, 2000, S.185   **221** Burckhardt, 1960, S.155,156   **222** Moderne Alchemisten – Gebelein (Vorwort), 2000, S.17   **223** Junius, 1982, S.50 und Kalbermatten, 2003 S.18   **224** Burckhardt, 1960, S.156   **225** Bernus, 1994, S.101   **226** Hofmann, 1923, S.8 und Haage, 2000, S.185   **227** Junius, 1982, S.44   **228** Burckhardt, 1960, S.155 und Hofmann, 1923, S.8   **229** Burckhardt, 1960, S.40 und Bernus, 1994, S.185   **230** Hofmann, 1923, S.8   **231** Bernus, 1994, S.101   **232** Bernus, unveröffentlichtes Manuskript   **233** aus Roob, 1996, S.488   **234** Bernus, 1957, S.66   **235** Bernus, 1994, S.272   **236** aus Rola, 1974, S.122   **237** Burckhardt, 1960, S.154   **238** Bernus, 1994, S.101   **239** Paracelsus zitiert in Darmstaedter, 1931, S.18,19   **240** aus Rippe, 2001, S.17   **241** Kalbermatten, 2003, S.15,16   **242** Bernus, 1994, S.157   **243** Junius, 1982, S.251 und Selawry, 1991,

S.38　**244** Bernus, 1994, S.180,181　**245** Bernus, 1994, S.181-183　**246** Bernus, 1994, S.186-188　**247** Laboratorium Soluna, 1996, S.9,10　**248** Paracelsus zitiert in Selawry, 1991, S.48　**249** aus Meiruh, 1980, S.3　**250** Burckhardt, 1960, S.49　**251** Burckhardt, 1960, S.85-88　**252** Burckhardt, 1960, S.87　**253** Burckhardt, 1960, S.90　**254** Burckhardt, 1960, S.87　**255** Burckhardt, 1960, S.85-89　**256** Bernus, 1994, S.47,58,59　**257** Burckhardt, 1960, S.63　**258** Hartmann, Buenos Aires, S.13-17　**259** Burckhardt, 1960, S.13-17　**260** Hartmann, Buenos Aires, S.13-17　**261** Gebelein, 1996, S.43　**262** Gartner, 1993, S.237　**263** Junius, 1982, S.110,111　**264** Moderne Alchemisten – Retschlag, 2000, S.207　**265** Junius, 1982, S.113　**266** Burckhardt, 1960, S.89,90　**267** Original und Photo – Laboratorium Soluna　**268** Burckhardt, 1960, S.88,89　**269** Burckhardt, 1960, S.98　**270** Burckhardt, 1960, S.95　**271** Junius, 1982, S.89　**272** Junius, 1982, S.115,116　**273** Burckhardt, 1960, S.93　**274** Junius, 1982, S.108,111　**275** Burckhardt, 1982, S.86　**276** Burckhardt, 1960, S.89　**277** Burckhardt, 1960, S.95　**278** Original und Photo – Laboratorium Soluna　**279** Original und Photo – Laboratorium Soluna　**280** Original und Photo – Laboratorium Soluna　**281** Junius, 1982, S.118　**282** Burckhardt, 1960, S.88　**283** Burckhardt, 1960, S.88　**284** Burckhardt, 1960, S.88　**285** Junius, 1982, S.120,121　**286** Burckhardt, 1960, S.98　**287** Uecker, 2004, S.105　**288** Original und Photo – Laboratorium Soluna　**289** Original und Photo – Laboratorium Soluna　**290** aus Geßmann, 1922, S.70　**291** Junius, 1982, S.123,124　**292** Junius, 1982, S.103 und Selawry, 1991, S.47-49　**293** Bernus, 1994, S.189　**294** Bernus, 1994, S.59　**295** Bernus, 1994, S.93,94　**296** Paracelsus zitiert in Selawry, 1991, S.56　**297** Paracelsus zitiert in Uecker, 2004, S.11　**298** Paracelsus zitiert in Bernus, 1994, S.133　**299** Burckhardt, 1960, S.84,85　**300** Moderne Alchemisten – Retschlag, 2000, S.219-221　**301** aus Roob, 1996, S.66　**302** Burckhardt, 1960, S.185,187　**303** Paracelsus zitiert in Bernus, 1994, S.168　**304** Bernus, 1949, S.45　**305** Bernus, 1994, S.90　**306** Uecker, unveröffentlichtes Manuskript　**307** Pelikan, 1981, S.13,14　**308** Thews, 1991, S.264,265　**309** Burckhardt, 1960, S.86　**310** Geßmann, 1922, S.43　**311** Steiner zitiert in Bernus, 1994, S.50　**312** Prisner, 1998, S.50　**313** Bernus, 1994, S.93,94　**314** Bernus, 1994, S.342　**315** Paracelsus zitiert in Surya, 1960, S.92　**316** aus Surya, 1960, S.92　**317** Moderne Alchemisten – Retschlag, 2000, S.260　**318** Haage, 2000, S.177　**319** Bernus zitiert in Schmitt, 1971, S.140,141　**320** Bernus, unveröffentlichte Manuskripte　**321** Bernus, 1949, S.45　**322** Bernus, 1994, S.168,169　**323** Photo und Original – Laboratorium Soluna　**324** Schoeler, 1955, S.37-41　**325** Schoeler, 1955, S.37-41　**326** Bernus, 1994, S.94,95　**327** Uecker, unveröffentlichtes Manuskript　**328** Bernus, 1994, S.148-151,154-158　**329** Bernus zitiert in Schmitt, 1971, S.131,132　**330** Burckhardt, 1960, S.106　**331** Hofmann, 1923, S.6,7　**332** nach Burckhardt, 1960, S.104　**333** Burckhardt, 1960, S.74　**334** Junius, 1982, S.45 und Gebelein, 1991, S.138,139　**335** Süssenguth, 1938, S.20-23　**336** Burckhardt, 1960, S.81,82　**337** Duden, 1982, S.580　**338** Haage, 2000, S.25 und Gebelein, 1991, S.141　**339** Gebelein, 1991, S.141　**340** aus Hartlaub, 1959, Anhang Abb.50　**341** Burckhardt, 1960, S.81,82　**342** Burckhardt, 1960, S.58,59　**343** Burckhardt, 1960, S.51,52　**344** Burckhardt, 1960, S.45-59　**345** Bernus, 1994, S.70　**346** Bernus, 1994, S.71　**347** Burckhardt, 1960, S.57,58　**348** Burckhardt, 1960, S.57　**349** Lesch, 2006, S.7-14　**350** Burckhardt, 1960, S.64-69　**351** Haage, 2000, S.24,25　**352** Gebelein, 1991, S.141 und Süssenguth, 1938, S.24　**353** Grohmann, 3/2005, S.140 und Lesch, 2006　**354** Burckhardt, 1960, S.103　**355** Burckhardt, 1960, S.43,44　**356** Gebelein, 1991, S.14-16　**357** Burckhardt, 1960, S.44　**358** Pfeiffer, 1998　**359** aus Hartlaub, 1959, S.21　**360** Bernus, 1994, S.191　**361** Bernus, 1994, S.175,176　**362** aus Meiruh, 1980, S.66　**363** Pfeiffer, 1997, S.78　**364** Benson, 2004, S.11　**365** Paracelsus Research Society, Heft6-1977, S.5　**366** Burckhardt, 1960, S.147　**367** aus Roob, 1996, S.403　**368** Bernus, 1957, S.80　**369** Burckhardt, 1960, S.162,163　**370** aus Burckhardt, 1960, S.148　**371** Burckhardt, 1960, S.144,145　**372** Burckhardt, 1960, S.142-144　**373** Lazzeroni, 6/93, S.662-667　**374** Burckhardt, 1960, S.34　**375** Bernus, 1994, Titelbild　**376** Bernus, 1994, S.101-105　**377** aus Roob, 1996, S.405　**378** Surya, 1960, S.57　**379** Bernus, 1994, S.276　**380** Sokrates zitiert in Blüher, 1926, Vorwort　**381** Goethe zitiert in Laboratorium Soluna, 1949, S.16　**382** Bernus, 1994, S.16　**383** Burckhardt, 1960, S.80,81,107　**384** Burckhardt, 1960, S.109,110　**385** Bernus, 1994, S.115　**386** Bernus, 1948, S.115　**387** Bernus zitiert in Gebelein, 1991, S.222　**388** Coudert, 1992, S.98,99　**389** Lazzeroni, 1993, S.662-667　**390** Bernus, 1994, S.30,31　**391** Bernus, 1994, S.238 und Bernus, 1957, S.17　**392** Coudert, 1992, S.98,99　**393** Junius, 1982, S.31,255　**394** Bernus, 1994, S.38,39　**395** Bernus, 1994, S.297　**396** Original – Laboratorium Soluna　**397** Junius, 1982, S.34　**398** Junius, 1982, S.27　**399** Bernus, 1994, S.185,186　**400** aus Roob, 1996, S.402　**401** Burckhardt, 1960, S.135　**402** Photo – Laboratorium Soluna　**403** Photo – Laboratorium Soluna　**404** Photo – Laboratorium Soluna　**405** Photo – Laboratorium Soluna　**406** Photo – Laboratorium Soluna　**407** Burckhardt, 1960, S.135　**408** Kupferstich aus einem Straßburger Destillierbuch, um 1500　**409** Blüher zitiert in Bernus, 1994, S.43,44　**410** Photo – Laboratorium Soluna　**411** Junius, 1982, S.153,154　**412** Albertus, 1980, S.71　**413** Kalbermatten, 2003, S. 24　**414** Kalbermatten, 2003, S.14　**415** Bernus, 1994, S.288,289　**416** Burckhardt, 1960, S.160　**417** Bernus, 1994, S.22-24　**418** Kalbermatten, 2003, S.17 und Gebelein, 1996, S.220　**419** Photo – Laboratorium Soluna　**420** Bernus, 1948, S.124　**421** aus Hartlaub, 1959, Bucheinband　**422** Geßmann, 1922, S.39　**423** Junius, 1982, S.163,166　**424** Junius, 1982, S.151　**425** aus Rola, 1974, S.49　**426** aus Rola, 1974, S.50　**427** Geßmann, 1922, S.39　**428** Photo – Laboratorium Soluna　**429** Bernus, 1994, S.96　**430** Photo – Laboratorium Soluna　**431** Photo – Laboratorium Soluna　**432** Gebelein, 1996, S.125,126　**433** Junius, 1982, S.104-107　**434** aus Ploss, 1970, S.131　**435** Bernus, 1994, S.96　**436** Bernus, 1949, Einband und Bernus, 1972, Einband　**437** Laboratorium Soluna, 1949 und 1960, Einband　**438** Zeichnung von Yvonne Proeller (Frankfurt)　**439** Darmstaedter, 1931, S.48　**440** Photo – Laboratorium Soluna　**441** Goethe zitiert in Bernus, 1994, S.219　**442** Albertus, 1970, S.57　**443** Photo – Laboratorium Soluna　**444** Junius, 1982, S.61ff.　**445** Bernus, 1994, S.101　**446** Bernus, 1994, S.21　**447** Junius, 1982, S.63　**448** Helmstädter, 1990, S.135,136　**449** Müller, 1938, S.7　**450** Harrington, 1991, S.22　**451** Süssenguth, 1938, S.100　**452** Süssenguth, 1938, S.84-89 und Junius, 1982, S.20,21　**453** Bachmann zitiert in Figalla, 2003, S.68-73　**454** Junius, 1982, S.27　**455** Liek zitiert in Surya, 1960, S.12　**456** Hahn, Heft2, S.6　**457** Haage, 2000, S.199　**458** Junius, 1982, S.26　**459** Hahn, Heft2, S.6　**460** Hahn, Heft2, S.6　**461** Hahn, Heft2, S.24　**462** Bernus, Unveröffentlichtes Manuskript, Laboratorium Soluna　**463** Hahn, Heft2, S.24　**464** Hermes Trismegistos zitiert in Hartmann, Argentinien, S.1　**465** Bernus, 1994, S.13,69　**466** Junius, 1982, S.258　**467** Coudert, 1992, S.29　**468** Doucet, 1982, S.207　**469** Haage, 2000, S.80　**470** Bernus, 1994, S.114　**471** Kunrath, 1595, S.19 – Original bei Laboratorium Soluna　**472** Roob, 1996, S.8　**473** Gebelein, 1996, S.109,110 und PRS, 1978, S.67　**474** Burckhardt, 1960, S.219　**475** Burckhardt, 1960, S.219 und Junius, 1982, S.258　**476** Junius, 1982, S.50　**477** aus Rippe, 2001, S.96　**478** Burckhardt, 1960, S.225　**479** Telle, 1980, S.248　**480** aus Hartlaub, 1959, S.17　**481** Bernus, 1994, S.15

Das Therapiehandbuch
der SOLUNATE

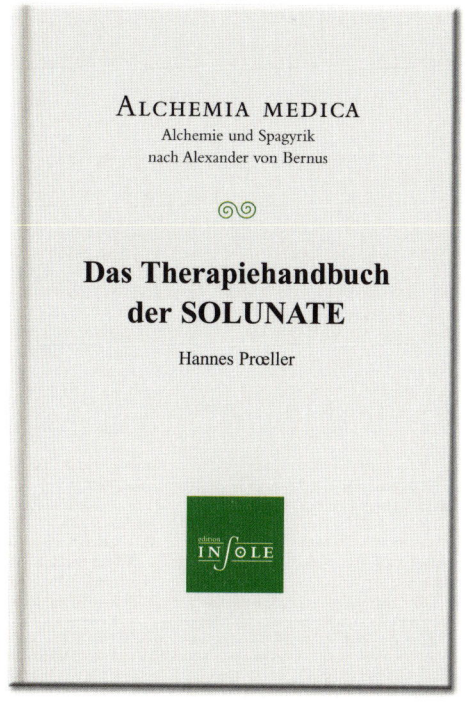

Die Heilmittel nach Alexander von Bernus
— die SOLUNATE —
sind seit vielen Jahrzehnten
Bestandteil der naturheilkundlichen Praxis.

Dieses Handbuch
erfaßt den therapeutischen Erfahrungsschatz
und ist Wegweiser zum effektiven Einsatz
der SOLUNATE.

Inhalt: 250 Seiten mit vielen Darstellungen
Preis: 9,80 € zzgl. 1,80 € Versand - Ausland abweichend
Erasmus Grasser - Verlag GmbH, Bachtal 6, 86978 Hohenfurch
Shop: www.shop.eg-v.de, Bestellfax: 08861 241901
ISBN: 978 – 3 – 925967 – 33 – 7